Carina Exner, Igor Dakovic

Lernkarten zum Mündlichen Stex

Innere Medizin und Chirurgie

2. Auflage

ELSEVIER

Elsevier GmbH, Bernhard-Wicki-Str. 5, 80636 München, Deutschland
Wir freuen uns über Ihr Feedback und Ihre Anregungen an kundendienst@elsevier.com

ISBN 978-3-437-41139-7

Wichtiger Hinweis für den Benutzer
Die medizinischen Wissenschaften unterliegen einem sehr schnellen Wissenszuwachs. Der stetige Wandel von Methoden, Wirkstoffen und Erkenntnissen ist allen an diesem Werk Beteiligten bewusst. Sowohl der Verlag als auch die Autorinnen und Autoren und alle, die an der Entstehung dieses Werkes beteiligt waren, haben große Sorgfalt darauf verwandt, dass die Angaben zu Methoden, Anweisungen, Produkten, Anwendungen oder Konzepten dem aktuellen Wissenstand zum Zeitpunkt der Fertigstellung des Werkes entsprechen.
Der Verlag kann jedoch keine Gewähr für Angaben zu Dosierung und Applikationsformen übernehmen. Es sollte stets eine unabhängige und sorgfältige Überprüfung von Diagnosen und Arzneimitteldosierungen sowie möglicher Kontraindikationen erfolgen. Jede Dosierung oder Applikation liegt in der Verantwortung der Anwenderin oder des Anwenders. Die Elsevier GmbH, die Autorinnen und Autoren und alle, die an der Entstehung des Werkes mitgewirkt haben, können keinerlei Haftung in Bezug auf jegliche Verletzung und/oder Schäden an Personen oder Eigentum, im Rahmen von Produkthaftung, Fahrlässigkeit oder anderweitig übernehmen.

Für die Vollständigkeit und Auswahl der aufgeführten Medikamente übernimmt der Verlag keine Gewähr.
Geschützte Warennamen (Warenzeichen) werden in der Regel besonders kenntlich gemacht (®). Aus dem Fehlen eines solchen Hinweises kann jedoch nicht automatisch geschlossen werden, dass es sich um einen freien Warennamen handelt.

Bibliografische Information der Deutschen Nationalbibliothek
Die Deutsche Nationalbibliothek verzeichnet diese Publikation in der Deutschen Nationalbibliografie; detaillierte bibliografische Daten sind im Internet über https://www.dnb.de abrufbar.

26 27 28 29 8 7 6 5

In ihren Veröffentlichungen verfolgt die Elsevier GmbH das Ziel, genderneutrale Formulierungen für Personengruppen zu verwenden. Um jedoch den Textfluss nicht zu stören sowie die gestalterische Freiheit nicht einzuschränken, wurden bisweilen Kompromisse eingegangen. Selbstverständlich sind **immer alle Geschlechter** gemeint.

Planung: Veronika Rojacher, München
Projektmanagement und Herstellung: Anke Drescher, München
Redaktion: Isabella de la Rosée, Höhenkirchen-Siegertsbrunn/Den Haag, NL
Rechteklärung: Andrea Ispan, München
Satz: STRAIVE, Puducherry, Indien
Druck und Bindung: Drukarnia Dimograf Sp. z o. o., Bielsko-Biała/Polen
Umschlaggestaltung: SpieszDesign, Neu-Ulm
Titelfotografie: © Colourbox.com

Aktuelle Informationen finden Sie im Internet unter **www.elsevier.de**.

Vorwort zur 2. Auflage

In der 2. Auflage haben wir die Lernkarten für euch aktualisiert. Die Karten werden dich als knappe und konsequent strukturierte Zusammenfassung – parallel zum neuen *MEX* (4. Auflage 2022) – auf deinem Weg durch PJ und mündliches Examen zuverlässig begleiten. Und denk daran: weniger ist (immer noch) mehr! Zu diesen Lernkarten musst du lediglich die individuellen Besonderheiten deiner Prüfer aus den Protokollen ergänzen!

Viel Erfolg und mögen die Lernkarten weiterhin mit euch sein!

München, im Herbst 2023
Carina Exner und Igor Dakovic

Vorwort zur 1. Auflage: Die Geschichte hinter den Lernkarten

Die Idee zu den Lernkarten entstand während unseres Praktischen Jahres. Da geteiltes Leid halbes Leid ist, beschlossen wir, uns zu zweit in einer Lerngruppe zusammenzusetzen. Dabei haben wir nach einem passenden Lehrbuch zur Vorbereitung auf das mündlich-praktische Staatsexamen gesucht. Es war uns wichtig, in kurzer Zeit die relevantesten Fakten in einem Werk verfügbar zu haben. Auf unserer Expedition durch den Bücherdschungel sind wir auf das *MEX Innere Medizin und Chirurgie* gestoßen. Anhand der ausgewählten Patientenfälle diskutierten wir die wesentlichsten Krankheitsbilder rauf und runter. Dabei fehlte uns nicht nur die PJ-Aufwandsentschädigung, sondern auch eine komprimierte Zusammenfassung der wichtigsten Fakten zum schnellen Wiederholen für unterwegs und kurz vor der Prüfung. Wir setzten uns zusammen und erstellten Lernkarten, mit denen wir in kürzester Zeit eine breitgefächerte Wissensgrundlage aufbauen konnten, um die Prüfung bei jedem (zugelosten) Prüfer sicher bestehen zu können. Schließlich mussten wir die Prüfungsprotokolle, die wir erst zwei Wochen vor der Prüfung bekamen, lesen, oft geprüfte Krankheitsbilder herausfiltern, unsere Lernkarten nach einem festen Schema lernen (Definition, Ätiologie, Klinik, Diagnostik, Therapie und weitere Informationen) und in einem letzten Schritt diese mit den Protokollen abgleichen und um das Spezialwissen des Prüfers ergänzen, welches in der Vorbereitungsphase jeglichen Lernrahmen bei Weitem gesprengt hätte.

Nun haben wir erfolgreich das mündliche Examen bestanden und wollen dir als Leidensgenossen diese Lernkarten nicht vorenthalten.
Mit unseren Lernkarten ist es dir möglich – ergänzend zum *MEX Innere Medizin und Chirurgie* – in relativ kurzer Zeit sowie unterwegs prüfungsrelevante Themen, zu denen jeder etwas bei jedem Prüfer wissen muss, zu wiederholen und das Examen auch ohne Spezialwissen gut zu bestehen.

Viel Erfolg und mögen die Lernkarten mit euch sein!

München, im Herbst 2020
Carina Exner und Igor Dakovic

Benutzerhinweise

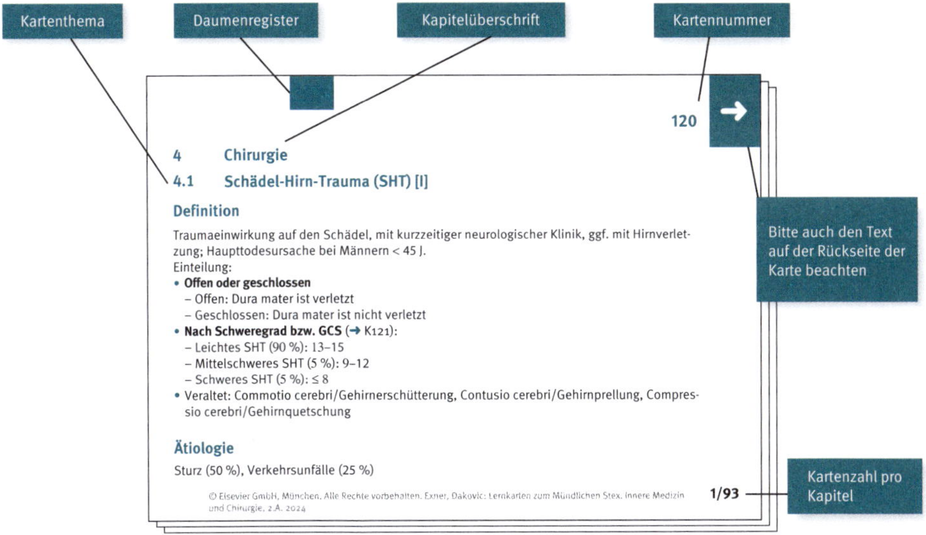

Kartennummer

120

Bitte auch den Text auf der Vorderseite der Karte beachten

Klinik

- Allgemeine Hirndruckzeichen: Kopfschmerz, Übelkeit/Erbrechen, Vigilanzstörung
- Neurologische Ausfälle
- Obere Einklemmung: ipsilaterale Pupillenerweiterung/Anisokorie (N. oculomotorius im Tentoriumschlitz, oberhalb Kleinhirn)
- Untere Einklemmung: Kreislauf- und Ateminsuffizienz (Medulla oblongata im Foramen magnum)

Diagnostik

Anamnese
Ätiologie/Risikofaktoren (Trauma), Klinik

KU
- **Vigilanz:** wach, somnolent (schläfrig, aber leicht erweckbar), soporös (tief schläfrig und schwer erweckbar), komatös (nicht erweckbar)
- Neurologische Untersuchung (Hirnnerven, Hirnstammreflexe wie z. B. Kornealreflex, Kraft, Motorik, Sensibilität und Reflexe)

Abkürzungen

a	Jahr
A./Aa.	Arteria/Arteriae
ABCDE	Airways, Breathing, Circulation, Disability, Exposure/Environment
ABI	Knöchel-Arm-Index (Ankle-Brachial-Index)
ABVD	Adriamycin, Bleomycin, Vinblastin und Dacarbazin
ACD	Anämie des chronisch Kranken
ACE	Angiotensin Converting Enzyme
AChE	Acetylcholinesterase
ACR	American College of Rheumatology
ACTH	adrenokortikotropes Hormon
ADH	antidiuretisches Hormon/Adiuretin, Vasopressin
a.e.	am ehesten
AEG	Adenokarzinom des gastroösophagealen Übergangs
AF	Atemfrequenz
AFP	Alpha-1-Fetoprotein
Ag	Antigen
AG	Atemgeräusch
AHM	Atemhilfsmuskulatur
AIDS	Acquired Immunodeficiency Syndrome
AK	Antikörper
ALL	akute lymphatische Leukämie
AML	akute myeloische Leukämie
ANA	antinukleäre Antikörper
ANCA	antineutrophiler zytoplasmatischer Antikörper
Anti-HBc-AK	Anti-HBc-Antikörper, Antikörper gegen das Protein des Viruskapsids („core“) des Hepatitis-B-Virus
Anti-HBe-AK	Anti-HBe-Antikörper, Antikörper gegen das Protein, das vom Hepatitis-B-Virus sezerniert wird („exkretorisch“)
Anti-HBs-AK	Anti-HBs-Antikörper, Antikörper gegen das Protein der Virusoberfläche („surface“) des Hepatitis-B-Virus

AO	Arbeitsgemeinschaft für Osteosynthese
a. p.	anterior-posterior
AP	Angina pectoris/alkalische Phosphatase
APC-Resistenz	Aktivierte-Protein-C-Resistenz
APE	abdomino-perineale Rektumexstirpation
ARDS	Acute Respiratory Distress Syndrome
ARNI	Angiotensin-Rezeptor-Neprilysin-Inhibitoren
5-ASA	5-Aminosalicylat
ASS	Acetylsalicylsäure
AT III	Antithrombin III
ATLS	Advanced Trauma Life Support
ATRA	All-trans-Retinsäure
AV	arteriovenös, atrioventrikulär
AZ	Allgemeinzustand
BB	Blutbild
BCG-Impfung	Tuberkulose-Impfung
BE	Base Excess
BEACOPP	Bleomycin, Etoposid, Adriamycin, Cyclophosphamid, Vincristin (Oncovin® = Handelsname) Procarbazin und Prednison
BET	brusterhaltende Therapie
BGA	Blutgasanalyse
BLS	Basic Life Support
BMS	Bare Metal Stent
BNP	B-Typ natriuretisches Peptid, Brain Natriuretic Peptide
BOT	basal unterstützte orale Therapie
BPH	benigne Prostatahyperplasie
BRCA	Breast-Cancer-Tumorsuppressorgen
BSG	Blutkörperchensenkungsgeschwindigkeit (Blutsenkung)
BWS	Brustwirbelsäule
BZ	Blutzucker
bzw.	beziehungsweise
Ca	Karzinom
ca.	zirka, ungefähr
CAP	Community-Acquired Pneumonia

cART	kombinierte antiretrovirale Therapie (Combined Antiretroviral Therapy)
CCP-AK	Antikörper gegen cyclisches citrulliniertes Peptid
CCT	kraniale Computertomografie, -tomogramm
CDC	Centers for Disease Control and Prevention
CDD	Classification of Diverticular Disease
CEA	karzinoembryonales Antigen (Tumormarker)
CDT	Carbohydrate Deficient Transferrin
CED	chronisch-entzündliche Darmerkrankung
CIS	Carcinoma in situ
CK	Kreatinkinase
CK-MB	Isoenzym der Kreatinkinase vom Muscle-Brain Type (herzspezifisch)
CLL	chronische lymphatische Leukämie
cm	Zentimeter
CML	chronische myeloische Leukämie
cMRT	kraniale Magnetresonanztomografie, -tomogramm
CMV	Cytomegalie-Virus
CO_2	Kohlendioxid
COPD	chronisch obstruktive Lungenerkrankung (Chronic Obstructive Pulmonary Disease)
COVID-19	Coronavirus Disease 2019
COX	Cyclooxygenase
CPR	kardiopulmonale Reanimation
CRH	Cortisol-Releasing Hormone
CRP	C-reaktives Protein
CRPS	Complex Regional Pain Syndrome
CRT	kardiale Resynchronisationstherapie
CT	Computertomografie, -tomogramm
CVI	chronisch-venöse Insuffizienz
CVRF	kardiovaskuläre Risikofaktoren
CYP450	Cytochrom P450
d	Tag
DCIS	duktales Carcinoma in situ
DD	Differenzialdiagnose
DES	Drug Eluting Stent
DG	Darmgeräusche

DHC	Ductus hepaticus communis
DHEA	Dehydroepiandrosteron
DHS	dynamische Hüftschraube
DIC	disseminierte intravasale Koagulopathie; disseminierte intravasale Gerinnung
DIP	distales Interphalangealgelenk (Fingerendgelenk)
DMARD	Disease-Modifying Anti-Rheumatic Drugs
DNA	Desoxyribonukleinsäure
DOAK	direkte orale Antikoagulanzien
DPP	Dipeptidylpeptidase-4
DRU	digitale rektale Untersuchung
DSA	digitale Subtraktionsangiografie
DXA	Dual Energy X-ray Absorptiometry
EBV	Epstein-Barr-Virus
ECMO	extrakorporale Membranoxygenierung
EDTA	Ethylendiamintetraessigsäure, Komplexbildner
EF	Ejektionsfraktion
EGFR	Epidermal Growth Factor Receptor
EK	Erythrozytenkonzentrat
EKG	Elektrokardiografie, -gramm
ELISA	Enzyme-Linked Immunosorbent Assay
EPO	Erythropoetin
ERC	endoskopische retrograde Cholangiografie
ERCP	endoskopische retrograde Cholangio-Pankreatikografie
ERD	Erosive Reflux Disease
EUG	extrauterine Gravidität
EULAR	European League Against Rheumatism
EVAR	endovaskuläre Aortenrekonstruktion
evtl.	eventuell
EZ	Ernährungszustand
FAP	familäre adenomatöse Polyposis coli
FAST	Focused Assessment with Sonography for Trauma
FEV1	forciertes exspiratorisches Volumen in der ersten Sekunde
FFP	Fresh Frozen Plasma
FiO_2	inspiratorische Sauerstofffraktion
FISH	Fluoreszenz-in-situ-Hybridisierung
FNH	fokale noduläre Hyperplasie

fT3 freies Triiodthyroxin
fT4 freies Thyroxin
5-FU 5-Fluoruracil
GCS Glasgow Coma Scale
G-CSF Granulocyte-Colony Stimulating Factor
GERD Gastro-Esophageal Reflux Disease, gastroösophageale Reflux-Krankheit
GFR glomeruläre Filtrationsrate
ggf. gegebenenfalls
GH Somatotropin (Growth Hormone)
GI gastrointestinal
GLP-1 Glucagon-Like Peptide 1
GOT Glutamat-Oxalacetat-Transaminase
GPT Glutamat-Pyruvat-Transaminase
γ-GT γ-Glutamyl-Transferase
h Stunde
HAART hochaktive antiretrovirale Therapie
HAP Hospital-Acquired Pneumonia
Hb Hämoglobin
HbA1c glykiertes Hämoglobin A_1
HBc-Ag Hbc-Antigen, Protein des Viruskapsids („core“) des Hepatitis-B -Virus
HBe-Ag HBe-Antigen, Protein, das vom Hepatitis-B-Virus sezerniert wird („exkretorisch“)
HBs-Ag HBs-Antigen, Protein der Virusoberfläche („surface“) des Hepatitis-B-Virus
HBV Hepatitis-B-Virus
β-HCG humanes Choriongonadotropin
HCC hepatozelluläres Karzinom
HCT Hydrochlorothiazid
HCV Hepatitis-C-Virus
HDL High Density Lipoprotein („gute Cholesterinfraktion“)
HDV Hepatitis-D-Virus
HER2/neu Human Epidermal Growth Factor Receptor 2
HF Herzfrequenz
HKB hinteres Kreuzband
HIPA heparininduzierter Plättchenaggregationstest
HIT heparininduzierte Thrombozytopenie
HIV Immundefizienz-Virus

Hkt	Hämatokrit
HLA	humanes Leukozytenantigen
HLM	Herz-Lungen-Maschine
HNPCC	hereditäres nichtpolypöses Kolonkarzinom-Syndrom
HRS	Herzrhythmusstörung
HT	Herzton
HUS	hämolytisch-urämisches Syndrom
HVL	Hypophysenvorderlappen
HWI	Harnwegsinfekt
HWS	Halswirbelsäule
HWZ	Halbwertszeit
HZV	Herzzeitvolumen
ICB	intrazerebrale Blutung
ICD	implantierbarer Kardioverter-Defibrillator
ICP	Intracranial Pressure, intrakranieller Druck
ICT	intensivierte konventionelle Insulintherapie
ICR	Interkostalraum
IE	internationale Einheit
Ig	Immunglobulin
IGF-1	Insulin-Like Growth Factor 1
i. m.	intramuskulär
INR	International Normalized Ratio
ISG	Iliosakralgelenk
ISS	International Staging System
ITP	idiopathisch immunthrombozytopenische Purpura
i. v.	intravenös
J.	Jahr(e)
5-JÜR	5-Jahres-Überlebensrate
KE	Kohlenhydrateinheit
KG	Körpergewicht
kg	Kilogramm
KH	Kohlenhydrate
KHK	koronare Herzkrankheit
KI	Kontraindikation
KM	Knochenmark, Kontrastmittel
KM-Depression	Knochenmarksdepression
KOF	Körperoberfläche
KU	körperliche Untersuchung
LABA	Long-Acting Beta-2-Agonist
LAD	Left Anterior Descending, Lymphadenektomie

LAE	Lungenembolie
LDH	Laktatdehydrogenase
LDL	Low Density Lipoprotein („schlechte" Cholesterinfraktion)
li.	links
Lig.	Ligamentum
LIN	lobuläre intraepitheliale Neoplasie
Lj.	Lebensjahr
LK	Lymphknoten
LSB	Linksschenkelblock
LTx	Lebertransplantation
LuFu	Lungenfunktion, Lungenfunktionstest
LWK	Lendenwirbelkörper
LWS	Lendenwirbelsäule
M./Mm.	Musculus/Musculi
MALT	Mucosa Associated Lymphoid Tissue
MAP	mittlerer arterieller Druck
max.	maximal
MCH	Mean Corpuscular Haemoglobin, mittlerer Hämoglobingehalt der Erythrozyten
MCL	Medioklavikularlinie
MCP	Metacarpophalangealgelenk (Fingergrundgelenk); Metoclopramid
MCV	Mean Corpuscular Volume, durchschnittliches Volumen der einzelnen Erythrozyten
MDRD	Modification of Diet in Renal Disease
MEN	multiple endokrine Neoplasien
MGUS	monoklonale Gammopathie unklarer Signifikanz
min	Minute
min.	minimal
mind.	mindestens
mm	Millimeter
mmHg	Millimeter Quecksilbersäule
MMST	Mini-Mental-Status-Test
MODY	Maturity Onset Diabetes of the Young
MPN	Myeloproliferative Neoplasien
MRCP	Magnetresonanzcholangopankreatikografie
MRSA	Methicillin-resistenter *Staphylococcus aureus*
MRT	Magnetresonanztomografie, -tomogramm

MS	Multiple Sklerose
MS-CT	Mehrschicht-Spiral-CT
MSH	Melanozyten-stimulierendes Hormon
MTX	Methotrexat
N.	Nervus
NERD	Non-Erosive Reflux Disease
NHL	Non-Hodgkin-Lymphom
NMH	niedermolekulares Heparin
NNM	Nebennierenmark
NNR	Nebennierenrinde
NNRTI	nicht-nukleosidische Reverse-Transkriptase-Inhibitoren
NO	Stickstoffmonoxid
NRTI	nukleosidische Reverse-Transkriptase-Inhibitoren
NSAR	nichtsteroidale Antirheumatika
NSCLC	nichtkleinzelliges Bronchialkarzinom
NSE	neuronspezifische Enolase
NST	nichtspezifischer Typ
NSTEMI	Nicht-ST-Streckenhebungsinfarkt
NT-proBNP	N-terminales pro Brain Natriuretic Peptide
NW	Nebenwirkung
NYHA	New York Heart Association
O_2	Sauerstoff
OAD	orale Antidiabetika
ÖGD	Ösophagogastroduodenoskopie
oGTT	oraler Glukosetoleranztest
OP	Operation, Operationssaal
OPSI	Overwhelming Postsplenectomy Infection Syndrome, Postsplenektomie-Syndrom
OSG	oberes Sprunggelenk
PaO2	arterieller Sauerstoffpartialdruck
pAVK	periphere arterielle Verschlusskrankheit
PCO	Syndrom polyzystischer Ovarien
pCO_2	Kohlendioxidpartialdruck
PCR	Polymerase Chain Reaction, Polymerasekettenreaktion
pDMS	Überprüfung der peripheren Durchblutung, Motorik und Sensibilität
PEEP	Positive End-Expiratory Pressure, positiver endexspiratorischer Druck
PEG	perkutane endoskopische Gastrostomie

PET	Positronenemissionstomografie
PET-CT	kombinierte PET und CT
PGL	Prostaglandin
PHILOS	Proximal Humerus Interlocking System
PI	Proteaseinhibitoren
PIP	proximales Interphalangealgelenk (Fingermittelgelenk)
PJ	Praktisches Jahr
p.m.	Punctum maximum
PNP	Polyneuropathie
p.o.	per os
pO_2	Sauerstoffpartialdruck
PPI	Protonenpumpenhemmer
PPPD	pyloruserhaltende partielle Duodenopankreatektomie
PPSB	Prothrombinkomplex-Konzentrat
Proc.	Processus
PTA	perkutane transluminale Angioplastie
PTCA	perkutane transluminale Koronarangioplastie
PTH	Parathormon
PTT	partielle Thromboplastinzeit
QF	Querfinger
qSOFA	quick Sequential Organ Failure Assessment
RA	rheumatoide Arthritis
RAAS	Renin-Angiotensin-Aldosteron-System
RABA	Rapid-Acting Beta-2-Agonist
RANKL	Receptor Activator of NF-κB Ligand
RCA	rechte Koronararterie
R-CHOP	Rituximab, Cyclophosphamid, Hydroxydaunomycin/Hydroxydaunorubicin, Vincristin (Oncovin®), Prednison/Prednisolon
RCX	Ramus circumflexus
re.	rechts
RF	Rheumafaktoren
RFA	Radiofrequenzablation
RG	Rasselgeräusch
RIVA	Ramus interventricularis anterior
RNA	Ribonukleinsäure
Rö	Röntgen
RR	Blutdruck nach Riva-Rocci

rt-PA	rekombinanter Gewebeplasminogen-Aktivator, Recombinant Tissue-type Plasminogen Activator
s	Sekunde
SAB	Subarachnoidalblutung
SARS-CoV-2	schweres akutes respiratorisches Syndrom Coronavirus-2 (Severe Acute Respiratory Syndrome Coronavirus 2)
s. c.	subkutan
SCLC	kleinzelliges Bronchialkarzinom
SD	Schilddrüse
SGF	Sprunggelenksfraktur
SGLT-2	Sodium-dependent Glucose Co-Transporter 2
SHT	Schädel-Hirn-Trauma
SIADH	Syndrom der inadäquaten ADH-Synthese
SIRS	Systemic Inflammatory Response Syndrome
SOFA	Sequential Organ Failure Assessment
sog.	sogenannt
Sono	Sonografie
SpO_2	Sauerstoffsättigung
SS	Schwangerschaft
St.	Stadium
stat.	stationär
STEMI	ST-Streckenhebungsinfarkt
sTfR	löslicher Transferrinrezeptor
SWK	Sakralwirbelkörper
TACE	transarterielle Chemoembolisation
TAPP	transabdominelle präperitoneale Plastik
TAR	tiefe anteriore Rektumresektion
TAVI	Transcatheter Aortic Valve Implantation
Tbc	Tuberkulose
Tc	Technetium
TEA	Thrombendarteriektomie
TEE	transösophageale Echokardiographie
TEP	Totalendoprothese; totale extraperitoneale Plastik
Tg-AK	Thyreoglobulinantikörper
TIA	transitorische ischämische Attacke

TIPS	transjugulärer intrahepatischer portosystemischer Shunt
TK	Thrombozytenkonzentrat
TME	totale mesorektale Exzision
TNF-α	Tumornekrosefaktor α
TPO-AK	Thyreoperoxidaseantikörper
TRAK	TSH-Rezeptorautoantikörper
TSH	Thyreotropin, thyreotropes Hormon (thyroid-stimulating hormone)
TTE	transthorakale Echokardiografie
TTP	thrombotisch-thrombozytopenische Purpura
TVT	tiefe Venenthrombose
u. a.	unter anderem
UFH	unfraktioniertes Heparin
UKG	Ultraschallkardiografie, -gramm
U-Status	Urinstatus
V.	Vena
V. a.	Verdacht auf
v. a.	vor allem
VAC	Vacuum Assisted Closure
VKB	vorderes Kreuzband
VHF	Vorhofflimmern
WK	Wirbelkörper
WHO	World Health Organization
WS	Wirbelsäule
z. B.	zum Beispiel
Z. n.	Zustand nach
ZNS	zentrales Nervensystem
ZVD	zentralvenöser Druck
ZVK	zentraler Venenkatheter
zw.	zwischen

Quellenverzeichnis

AMERICAN HEART ASSOCIATION, INC.

Global Initiative for Chronic Obstructive Lung Disease – GOLD. Copyright © 2023.

AWMF. Leitlinien der Arbeitsgemeinschaft der Wissenschaftlichen Medizinischen Fachgesellschaften e.V. www.awmf.org/leitlinien/aktuelle-leitlinien.html (letzter Zugriff: 02.03.2023).

Güthoff S et al. Die 60 wichtigsten Fälle Chirurgie. 4. A. München: Elsevier, 2022.

Güthoff S et al. MEX Das Mündliche Examen: Innere Medizin und Chirurgie. 4. A. München: Elsevier, 2022.

Hansen O, Graupe F, Stock W. Prognosefaktoren der perforierten Dickdarmdiverticulitis. In: Der Chirurg. Nr. 69(4), S. 443–449, Springer, April 1998.

Herold G et al. Innere Medizin 2023. Köln: Herold, 2022.

Klotz T, Schupp M, Zafari AM. Innere Medizin in Frage und Antwort: Fragen und Fallgeschichten. 11. A. München: Elsevier, 2022.

Lernplattform Amboss. www.amboss.com/de (letzter Zugriff: 02.03.2023).

Müller M et al. Chirurgie für Studium und Praxis 2022/2023. Breisach: Medizinische Verlags- und Informationsdienste, 2022.

Pottgießer T, Ophoven S. 80 Fälle Innere Medizin: Aus Klinik und Praxis. 4. A. München: Elsevier, 2019.

Teasdale G, Jennett B. ASSESSMENT OF COMA AND IMPAIRED CONSCIOUSNESS–A Practical Scale. In: The Lancet. Volume 304, Issue 7872, Pages 81-84. Elsevier, July 1974.

Vincent J.-L. et al. The SOFA (Sepsis-related Organ Failure Assessment) score to describe organ dysfunction/failure. In: Intensive Care Medicine. Volume 22, Issue 7, Pages 707–710. Springer, July 1996.

Vogel A. Chirurgie in Frage und Antwort: Fragen und Fallgeschichten. 10. A. München: Elsevier, 2022.

Inhalt

Fehler gefunden?

An unsere Inhalte haben wir sehr hohe Ansprüche. Trotz aller Sorgfalt kann es jedoch passieren, dass sich ein Fehler einschleicht oder fachlich-inhaltliche Aktualisierungen notwendig geworden sind.
Sobald ein relevanter Fehler entdeckt wird, stellen wir eine Korrektur zur Verfügung. Mit diesem QR-Code gelingt der schnelle Zugriff.

https://else4.de/978-3-437-41139-7

Wir sind dankbar für jeden Hinweis, der uns hilft, dieses Werk zu verbessern. Bitte richten Sie Ihre Anregungen, Lob und Kritik an folgende E-Mail-Adresse: kundendienst@elsevier.com

1 Grundlagen

1.1 Epikrise (I)

Einleitung

Hinweis: Dieser Text wird als Fließtext formuliert, z. B.:
Sehr geehrte Prüfungskommission, ich berichte Ihnen über Fr./Hr. X, geboren am Y, die/der sich seit dem Z in unserer stationären Behandlung auf der Station A des Klinikums B befindet.

Aktuelle Anamnese

- Wie kam Patient in Klinik und wer veranlasste die stationäre Aufnahme (Hausarzt, selber, Rettungsdienst)? Elektiv oder notfallmäßig?
- Hauptbeschwerde (genau beschreiben) mit typischer Begleit- und Negativsymptomatik
- Seit wann, wie lange, schon mal gehabt/neu aufgetreten? Bisherige Klinikaufenthalte aus demselben Grund? Wo, wann, was wurde dort (diagnostisch und therapeutisch) gemacht?

Hinweis: Die Ausführungen zur aktuellen Anamnese sollen ebenfalls als Fließtext formuliert werden.

Diagnose

- Gliederung in körperliche Untersuchung, Aufnahme-/Hauptdiagnose und Nebendiagnosen in absteigender Relevanz
- Körperliche Untersuchung umfasst immer Allgemeinzustand (AZ)/Ernährungszustand (EZ), Vitalparameter, Herz, Lunge, Abdomen, orientierende Neurologie
- Diagnosen sinnvoll gruppieren – bei Wissenslücken Angabe „unklare Genese“ oder „a. e. durch X bedingt“

Hinweis: Die Ausführungen zur Diagnosestellung sollen stichpunktartig formuliert werden.

Behandlungsplan

- Bereits durchgeführte Diagnostik mit zusammengefasstem Ergebnis (z. B. Aufnahmelabor vom X: Nur pathologische Laborwerte Y angeben)
- Bisherige und weitere Therapie, ergänzende Diagnosen, weiteres Procedere des Patienten
  - Konservativ bzw. medikamentös: Hausmedikation, neu angesetzte Medikation
  - Intervention bzw. OP: Datum, Eingriffsart, hierfür ergänzende Diagnostik
  - Weiterführende fachärztliche Anbindung, Nachsorge sowie Reha (Wie geht es weiter?)

Hinweis: Der Behandlungsplan wird stichpunktartig formuliert.

1 Grundlagen

1.1 Epikrise (II)

Prognose

Prognose der Hauptdiagnose unter Berücksichtigung der Therapie (z. B. bei Z. n. PTCA + Stent gute Prognose bei weiterführender Elimination der kardiovaskulären Risikofaktoren)
Hinweis: Die Prognose wird als Fließtext formuliert.

Epikrise Zusammenfassung

Hinweis: Die zusammenfassende Ausführung zur Epikrise wird ausführlich als Fließtext formuliert, z. B.:

- **Anamnese und körperliche Untersuchung mit Verdachts- u. Differenzialdiagnosen:** Die stationäre Aufnahme des [...]-jährigen Patienten erfolgte elektiv/notfallmäßig am [...] über [Einweiser] aufgrund eines neu/erneut aufgetretenen [Leitsymptom mit Begleit- und Negativsymptomatik].
- **Problemorientierte Diagnostik (Labor, apparativ) für Verdachts- und Differenzialdiagnosen:** Bei V. a. [...] führten wir [Labor, EKG, Rö-Thorax] durch.
- **Interpretation der Befunde bzgl. Verdachts- und Differenzialdiagnosen, Diagnosestellung:** Im [Rö-Thorax] zeigten sich [Infiltrate]. Dadurch konnte die Verdachtsdiagnose [Pneumonie] gesichert werden. Die Differenzialdiagnose [...] konnte durch [Befund] ausgeschlossen werden.

- **Pathophysiologie/Ätiologie:** Wir führen die [Erkrankung] a. e. auf [Ursache, z. B. Keimnachweis] zurück.
- **Einleitung einer fachgerechten Therapie:** Es wurde eine [z. B. kalkulierte antibiotische] Therapie mit [Medikamente inkl. Applikationsform] durchgeführt.
- **Krankheitsverlauf und weiteres Procedere des Patienten (u. a. bzgl. Genesung, Rezidiv, Komplikationen, Weiterbehandlung):** Unter der [Therapie] gestaltete sich der stationäre Verlauf ohne Komplikationen. Aktuell befindet sich Fr./Hr. X in einem [guten] AZ. Die weitere stationäre Therapie umfasst [die Fortführung der Antibiose] und hat [z. B. eine Senkung der laborchemischen Entzündungszeichen und negativen Keimnachweis] zum Ziel.

Tipps zur Epikrise

- Als Quellen darf man Akten, Stations-PC und Stationsärzte benutzen.
- Es ist falsch, jeden Tag des stationären Aufenthalts genau zu schildern! Die Epikrise zeigt, dass man die Zusammenhänge des aktuellen Krankenhausaufenthalts des Patienten verstanden hat.
- Die Epikrise darf zur Patientenvorstellung benutzt und an das Patientenbett mitgenommen werden. Sie muss jedem Prüfer in gedruckter Form zur Verfügung gestellt werden.

MERKE

Nebendiagnosen des Patienten gut kennen und nur jene in die Epikrise aufnehmen, zu denen man auch was sagen kann! Denn diese werden gerne gefragt!

1 Grundlagen

1.2 Patientenvorstellung (I)

Patientendaten und Allgemeinzustand

Name, Geschlecht, Alter, Allgemeinzustand (AZ)

BEISPIEL

Herr Meier ist ein 83-jähriger Patient in reduziertem AZ und gutem EZ.

Aufnahme und Verdachtsdiagnose

Elektive oder notfallmäßige stationäre Aufnahme mit Datum und Verdachtsdiagnose

BEISPIEL

Er wurde am 3. Juli mit dem Verdacht auf Nicht-ST-Streckenhebungsinfarkt (NSTEMI) notfallmäßig über die Nothilfe stationär aufgenommen.

Leitsymptom, bisherige Klinikaufenthalte und aktuelle Befunde

Hauptbeschwerde bzw. Leitsymptom: Schon mal gehabt? Neu aufgetreten? Wie lange bestehend? Bisherige Klinikaufenthalte? Wenn ja, wo und warum? Relevante Neben- und Negativsymptomatik (z. B. Patient „verneint")? Aktuelle Untersuchungsergebnisse (z. B. Labor, apparativ)?

BEISPIEL

Dem Patienten wurde plötzlich schwindelig, sodass er auf die linke Schulter stürzte. Eine Fraktur konnte röntgenologisch bereits in der Nothilfe ausgeschlossen werden. Brustschmerz oder eine Dyspnoe habe er verneint. Bisher hatte der Patient keine vergleichbaren Beschwerden. Das Troponin war negativ. Im Aufnahme-EKG zeigten sich ein VHF sowie ein neu aufgetretener LSB. In der Herzechokardiografie waren Wandbewegungsstörungen diagnostizierbar.

1 Grundlagen

1.2 Patientenvorstellung (II)

Relevante Vorerkrankungen und Risikofaktoren

Für die Hauptdiagnose relevante Vorerkrankungen und Risikofaktoren (z. B. CVRF, Familienanamnese, Vor-OPs/Vor-Interventionen wie Herzkatheter)

BEISPIEL

Beim Patienten sind keine kardialen Vorerkrankungen oder Risikofaktoren bekannt. Er klage gelegentlich über Palpationen, ließ diese aber nie ärztlich abklären.

Procedere in Diagnostik, Therapie und weiterführender Anbindung

- Wie geht es aktuell und nach der (voraussichtlichen) Entlassung mit dem Patienten weiter?
- Bzgl. ergänzender Diagnostik, notwendiger Therapie und weiterführender rehabilitativer sowie fachärztlicher Anbindung

BEISPIEL

Der Patient erhält morgen eine frühelektive Koronarangiografie sowie nach intrainterventionellem Befund ggf. eine PTCA mit Stentimplantation. Im weiterführenden Verlauf ist aufgrund des fortgeschrittenen Alters und schlechten Allgemeinzustandes eine Rehamaßnahme anberaumt. Zudem ist eine fachärztliche Anbindung beim Kardiologen geplant.

1 Grundlagen

1.3 Tipps für die mündliche Prüfung (Umgang mit Protokollen)

Das Wichtigste

MERKE

Ruhe bewahren! Weniger ist mehr! Zu jedem bisher gefragten Thema muss man etwas sagen können. Bei Zeitmangel auf die Protokolle der letzten fünf Jahre fokussieren!

Effizienter Umgang

- Zuerst alle Protokolle durchnummerieren
- Als nächstes Strichliste mit allen bislang gefragten Themen (inkl. Seitenzahl) anfertigen und nach Häufigkeit sortieren
- Themenabfertigung
  - Für den ersten Eindruck alle Protokolle zu einem Thema orientierend lesen (z. B. mit Textmarker)
  - Lernkarte zu einem bestimmten Thema nach bekanntem Schema strukturiert lernen (z. B. Definition → Ätiologie → Klinik → Diagnostik → Therapie → Weitere Informationen)
  - Abgleich der Lernkarte mit dem Protokollthema, um alle Besonderheiten des Prüfers ergänzend zu erfassen

MERKE

Die Lernkarten sind ein guter Grundstock, der mit individuellen Besonderheiten des Prüfers ergänzt werden sollte! Viele Prüfer haben ihre diffusen Sonderfragen, die sich über die Jahre wiederholen – diese sollte man weniger verstehen, sondern mehr auswendig können!

Lernkarten inkl. Lieblingsfragen des Prüfers zu einem Thema gut und sicher auswendig lernen (z. B. 10 min. referierend wiederholen).

2 Körperliche Untersuchung

2.1 Untersuchung Herz (I)

Setting und Ablauf

- Sitzender Patient, Oberkörper vollständig entkleidet
- Untersuchungsablauf: Händedesinfektion – Inspektion – Palpation – Auskultation

Inspektion

- **AZ:** gut, schlecht oder reduziert (erster Eindruck, ob es dem Patienten gut geht oder nicht)
- **EZ:** Adipositas/Kachexie
- **Haut:** zentrale Blässe (Vorwärtsversagen bei Linksherzinsuffizienz), zentrale Zyanose (Zungen- und Mundschleimhaut, bei $S_pO_2 < 80\,\%$)
- **Haltung:** Orthopnoe (stärkste Atemnot unter Einsatz AHM, z. B. Mm. scaleni), Kutscher-Sitz (Entlastung AHM bei Abstützung Arme auf Oberschenkel)

- **Hände und Füße im Seitenvergleich**
  - Verfärbungen: periphere Akrozyanose (unter Finger- und Zehennägeln; normale Sauerstoffsättigung, periphere Perfusion vermindert), braune Nikotinspuren an Fingern
  - Veränderungen: Trommelschlegelfinger (kolbenförmige Auftreibungen der Endglieder) und Uhrglasnägel (konvexe Krümmung der Nägel) als Zeichen chronischer Hypoxie, Osler-Knötchen (schmerzhafte Einblutungen an Fingern)/Janeway-Läsionen (schmerzlose, flächenhafte Einblutungen an Händen)
  - Wasseransammlungen: periphere Ödeme (v. a. prätibial, Knöchel oder Fußrücken)
- **Jugularvenen:** Stauung (Rechtsherzinsuffizienz)/hepatojugulärer Reflux (Oberkörper 45° gelagert, fester Druck auf Leber, Jugularvenen werden prominenter)
- **Präkordium:** OP-Narben und Thoraxdeformitäten, Schrittmacher

Palpation

- **Pulsstatus:** A. radialis, A. carotis communis, A. femoralis, A. poplitea, A. tibialis posterior, A. dorsalis pedis; Befund: Frequenz (tachykard/bradykard), Rhythmus (regelmäßig/unregelmäßig, Extrasystolen), Charakter (kräftig, schwach)
- **Herzspitzenstoß:** Position (5. ICR links MCL), Breite (ca. 2 cm Durchmesser), Hebung (kräftig, schwach)

2 Körperliche Untersuchung

2.1 Untersuchung Herz (II)

Auskultation

- **Herztöne,** gleichzeitige Zwei-Finger-Palpation A. radialis (oder A. carotis communis):
  - **Aortenklappe:** 2. ICR rechts parasternal
  - **Pulmonalklappe:** 2. ICR links parasternal
  - **Trikuspidalklappe:** 4. ICR rechts parasternal
  - **Mitralklappe:** 5. ICR links parasternal (über der Herzspitze)

MERKE

Herztöne entstehen durch Bewegung der Herzklappen und Kontraktion des Herzmuskels
1. Herzton: Schluss Segelklappen (Mitral- und Trikuspidalklappe)
2. Herzton: Schluss Taschenklappen (Aorten- und Pulmonalklappe)
Systole: zwischen 1. und 2. Herzton (kürzer)
Systolikum: Herzgeräusch zw. 1. und 2. Herzton
Diastole: zwischen 2. und 1. Herzton (länger, wegen Koronarperfusion)
Diastolikum: Herzgeräusch zw. 2. und 1. Herzton

- **Befund:** Systolikum/Diastolikum, Fortleitung/Körperposition, Lokalisation/Lautstärke
  - **Systolikum:** Stenose der Taschenklappen (Aorten- und Pulmonalklappe), Insuffizienz der Segelklappen (Mitral- und Trikuspidalklappe)
    - **Aortenklappenstenose:** spindelförmiges Systolikum, Fortleitung in Karotiden, Vornüberbeugen verbessert Auskultation
    - **Mitralklappeninsuffizienz:** hochfrequentes Holosystolikum, Fortleitung in Axilla, Linksseitenlage (Patient liegt auf linker Seite) verbessert Auskultation
  - **Diastolikum:** Insuffizienz der Taschenklappen (Aorten- und Pulmonalklappe), Stenose der Segelklappen (Mitral- und Trikuspidalklappe)
  - **Lautstärke:** 1/6 sehr leise (Kardiologen-Geräusch) – 2/6 leiser als Atemgeräusch – 3/6 gleich Atemgeräusch – 4/6 lauter als Atemgeräusch – 5/6 locker aufgelegtes Stethoskop – 6/6 im Raum hörbar

MERKE

Peripheres Pulsdefizit als Differenz zwischen hörbarer und palpabler Herzfrequenz (bei Tachyarrhythmia absoluta/VHF)

2 Körperliche Untersuchung

2.2 Untersuchung Lunge (I)

Setting und Ablauf

- Sitzender Patient, Oberkörper frei
- Untersuchungsablauf: Händedesinfektion – Inspektion – Palpation – Perkussion – Auskultation

Inspektion

- **AZ:** gut/schlecht/reduziert
- **EZ:** normal/adipös/kachektisch (vermehrter Energieverbrauch durch vermehrte Atemarbeit)
- **Haut:** zentrale Zyanose (mangelhafte Oxygenierung des Blutes in der Lunge, zusätzlich zu Akren und Lippen ist auch Zunge bläulich verfärbt), DD periphere Zyanose (vermehrte Sauerstoffausschöpfung in der Peripherie, z. B. bei Kreislaufschock)
- **Thorax:** symmetrische Atemexkursion, Deformitäten (Fassthorax durch Überblähung bei COPD)
- **Hände:** Trommelschlegelfinger/Uhrglasnägel (chronische Hypoxie-Zeichen), Nikotinspuren an Fingern

- **Atmung:**
  - Atemfrequenz: normal 16–20/min., Tachypnoe > 20/min.
  - Dyspnoe: Atemnot bei Belastung, in Ruhe, beim Sprechen, im Liegen (Orthopnoe)
  - Einsatz der AHM: Kutschersitz (Hände auf Oberschenkel entlasten AHM – u. a. Mm. scaleni, M. sternocleidomastoideus, Mm. pectorales und äußere Bauchmuskulatur – vom Schultergürtel), juguläre Einziehungen, interkostal und epigastrisch, Nasenflügel (v. a. Kinder)
  - Verwendung der Lippenbremse (erhöht endexspiratorischen Druck, um Kollaps der Lunge beim Ausatmen zu vermeiden, bei COPD)
  - Verhältnis von Inspiration zu Exspiration: normal 1:2, verlängerte Exspiration bei obstruktiver Lungenerkrankung
  - Exspiratorischer Stridor: bei Obstruktion der unteren Atemwege (COPD, Asthmaanfall)
  - Inspiratorischer Stridor: bei Verlegung der oberen Atemwege (Fremdkörperaspiration)
- **Jugularvenenstauung und periphere Ödeme:** Cor pulmonale (Rechtsherzinsuffizienz pulmonaler Genese mit Rückstau des venösen Blutes aus Lunge in rechtes Herz durch pulmonale Hypertonie bei Lungenerkrankung)

2 Körperliche Untersuchung

2.2 Untersuchung Lunge (II)

Palpation

Thoraxkompression im Seitenvergleich

- Vorgehen: mit beiden Händen knöchernen Thorax komprimieren, zuerst von vorne und hinten, dann von beiden Seiten
- Pathologischer Befund: Druckschmerz und Instabilität sind Hinweis auf Rippenfrakturen

Atemexkursion im Seitenvergleich

- Vorgehen: beide Hände auf hinteren Thorax (Höhe 8.–10. Rippe) legen, zwischen beiden Daumen Hautfalte bilden, Patient soll tief einatmen
- Normalbefund: symmetrisches Auseinanderweichen der Daumen und Verstreichen der Hautfalte
- Pathologischer Befund: einseitig verminderte Atemexkursion bei Pneumonie, Pleuraerguss, Atelektase, Pneumothorax; beidseitig verminderte Atemexkursion bei COPD und Lungenfibrose (betreffen ganze Lunge)

Stimmfremitus im Seitenvergleich

- Vorgehen: beide Hände auf hinteren Thorax (Höhe 8.–10. Rippe) legen, Daumen paravertebral parallel zur Wirbelsäule, Patient soll mit tiefer Stimme „99“ sagen
- Normalbefund: seitengleiche Übertragung der Vibrationen
- Pathologischer Befund: einseitige Verstärkung bei Lungeninfiltrat (Flüssigkeit in Lunge leitet Vibration besser), einseitige Abschwächung bei Pleuraerguss, Atelektase, Pneumothorax (Flüssigkeit auf Lunge „blockiert“ Übertragung bzw. keine Übertragung bei nicht belüftetem Gewebe)

2 Körperliche Untersuchung

2.2 Untersuchung Lunge (III)

Perkussion

Perkussion und Befundung der Klangqualität

- Perkussionstechnik: Endglied des Mittelfingers der nicht dominanten Hand liegt parallel zu Interkostalräumen, restliche Hand und Finger abheben, mit gekrümmtem Mittelfinger der dominanten Hand beklopfen
- Vorgehen: Perkussion entlang Mittellinie des Hemithorax von oben bis unten, immer im Seitenvergleich
- Normalbefund: sonorer Klopfschall
- Pathologischer Befund:
  - Hypersonorer/verstärkter Klopfschall (mehr Luft): Pneumothorax, COPD/Emphysem
  - Hyposonorer/gedämpfter Klopfschall (Infiltrat, Flüssigkeit, weniger belüftet): Pneumonie, Pleuraerguss, Atelektase
- **Cave:** 5 cm ist max. erreichbare Tiefe des Perkussionsschalls, Problem bei Adipositas

Lungengrenzen und Atemverschieblichkeit

- Vorgehen: Perkussion entlang Mittellinie des Hemithorax, im unteren Bereich anfangen kurz vor vermuteter Lungengrenze (geht schneller und erspart Patienten langes Luftanhalten)
- Obere Lungengrenze (Position beim Ausatmen): tief ausatmen und Luft anhalten, perkutieren und Grenze zwischen sonor und gedämpft mit Fingernagel markieren
- Untere Lungengrenze (Position beim Einatmen): tief einatmen und Luft anhalten, perkutieren und Grenze zwischen sonor und gedämpft mit Fingernagel markieren
- Atemverschieblichkeit: Normalbefund drei QF bzw. 5–6 cm zw. oberer und unterer Lungengrenze
- Path. Befund: bei Lungenemphysem tiefstehendes und wenig verschiebliches Zwerchfell, verminderte Atemverschieblichkeit bei Lungenfibrose, Pleuraerguss, basaler Pneumonie

2 Körperliche Untersuchung

2.2 Untersuchung Lunge (IV)

Auskultation

Auskultation von Atemgeräuschen

- Technik: Patient soll durch offenen Mund tief und langsam ein- und ausatmen, Auskultation von dorsal im Seitenvergleich, von rechts auch lateral (Mittellappen) sowie von ventral im Seitenvergleich, immer entlang Mittellinie Hemithorax
- Vesikuläres Atemgeräusch: physiologisch über den Lungenflügeln, leise/niederfrequent, v. a. in Inspiration, durch Eindringen von Luft in Alveolarraum
- Bronchiales Atemgeräusch: physiologisch über Trachea und großen Atemwegen bzw. Interskapularraum, laut/hochfrequent, v. a. in Exspiration, durch Schwingungen im Bronchialbaum
- Bronchialatmen in der Peripherie ist pathologisch (Infiltrat: Schwingungen werden über Bronchialbaum zum Infiltrat fortgeleitet).

Auskultation von Nebengeräuschen

- Nebengeräusche sind immer pathologisch.
- Exspiratorische trockene Rasselgeräusche (Giemen, Brummen, Pfeifen): Obstruktion der unteren Atemwege, bei COPD, Asthma, Bronchitis
- Inspiratorische feuchte Rasselgeräusche: Flüssigkeit in Atemwegen, feinblasig (Flüssigkeit in Alveolen), grobblasig (Flüssigkeit in Bronchien), klingend (ohrnah, hochfrequent), nichtklingend (ohrfern, niederfrequent)
  - Feuchte feinblasige, klingende Rasselgeräusche (v. a. lokalisiert) bei Pneumonie
  - Feuchte fein- oder grobblasige, nichtklingende Rasselgeräusche (v. a. beiderseits basal) bei Lungenödem
  - Feuchte grobblasige, nichtklingende Rasselgeräusche bei Bronchitis
- In- und exspiratorisches Pleurareiben (ohrnahes Lederknarren): Pleuritis sicca/trocken
- Inspiratorische basale Siderophonie (Knisterrasseln): Lungenfibrose

Bronchophonie

- Vorgehen: während Auskultation soll Patient „66“ flüstern (hohe Frequenz), geprüft wird die Fortleitung der Sprache über die Thoraxwand
- Normalbefund: seitengleicher Befund
- Pathologischer Befund: einseitige Verstärkung beim Lungeninfiltrat (analog Stimmfremitus)

2 Körperliche Untersuchung

2.2 Untersuchung Lunge (V)

Normalbefund

- Inspektion: unauffällig
- Perkussion: sonor
- Palpation: Atemexkursion und Stimmfremitus seitengleich
- Auskultation: vesikuläres Atemgeräusch, keine Nebengeräusche

Obstruktive Lungenerkrankung (COPD, Asthmaanfall)

- Inspektion: exspiratorischer Stridor, verlängertes Exspirium, Fassthorax, ggf. Zyanose
- Perkussion: ubiquitär hypersonor (überbläht)
- Palpation: verminderte Atemexkursion beidseits bei Emphysem (überbläht)
- Auskultation: trockene Rasselgeräusche (Giemen, Brummen, Pfeifen), ggf. verminderte Atemgeräusche („Silent Chest") bei Überblähung

Pneumothorax

- Inspektion: einseitige Atemexkursion der noch belüfteten Lunge
- Perkussion: einseitig hypersonor über noch belüfteter Lunge
- Palpation: einseitig verminderter Stimmfremitus über betroffener Seite
- Auskultation: fehlende Atemgeräusche über betroffener Seite

Lobärpneumonie
- Inspektion: verminderter AZ, Tachypnoe, Dyspnoe, gelber Auswurf, Fieber
- Perkussion: hyposonor über Infiltrat
- Palpation: vermehrter Stimmfremitus über Infiltrat
- Auskultation: Bronchialatmen über Infiltrat, feuchte, feinblasige, klingende Rasselgeräusche über Infiltrat, vermehrte Bronchophonie über Infiltrat

Pleuraerguss
- Inspektion: ggf. Nachziehen der betroffenen Seite
- Perkussion: hyposonor über betroffenem Areal (Flüssigkeit, nach lateral ansteigend)
- Palpation: verminderte Atemexkursion und Stimmfremitus über betroffenem Areal
- Auskultation: vermindertes Atemgeräusch über betroffenem Areal

Atelektase
- Inspektion: unspezifisch
- Perkussion: hyposonor über betroffenem Areal (nicht belüftetes Gewebe)
- Palpation: verminderte Atemexkursion und Stimmfremitus über betroffenem Areal
- Auskultation: vermindertes Atemgeräusch über betroffenem Areal

Lungenödem
- Inspektion: Dyspnoe
- Perkussion: hyposonor (v. a. basal, Flüssigkeit folgt Schwerkraft)
- Palpation: unspezifisch
- Auskultation: feuchte, nichtklingende Rasselgeräusche (v. a. basal)

2 Körperliche Untersuchung

2.3 Untersuchung Abdomen (I)

Setting und Ablauf

- Patient in Rückenlage, Oberkörper frei, Knierolle bzw. Knie anziehen (zur Entspannung der Bauchdecke)
- Untersuchungsablauf: Händedesinfektion – Inspektion – Auskultation – Perkussion – Palpation

MERKE

Bei der Untersuchung des Abdomens zuerst Auskultation, dann Perkussion und Palpation, um Darmgeräusche nicht zu beeinflussen!

Inspektion

- **AZ:** gut/schlecht/reduziert
- **EZ:** normal/adipös/kachektisch
- **Verhalten:**
  - Ruhe: bei Peritonitis, um Erschütterungen der Bauchdecke zu verhindern
  - Unruhe: bei Kolik

- Viszeraler Schmerz: durch Dehnung und Kontraktion von Hohlorganen (z. B. Ileus), kolikartig (wellenartig, zu- und abnehmend mit schmerzfreien Intervallen), diffus, schlecht lokalisierbar, begleitend Unruhe, vegetatives Schwitzen und Übelkeit
- Somatischer Schmerz: durch Reizung des parietalen Peritoneums (z. B. Peritonitis), bei allen Formen von Gewebeschädigung, lokalisiert am Ort der max. Entzündung oder Perforation (z. B. im rechten Unterbauch bei Appendizitis), akuter, scharfer Dauerschmerz, gut lokalisierbar, begleitend Schonhaltung/Ruhe

- **OP-Narben:** bei rechtsseitigen Unterbauchschmerzen und Appendizitisnarbe ist Appendizitis unwahrscheinlich
- **Hernien:** Vorwölbungen, durch Husten und Pressen provozierbar
- **Leberhautzeichen:** Ikterus (Sklerenikterus ab Bilirubin > 1 mg/dl, Hautikterus ab Bilirubin > 2 mg/dl, Pruritus mit generalisierten Kratzspuren), Aszites, Caput medusae, Lackzunge, Lacklippen, Spider naevi, Teleangiektasien, Striae, Bauchglatze, Gynäkomastie, Palmarerythem, Dupuytren-Kontraktur (Ring- und Kleinfinger), Weißnägel
- **Zeichen für akute Pankreatitis:**
  - Cullen-Zeichen: livide Verfärbung periumbilikal
  - Grey-Turner-Zeichen: livide Verfärbung der lateralen Bauchdecken beidseits

2 Körperliche Untersuchung

2.3 Untersuchung Abdomen (II)

Auskultation

Darmgeräusche über allen vier Quadranten

- Normale Peristaltik: 5–10 glucksende Darmgeräusche pro Minute
- Ileus: Darmlähmung (paralytisch) bzw. Darmverschluss (mechanisch), Symptome sind Wind- und Stuhlverhalt, Erbrechen und Bauchschmerzen
- Paralytischer Ileus: fehlende Darmgeräusche über drei Minuten („Totenstille“), Ursache z. B. entzündlich bei Peritonitis, postoperativ oder medikamentös (Opiate), v. a. Übelkeit und diffuse Bauchschmerzen
- Mechanischer Ileus: hochgestellte metallisch klingende Darmgeräusche, Ursachen z. B. Stenosen durch Briden oder Tumore, v. a. schwallartiges Erbrechen (bis zu Miserere/ Koterbrechen) und kolikartige Schmerzen

Kratzauskultation zur Bestimmung der Lebergröße

- Vorgehen: Stethoskop auf Leber über rechtem Rippenbogen, mit Fingernagel horizontal zur MCL kratzen, über Leber ist Kratzen lauter (Schallübertragung ist über wasserreichem Leberparenchym verstärkt und über luftreicher Lunge und Darm gedämpft)
- Normale Lebergröße kranio-kaudal in der MCL 7–12 cm

Perkussion

Perkussion aller vier Quadranten

- Beurteilung der Klangqualität
- Tympanitisch: über Darm/luftgefüllten Arealen
- Gedämpft: über Leber/soliden Organen bzw. Flüssigkeitsansammlungen (Aszites)

Perkussion zur Bestimmung der Lebergröße

Vorgehen: Perkussion über Leber entlang der MCL, über Lunge und Darm sonorer bzw. tympanitischer Klang, über Leber gedämpfter Klang

Perkussion der Flanken bei Aszites

- Vorgehen: Rückenlage, Perkussion von Flanken in Richtung Bauchnabel, Stelle des Wechsels von gedämpft zu tympanitisch wird markiert, Patient dreht sich auf Seite, erneut Perkussion von Flanke in Richtung Bauchnabel, Stelle des Wechsels von gedämpft zu tympanitisch wird erneut markiert
- Normalbefund: keine Flankendämpfung bzw. keine Wanderung der Flankendämpfung in Seitenlage
- Befund bei Aszites (ab 2 l): Flankendämpfung in Rückenlage (Flüssigkeit folgt Schwerkraft und liegt unten), wandernde Flankendämpfung in Seitenlage (Flüssigkeit verlagert sich auf Seite, sodass Dämpfung/Markierung Richtung Bauchnabel ansteigt)

2 Körperliche Untersuchung

2.3 Untersuchung Abdomen (III)

Palpation

Palpation aller vier Quadranten

- Schmerzfern beginnen
- Erst oberflächliche, dann tiefe Palpation
- Immer Blick ins Gesicht des Patienten (sichtbare Schmerzreaktion)
- Achten auf Abwehrspannung (schmerzreflektorische Kontraktion der Bauchmuskulatur), Druckschmerz, Loslassschmerz (Erschütterung der Bauchdecke), Resistenzen

Palpation der Leber

- Vorgehen: Hände unterhalb rechtem Rippenbogen auflegen, Patient soll tief einatmen (Leber wird durch Zwerchfell nach kaudal unter die Hände geschoben)
- Normalbefund: Leber ist zwei Querfinger unter rechtem Rippenbogen tastbar, weich, glatte Oberfläche
- Pathologische Befunde: vergrößert oder verkleinert/knotig/hart (Leberzirrhose)
- Beginn der Palpation im rechten Unterbauch, um eine Hepatomegalie nicht zu übersehen
- Ein Lungenemphysem kann eine Hepatomegalie vortäuschen (daher immer zusätzlich Kratzauskultation).

Palpation der Gallenblase

- Vorgehen: Hände unterhalb rechtem Rippenbogen auflegen, Patient soll tief einatmen, Palpation am kaudalen Leberrand im Bereich der MCL
- Normalbefund: Gallenblase ist nicht tastbar
- Murphy-Zeichen: Gallenblase ist schmerzhaft tastbar, Patient bricht bei Palpation die tiefe Einatmung ab (z. B. bei Cholezystitis)
- Courvoisier-Zeichen: Gallenblase ist prallelastisch tastbar und dabei nicht schmerzhaft (z. B. bei Pankreaskarzinom)

Palpation der Milz

- Vorgehen: Rückenlage, linke Hand unter linke Flanke (dadurch wird Milz nach ventral geschoben), rechte Hand palpiert von linkem Unterbauch bis unter den linken Rippenbogen, Patient soll tief einatmen (Milz wird durch Zwerchfell nach kaudal geschoben)
- Normalbefund: Milz ist nicht tastbar
- Beginn der Palpation im linken Unterbauch, um eine Splenomegalie nicht zu übersehen (z. B. bei CML)

2 Körperliche Untersuchung

2.3 Untersuchung Abdomen (IV)

Palpation *(Forts.)*

Appendizitiszeichen

- McBurney-Punkt („B wie Bauchnabel"): Schmerz bei Druck auf lateralen Drittelpunkt zwischen rechter Spina iliaca anterior superior und Bauchnabel
- Lanz-Punkt: Schmerz bei Druck auf rechten lateralen Drittelpunkt zwischen beiden Spinae iliacae anteriores superiores
- Blumberg-Zeichen: kontralateraler Loslassschmerz (Druck links, Schmerz rechts)
- Rovsing-Zeichen („R wie retrograd"): Schmerz im rechten Unterbauch bei retrogradem Ausstreichen des Kolonrahmens
- Psoas-Zeichen: Schmerz im rechten Unterbauch beim Beugen des rechten Beins gegen Widerstand (bei retrozökaler Lage der Appendix)
- Erschütterungsschmerz: Schmerz im rechten Unterbauch bei Springen auf rechtem Bein
- Douglas-Schmerz: schmerzhafte digitale rektale Untersuchung (peritoneale Reizung)

Palpation bei Aszites

- Vorgehen: beide Hände jeweils auf eine Flanke des Patienten, linke Hand schiebt Flanke auf gegenüberliegende Seite, rechte Hand palpiert auf Flüssigkeitsverschiebung
- Normalbefund: keine Wanderwelle
- Wanderwelle/Fluktuationswelle: bei Aszites wird Flüssigkeit von einer Flanke zur anderen Flanke mobilisiert, sodass Aszitesflüssigkeit gegen Hand schwappt

2 Körperliche Untersuchung

2.3 Untersuchung Abdomen (V)

Palpation *(Forts.)*

Digitale rektale Untersuchung (DRU)

- In der mündlichen Prüfung nur Hinweis auf DRU
- Setting: Linksseitenlage mit angezogenen Knien, Finger vorsichtig mit Xylocain-Gel oder Vaseline bedecken und langsam unter Pressen einführen, Pathologien werden nach Lokalisation wie auf einer Uhr angegeben (**Merke:** „Die Glocken/Hoden sind bei 12 Uhr“)
- Vorgehen: Inspektion, Palpation außen (Analreflex, Abszess), Palpation innen (Prostata, Raumforderung im Rektum), Kontrolle auf Blut am Fingerling

Untersuchung auf Leistenhernie (nur beim Mann möglich)

- Setting: Patient steht, Untersucher sitzt auf Stuhl vor Patient
- Inspektion: sichtbare Vorwölbung in Leistengegend, Provokation durch Husten und Pressen (durch intraabdominelle Druckerhöhung)
- Palpation: am Oberrand des Hodensacks äußere Öffnung des Leistenkanals tasten, Kleinfinger der rechten Hand mit reichlich Skrotalhaut einführen bis Fingerbeere die Hinterwand des Leistenkanals berührt, Patient husten lassen (Bailey-Anstoßtest)
  - Indirekte Leistenhernie: Prall gegen Fingerspitze (angeboren, Bruchpforte lateral Vasa epigastrica)
  - Direkte Leistenhernie: Prall gegen seitliche Fingerbeere (erworben, Bruchpforte medial Vasa epigastrica)
- Auskultation der Schwellung auf Darmgeräusche, um im Bruchsack enthaltene Darmschlingen zu identifizieren (Inkarzerationsgefahr)

Untersuchung auf Schenkelhernie

- Tastbare Vorwölbung unter Lig. inguinale
- Vor allem ältere Frauen
- Leistenkanal bei Palpation leer

3 Innere Medizin

3.1 Hyperthyreose [I]

Definition: SD-Überfunktion mit gesteigerter Produktion der SD-Hormone fT3 (direkt wirksam) und fT4 (wirkungsärmere Depotform, wird zu fT3 umgewandelt)

Ätiologie

- **Morbus Basedow:** TSH stimulierende Antikörper, Frauen > 35 J.
- **Funktionelle Schilddrüsenautonomie:** heißer Knoten, der sich normaler Feedbackregulation durch Hypophyse/Hypothalamus entzieht, Inzidenz steigt mit Alter
- **Hyperthyreosis factitia:** exogene Zufuhr von SD-Hormonen (L-Thyroxin, Amiodaron)

Klinik

- **Struma:** vergrößerte Schilddrüse mit Zunahme des Halsumfangs
- **Gesteigerter Stoffwechsel:** Gewichtsabnahme trotz Heißhunger, Fieber, Wärmeintoleranz und Schwitzen, Diarrhö, Hyperglykämie, Haarausfall
- **Gesteigerte Sensibilität für Katecholamine:** Tachykardie (VHF, Angina pectoris), Tremor, Unruhe und Reizbarkeit
- **Merseburger-Trias bei Morbus Basedow:** Struma, Tachykardie, Exophthalmus
- **Endokrine Orbitopathie bei Morbus Basedow** (pathognomonisch, TSH-Rezeptoren an retrobulbären Strukturen): Exophthalmus, Lidretraktion, Bulbusmotilitätsstörungen (Doppelbilder), Fremdkörpergefühl

Diagnostik

Anamnese: Ätiologie/Risikofaktoren, Klinik

KU

- Vitalparameter: Tachykardie
- Inspektion und Palpation: Struma
- Morbus Basedow: inspektorisch Exophthalmus, auskultatorisches Schwirren

Labor

- **SD-Hormone:**
  - TSH basal ist Goldstandard
  - Manifest: TSH ↓, fT3 und fT4 ↑
  - Latent: TSH ↓, fT3 und fT4 normal
- **SD-AK (Morbus Basedow):**
  - TSH-Rezeptorautoantikörper (TRAK): > 90 %
  - Thyreoperoxidaseantikörper (TPO-AK): 70 % (DD Hashimoto)
  - Thyreoglobulinantikörper (Tg-AK): 20 % (DD Hashimoto)

Apparativ

- **Sonografie:** vergrößerte Schilddrüse (normal Frauen < 18 ml, Männer < 25 ml), vermehrte Vaskularisation, diffus echoarm (Morbus Basedow), lokaler echoarmer Knoten (autonomes Adenom oder kalter Knoten)
- **Szintigrafie (Tc-99 m):** erhöhter Tc-Uptake (> 5 %, normal < 2 %), diffus (Morbus Basedow) oder lokal (autonomes Adenom, DD verminderter Tc-Uptake bei kaltem Knoten)

3 Innere Medizin

3.1 Hyperthyreose [II]

Therapie

Morbus Basedow

- **Thyreostatika (Carbimazol, Thiamazol, Propylthiouracil):** Ziel euthyreote Stoffwechsellage (Dosisreduktion bei Euthyreose, Hypothyreose führt zu Verschlimmerung der endokrinen Orbitopathie), Gabe für 12 Monate, dann Auslassversuch (in 50 % Remission)
- **Bei Rezidiv oder Persistenz nach Auslassversuch:** Radiojodtherapie oder OP (vollständige Thyreoidektomie mit Restvolumen < 2 ml), anschließend Substitution mit L-Thyroxin
- **Therapie der endokrinen Orbitopathie:** Nikotinkarenz, Thyreostatika, symptomatisch (Augensalbe zur Nacht gegen Austrocknung, Schlafen mit erhöhtem Oberkörper reduziert Lidödem), bei schwerer endokriner Orbitopathie (Erblindungsgefahr) Immunsuppressiva (Glukokortikoide, Ciclosporin), ggf. Retrobulbärbestrahlung oder Dekompressions-OP

Funktionelle Schilddrüsenautonomie (autonomes Adenom)

- **Euthyreose mithilfe von Thyreostatika**
- **Anschließend immer Radiojodtherapie oder OP** (keine OP unter Hyperthyreose, Gefahr der thyreotoxischen Krise)

3 Innere Medizin

3.1 Hyperthyreose [III]

Weitere Informationen

Komplikationen

Thyreotoxische Krise

- **Ätiologie:** Jodexposition (KM bei Röntgen und CT, nicht bei MRT, da Gadolinium jodfrei), schwere Erkrankung (Infektion)
- **Klinik:** Tachykardie (VHF), Tremor, Fieber, Erbrechen und Diarrhö (Exsikkose), Agitation, Bewusstseinsstörung
- **Therapie:**
  - Kausal Thyreostatika: Thiamazol (hemmt SD-Hormonsynthese) hochdosiert plus Natrium-perchlorat/IRENAT® (hemmt Jodaufnahme in SD)
  - Symptomatisch: Intensivstation, Flüssigkeit plus Elektrolyte (Exsikkose), Fiebersenkung
  - Propranolol (hemmt Konversion von fT4 in fT3, negativ chronotrop), Glukokortikoide (NNR-Insuffizienz aufgrund Steroidmangel bei beschleunigtem Metabolismus)

Besonderheiten

- **Bei Jodexposition (KM):** Prophylaxe mit Natriumperchlorat/IRENAT® und Thiamazol
- **NW Thyreostatika:** Agranulozytose (Knochenmarkdepression mit Fieber, Halsschmerzen und oralen Aphten), hepatotoxisch mit Transaminasenerhöhung, teratogen (keine Thionamide oder Natriumperchlorat in Schwangerschaft, Kontrazeption!), Wirkungslatenz von 1 Woche (bereits synthetisierte SD-Hormone werden nicht beeinflusst)
- **Schwangerschaft:** keine Schwangerschaft bei unbehandeltem Morbus Basedow (neonatale Thyreotoxikose, da TRAK plazentagängig) oder bei antithyreoidaler Therapie (teratogen, fetale Hypothyreose), Mittel der Wahl ist Propylthiouracil (nicht teratogen)

DD

B-Symptomatik bei Malignomen, Phäochromozytom (→ K51)

3 Innere Medizin

3.2 Hypothyreose [I]

Definition

SD-Unterfunktion mit Unterversorgung des Körpers mit SD-Hormonen fT3 (direkt wirksam) und fT4 (wirkungsärmere Depotform, wird in fT3 umgewandelt)

Ätiologie

- **Angeboren/kongenital:** häufigste kongenitale Endokrinopathie, häufigste vermeidbare Ursache für geistige Retardierung
- **Erworben:** v. a. Frauen mittleren Alters
  - **Autoimmun:** Hashimoto-Thyreoiditis (häufigste Ursache für eine Hypothyreose, durch Autoantikörper kommt es zur chronischen lymphozytären Entzündung und Zerstörung des SD-Gewebes)
  - **Iatrogen:** Strahlentherapie, Strumektomie, medikamentös (Thyreostatika, Lithium, Amiodaron → kann Hypo- und Hyperthyreose verursachen)
  - **Jodmangel**

Klinik

- **Reduzierte Stoffwechselaktivität:**
  - Allgemein: Müdigkeit, Kälteempfindlichkeit mit trockener, kühler Haut, Gewichtszunahme, Obstipation
  - Herz: Bradykardie
  - Neurologisch: Hyporeflexie, geistige Leistungsminderung (**Cave:** DD Demenz)
  - Libidoverlust, sekundäre Amenorrhö, Infertilität
  - Generalisiertes Myxödem: durch Einlagerung von Glykosaminoglykanen (ziehen Wasser), verursacht Lidödeme und periphere Ödeme (auch Hände und Füße) mit teigig geschwollener Haut, beim Eindrücken bleibt keine Delle zurück, Heiserkeit durch Stimmbandödem, Myxödemherz (Herzvergrößerung, Insuffizienz), DD Myxödem bei Morbus Basedow: prätibial, durch TRAK-vermittelte Stimulation von Fibroblasten und Adipozyten, bei Morbus Basedow Therapie der Ödeme mit Glukokortikoidsalbe
- **Hashimoto-Thyreoiditis:** im Frühstadium meist asymptomatisch, ggf. Hashitoxikose (passagere Hyperthyreose durch Zerstörung der SD mit vermehrter Hormonfreisetzung), im Verlauf Hypothyreose

3 Innere Medizin

3.2 Hypothyreose [II]

Diagnostik

Anamnese
Ätiologie/Risikofaktoren (Frauen, Familienanamnese), Klinik

KU
- Vitalparameter: Bradykardie
- Untersuchung der SD mit Palpation (Größe, Schluckverschieblichkeit, Druckdolenz) und Auskultation (unauffällig)
- Haut: trocken, kühl, Myxödem
- Neurologisch: Hyporeflexie, ggf. MMST (< 27/30)

Labor

- **TSH, fT3 und fT4**
  - Manifest: TSH ↑, fT3 und fT4 ↓
  - Latent: TSH ↑, fT3 und fT4 normal
  - fT3 ist wenig aussagekräftig, da es durch eine verstärkte Konversion von fT4 zu fT3 normwertig sein kann
- **Antikörper:**
  - Thyreoperoxidaseantikörper (TPO-AK): 90 % bei Hashimoto
  - Thyreoglobulinantikörper (Tg-AK): 50 % bei Hashimoto

Apparativ

- **Sonografie:** bei Hashimoto-Thyreoiditis verkleinerte, echoarme und inhomogene SD
- Ggf. Szintigrafie (Tc-99 m): verminderte Tc-Aufnahme in SD

3 Innere Medizin

3.2 Hypothyreose [III]

Therapie

Manifeste Hypothyreose

Lebenslange Substitution mit L-Thyroxin

- Enthält fT4 (fT3 würde mehr NW verursachen, da es direkt wirksam ist und nicht mehr umgewandelt werden muss)
- Einschleichende Dosierung (v. a. bei kardialen Vorerkrankungen Gefahr von Herzrhythmusstörungen und Angina pectoris)
- Dosisanpassung nach TSH-Wert (wenn TSH zu niedrig → Dosis reduzieren, wenn TSH zu hoch → Dosis erhöhen) und Symptomen
- Einnahme nüchtern morgens (konkurriert mit Aminosäuren der Nahrung bei Resorption im Dünndarm) und nicht gleichzeitig mit anderen Medikamenten (Pantoprazol alkalisiert pH und vermindert Resorption von L-Thyroxin)

Latente Hypothyreose

Substitution mit L-Thyroxin nur bei Symptomen

Weitere Informationen

Komplikationen

Myxödemkoma

- **Definition:** Dekompensation des bestehenden SD-Hormonmangels durch Stresssituation für Körper (Infekt, OP, Trauma)
- **Klinik:** Hypothermie plus generalisiertes Myxödem (Leitsymptome), Hypoventilation mit Hypoxie und Hyperkapnie (Gefahr der CO_2-Narkose), Hypotonie und Bradykardie
- **Therapie:** Intensivstation, Flüssigkeit, L-Thyroxin i. v., Glukokortikoide i. v., langsame Erwärmung

Besonderheiten

Angeborene/kongenitale Hypothyreose

- Am häufigsten durch Unterentwicklung der SD mit verminderter Hormonproduktion
- **Klinik:** bei Geburt Muskelhypotonie (Floppy Infant), Trinkfaulheit, verlängerter Neugeborenenikterus, im Verlauf Kleinwuchs und geistige Retardierung (Kretinismus)
- **Diagnostik:** Neugeborenenscreening am 3. Tag nach Geburt (TSH erhöht)
- **Therapie:** L-Thyroxin unmittelbar nach Diagnosesicherung

3 Innere Medizin

3.3 Cushing-Syndrom [I]

Definition

- **Cushing-Syndrom:** klinisches Bild eines Hyperkortisolismus
- **Morbus Cushing:** zentrales Cushing-Syndrom durch Mikroadenom im Hypophysenvorderlappen

Ätiologie

- **Exogenes Cushing-Syndrom** (am häufigsten): iatrogene Langzeitbehandlung mit Glukokortikoiden (Cushing-Schwelle 7,5 mg Prednisolon pro Tag)
- **Endogenes Cushing-Syndrom** (selten):
  - **Primärer Hyperkortisolismus** (15 % der endogenen, ACTH-unabhängig): adrenal durch erhöhte Kortisolsynthese in NNR durch Hyperplasie der NNR, NNR-Adenom (Erwachsene) oder NNR-Karzinom (Kinder)
  - **Sekundärer Hyperkortisolismus** (85 % der endogenen, ACTH-abhängig):
    - **Morbus Cushing** (häufigste endogene Ursache): zentral durch erhöhte ACTH-Ausschüttung durch Mikroadenom im Hypophysenvorderlappen, ACTH stimuliert dann Kortisolsynthese in NNR
    - **Ektop:** ACTH-Produktion im Rahmen eines paraneoplastischen Syndroms (SCLC, Karzinoid), ACTH stimuliert dann Kortisolsynthese in NNR

Klinik

Kortisol wirkt katabol/abbauend

- **Fettumverteilung:** Stammfettsucht, Stiernacken, Vollmondgesicht, Hyperlipidämie
- **Katabol auf Proteine:** periphere Muskelatrophie, Adynamie
- **Katabol auf Knochen:** Osteoporose
- **Katabol auf Haut:** Striae rubrae, Hautverdünnung, Ekchymosen (Hauteinblutungen)
- **Mineralokortikoide Wirkung** (Kortisol wirkt auch am Aldosteronrezeptor): arterielle Hypertonie, Hypernatriämie, Hypokaliämie
- **Diabetogene Wirkung:** pathologische Glukosetoleranz, Hyperglykämie
- **Blutbild:** Thrombozytose (Thrombosen), Lymphopenie (Infekte)
- **Psychisch:** Depression oder Euphorie
- **Gynäkologisch** (nur bei ACTH-abhängigen Formen, da ACTH neben Kortisol auch die Freisetzung von Androgenen aus der NNR stimuliert): Hirsutismus, Virilismus, Menstruationsstörungen

Diagnostik

Anamnese

Ätiologie/Risikofaktoren (Cortisontherapie), Klinik

KU

- Klinik
- Vitalparameter (v. a. RR)

3 Innere Medizin

3.3 Cushing-Syndrom [II]

Diagnostik *(Forts.)*

Labor: Hormondiagnostik
Kortisol unterliegt zirkadianer Rhythmik mit Abfall in erster Nachthälfte und Anstieg morgens

1. Frage: Liegt ein Cushing-Syndrom vor bzw. ist Kortisol im Serum erhöht?

- **Niedrigdosierter Dexamethason-Hemmtest** (Gabe von 2 mg Dexamethason um Mitternacht, dann Messung von Kortisol im Blut um 8 Uhr morgens): Dexamethason hemmt physiologisch ACTH-Ausschüttung in Hypophyse und somit Kortisolfreisetzung (negative Rückkopplung), beim Cushing-Syndrom hemmt Dexamethason die Kortisolfreisetzung nicht
- **24-h-Stunden-Kortisolwert im Urin:** beim Cushing-Syndrom erhöhe Ausscheidung von freiem Kortisol im Urin
- **Kortisol-Tagesprofil in Blut oder Speichel:** beim Cushing-Syndrom fehlender Kortisolabfall in erster Nachthälfte

2. Frage: ACTH-abhängig (zentral oder ektop) oder ACTH-unabhängig (adrenal)?

Plasma-ACTH-Spiegel (Messung des ACTH-Spiegels im Blut): zentrales oder ektopes Cushing-Syndrom ACTH ↑ (erhöhte eigenständige ACTH-Ausschüttung durch Hypophyse bzw. Tumor); adrenales Cushing-Syndrom ACTH ↓ (NNR produziert zu viel Kortisol, negative Rückkopplung auf ACTH-Ausschüttung)

3. Frage: Bei erhöhtem ACTH: zentral oder ektop?

- Zentrales Cushing-Syndrom: negative Rückkopplung und CRH-Stimulation noch intakt (**Merke:** zentral ist noch empfindlich); ektopes Cushing-Syndrom: negative Rückkopplung und CRH-Stimulation aufgehoben (Tumor macht, was er will)
- **Hochdosierter Dexamethason-Hemmtest** (Gabe von 8 mg Dexamethason an zwei aufeinanderfolgenden Tagen um Mitternacht, dann Messung von Kortisol im Blut um 8 Uhr morgens nach letzter Gabe): zentrales Cushing-Syndrom: Kortisolspiegel durch negative Rückkopplung gehemmt (hochdosiertes Dexamethason hemmt ACTH in Hypophyse), ektopes Cushing-Syndrom: Kortisolspiegel nicht gehemmt (ektopes ACTH wird nicht gehemmt)
- **CRH-Test** (Gabe von CRH, dann Messung von ACTH und Kortisol im Blut): zentrales Cushing-Syndrom: ACTH und Kortisol steigen an (ACTH-Ausschüttung und Kortisolsynthese werden durch CRH stimuliert); ektopes Cushing-Syndrom: ACTH und Kortisol steigen nicht an (Stimulierbarkeit durch CRH ist aufgehoben)

3 Innere Medizin

3.3 Cushing-Syndrom [III]

Diagnostik *(Forts.)*

Apparativ

- Adrenales Cushing-Syndrom: **MRT Abdomen** (Raumforderung NNR)
- Zentrales Cushing-Syndrom: **MRT Schädel** (Mikroadenom Hypophyse)
- Ektopes Cushing-Syndrom: **CT Thorax, CT Abdomen** (Tumorsuche)

Therapie

Exogenes bzw. iatrogenes Cushing-Syndrom

Glukokortikoide vorsichtig ausschleichen (**Cave:** Gefahr der NNR-Insuffizienz mit Addison-Krise [→ K29] bei schneller Reduktion, da zugeführte Glukokortikoide die Kortisoleigenproduktion in NNR gehemmt haben mit ggf. NNR-Atrophie, NNR muss sich erst erholen)

Adrenales Cushing-Syndrom

- Laparoskopische oder offene Adrenalektomie
- Alternativ bei Inoperabilität Mitotan (NNR-Zytostatikum) oder medikamentöse Blockade der Kortisolsynthese mit Ketoconazol (eigentlich Antimykotikum)

Zentrales Cushing-Syndrom

- Transnasale operative Adenomentfernung aus Hypophysenvorderlappen
- Alternativ bei Inoperabilität Bestrahlung der Hypophyse

Ektopes Cushing-Syndrom

- Tumorresektion
- Bei Inoperabilität medikamentöse Blockade der Kortisolsynthese mit Ketoconazol (eigentlich Antimykotikum)

Postoperatives Prozedere bei endogenen Cushing-Syndromen

Postoperativ Substitution von Glukokortikoiden (Hydrocortison plus Fludrocortison), bis sich NNR erholt hat (NNR wurde durch hohen Kortisolspiegel gehemmt mit ggf. NNR-Atrophie), sonst Gefahr der Addison-Krise (→ K29), ggf. Dosiserhöhung bei Infekten

Weitere Informationen

DD

PCO-Syndrom (Amenorrhö, Hirsutismus, Adipositas), alimentäre (auf die Nahrung bezogene) Adipositas

3 Innere Medizin

3.4 NNR-Insuffizienz, Morbus Addison [I]

Definition

- **Primäre NNR-Insuffizienz (Morbus Addison):** direkte Schädigung der NNR selbst führt zu verminderter Synthese von Glukokortikoiden (Kortisol), Mineralokortikoiden und Androgenen
- **Sekundäre NNR-Insuffizienz:** durch Insuffizienz von Hypothalamus oder Hypophyse oder durch exogene Zufuhr von Glukokortikoiden (negativer Feedbackmechanismus mit Suppression von Hypothalamus und Hypophyse) kommt es zu verminderter Ausschüttung von CRH bzw. ACTH und dadurch verminderter Stimulation der Glukokortikoidsynthese in der NNR (Mineralokortikoide und Androgene sind nicht betroffen, da nicht durch Hypothalamus/Hypophyse gesteuert, Mineralokortikoide werden über RAAS gesteuert)

Ätiologie

- **Morbus Addison:** meist durch Autoimmunadrenalitis (90 %), Metastasen (v. a. Lungenkarzinom), Tumor, Blutung, Infektion (Waterhouse-Friderichsen-Syndrom bei Meningokokkensepsis)
- **Sekundäre NNR-Insuffizienz:** neurochirurgische OP, ZNS-Tumor, iatrogen durch langandauernde Glukokortikoidtherapie mit plötzlichem Absetzen

Klinik

- **Mangel an Glukokortikoiden:** Adynamie, Hypoglykämie, Hypotonie, gastrointestinale Beschwerden (Gewichtsverlust)
- **Mangel an Mineralokortikoiden (nur bei Morbus Addison):** Hypotonie, Dehydratation, Hyponatriämie, Hyperkaliämie (Aldosteron verursacht eigentlich Natrium- und Wasserrückresorption und Kalium- und Protonensekretion)
- **Mangel an Androgenen (nur bei Morbus Addison):** Verlust von Achsel- und Schambehaarung bei Frauen (bei Männern zusätzlich Testosteronproduktion im Hoden)
- **Hyperpigmentierung (nur bei Morbus Addison):** braungebrannte Haut, auch palmar, plantar und unter Achseln (normalerweise nicht sonnenexponiert), durch Mangel an Glukokortikoiden wird über Feedbackregelkreis mehr CRH und ACTH in Hypothalamus bzw. Hypophyse ausgeschüttet, als Nebenprodukt von ACTH fällt auch vermehrt MSH an, was zur Braunfärbung der Haut führt, DD sekundäre NNR-Insuffizienz: alabasterfarbene Blässe durch Mangel an MSH
- Bei Morbus Addison erst Symptome, wenn 90 % der NNR zerstört!

3 Innere Medizin

3.4 NNR-Insuffizienz, Morbus Addison [II]

Diagnostik

Anamnese

Ätiologie/Risikofaktoren (Glukokortikoidtherapie mit plötzlichem Absetzen), Klinik

KU

- Vitalparameter: RR (v. a. Hypotonie)
- Inspektion Haut: Dehydratation (stehende Hautfalten, trockene Schleimhäute), braungebrannt (Hand-/Fußsohlen, Achseln), bei Frauen fehlende Achsel- und Schambehaarung

Labor

- **Dehydratation:** Hämatokrit ↑, Kreatinin ↑
- **Elektrolyte:** Natrium ↓, Kalium ↑, metabolische Azidose
- **ACTH-Stimulationstest** (Messung von Kortisol vor und nach ACTH-Gabe)
  - Morbus Addison: initial niedriges Kortisol, nach ACTH-Gabe kein Kortisolanstieg (da NNR selbst als Produktionsorgan von Kortisol zerstört ist)
  - Sekundäre NNR-Insuffizienz: initial niedriges Kortisol, nach ACTH-Gabe Kortisolanstieg (da ursächlicher ACTH-Mangel ausgeglichen wird)
  - Iatrogene NNR-Insuffizienz: initial niedriges Kortisol, nach ACTH-Gabe kein Kortisolanstieg (da NNR selbst als Produktionsorgan von Kortisol atrophiert ist)

- **ACTH im Plasma:**
  - Morbus Addison: ACTH hoch (durch fehlende Feedbackhemmung, da NNR kein Kortisol produziert)
  - Sekundär: ACTH niedrig (da ACTH-Produktionsorgan bzw. Stimulationsorgan Hypophyse bzw. Hypothalamus kaputt)
- **NNR-Autoantikörper**

Apparativ

- **Abdomensonografie, MRT der NNR:** Metastase (Lungenkarzinom), Tumor, Waterhouse-Friderichsen-Syndrom (NNR-Einblutung)
- **cMRT:** Tumor, Z. n. neurochirurgischer OP

Therapie

Substitutionstherapie

- Substitution von **Glukokortikoiden oral (Hydrocortison),** Erhöhung der Dosis auf das 2- bis 5-Fache bei Stresssituation mit erhöhtem Bedarf (Infekt, OP), Patientenschulung, Ausstellung eines Notfallausweises, im Notfall Prednisolonzäpfchen
- Bei Morbus Addison zusätzlich Substitution von **Mineralokortikoiden oral (Fludrocortison)**
- Bei Morbus Addison zusätzlich ggf. bei Frauen Substitution von **Androgenen oral (DHEA)** bei Libidoverlust

3 Innere Medizin

3.4 NNR-Insuffizienz, Morbus Addison [III]

Weitere Informationen

Komplikation: Addison-Krise

- **Ursachen:** gesteigerter Bedarf an Glukokortikoiden (Infektion, OP, Stress), abruptes Absetzen von Glukokortikoiden (NNR-Atrophie durch längerfristige Suppression von ACTH/CRH durch exogene Glukokortikoidzufuhr)
- **Klinik:** Hypotonie, Hypoglykämie, Fieber, Exsikkose, Vigilanzminderung, Pseudoperitonitis, Übelkeit/Erbrechen, Elektrolytstörung (Hyponatriämie, Hyperkaliämie)
- **Therapie:** intensivmedizinische Überwachung, hochdosiert Hydrocortison i.v., Flüssigkeit i.v., Glukose i.v., Elektrolytausgleich (ggf. Natrium i.v., max. Anstieg um 10 mmol/l pro Tag, sonst zentrale pontine Myelinolyse)

Besonderheiten

- **Autoimmunes polyglanduläres Syndrom Typ 2:** betrifft die Hälfte aller autoimmun verursachten NNR-Insuffizienzen, Kombination u. a. aus Hashimoto-Thyreoiditis, Diabetes mellitus Typ 1, Alopezie, perniziöser Anämie und Morbus Addison
- **Waterhouse-Friderichsen-Syndrom:** bei Meningokokkensepsis, durch Endotoxine ausgelöste Verbrauchskoagulopathie, verursacht Meningitis mit Nackensteifigkeit, Thromboembolien und Blutungen (Hauteinblutungen, Organeinblutungen, hämorrhagische Nekrose der NNR) bis zum Multiorganversagen mit Schock, Therapie mittels Antibiose (Ceftriaxon) i. v., Flüssigkeit i. v. und Katecholaminen, unbehandelt immer letal!

3 Innere Medizin

3.5 Diabetes mellitus [I]

Definition

Metabolische Erkrankung, die mit einer Hyperglykämie einhergeht

- **Typ 1 (juveniler Diabetes):** absoluter Insulinmangel aufgrund autoimmuner Zerstörung der insulinproduzierenden Betazellen in den Langerhans-Inseln der Bauchspeicheldrüse
- **Typ 2 (Altersdiabetes):** relativer Insulinmangel aufgrund einer peripheren Insulinrezeptorresistenz
- **Typ 3:** Formen, die nicht dem Typ 1 oder Typ 2 zugehörig sind (z. B. nach Pankreatektomie/Pankreatitis [schwer einstellbar durch Glukagonmangel], Morbus Cushing, MODY)
- **Typ 4:** Gestationsdiabetes

Ätiologie

- **Diabetes mellitus Typ 1** (etwa 20 % der Diabetiker)
  - Akute Dekompensation, häufig bei Infekt
  - Bei schlanken jungen Erwachsenen, Alter 15–25 J.
  - Autoimmun, HLA-Assoziation, Assoziation zu Hashimoto, Typ-A-Gastritis, Zöliakie

- **Diabetes mellitus Typ 2** (etwa 80 % der Diabetiker)
  - Langsame Progredienz
  - Bei adipösen Erwachsenen, Alter > 40 J.
  - Assoziiert mit metabolischem Syndrom (Adipositas, arterielle Hypertonie, Hyperlipidämie, Diabetes mellitus Typ 2), erbliche Komponente

Pathophysiologie

- Insulin ist anaboles/aufbauendes Hormon (Protein-, Lipidsynthese), einziges BZ-senkendes Hormon (hemmt Glukoneogenese und Glykogenolyse, fördert Glukoseaufnahme in Gewebe), verschiebt Kalium nach intrazellulär
- **Diabetes mellitus Typ 1:** absoluter Insulinmangel durch Zerstörung insulinproduzierender Betazellen in Langerhans-Inseln des Pankreas (BZ-Anstieg bei Zerstörung von ca. 80 % der Betazellen)
- **Diabetes mellitus Typ 2:**
  - Periphere Insulin(rezeptor)resistenz: Rezeptorabnutzung durch andauernde kohlenhydratreiche Ernährung und erhöhten Insulinspiegel
  - Kann zu Beginn durch eine kompensatorisch gesteigerte Insulinfreisetzung ausgeglichen werden, es kommt zu postprandialen Hypoglykämien.
  - Im Verlauf kann zunehmende Insulinresistenz nicht mehr durch gesteigerte Insulinfreisetzung kompensiert werden (endokrine Pankreasfunktion ausgeschöpft) → postprandiale Hyperglykämien → erhöhte Nüchternglukose → manifester Diabetes

3 Innere Medizin

3.5 Diabetes mellitus [II]

Klinik

- **Allgemein:** Müdigkeit, Leistungsminderung, Polyurie mit Glukosurie (Glukose zieht Wasser mit sich), dadurch Polydipsie
- **Diabetes mellitus Typ 1:**
  - Meist ketoazidotisches Koma als Erstmanifestation
  - Häufig nach Infektion (erhöhte Ausschüttung von Stresshormonen wie Adrenalin und Kortisol, wirken katabol und verursachen Hyperglykämie)
  - Gewichtsabnahme (kein Insulin vorhanden, Insulin hemmt eigentlich Lipolyse und fördert Lipidsynthese)
- **Diabetes mellitus Typ 2:** Schleichende Entwicklung, meist Zufallsbefund durch erhöhten Nüchternblutzucker oder erhöhtes HbA1c

Diagnostik

Anamnese

Ätiologie/Risikofaktoren, Klinik

KU

- Typ 1: schlank, Typ 2: adipös
- Frage nach Komplikationen: PNP (Pallästhesie/Stimmgabeltest), Retinopathie (Augenhintergrund), diabetisches Fußsyndrom (Inspektion von Hautveränderungen, Pulsstatus)

Labor

- **Gelegenheitsblutzucker:** > 200 mg/dl
- **Nüchternblutzucker** (nach 8 h Nahrungskarenz): > 126 mg/dl (normal < 100 mg/dl)
- **HbA1c:** > 6,5 % (glykiertes Hämoglobin, BZ-Gedächtnis für 3–4 Monate, ≙ Überleben der Erythrozyten von 120 d)
- 2-h-Wert des oGTT: > 200 mg/dl (nicht Routine, nur bei unklarer Diagnose)
- Urin: Glukosurie (Nierenschwelle für Glukose 150–180 mg/dl), Mikroalbuminurie (Frühzeichen für diabetische Nephropathie)
- C-Peptid (Spaltprodukt des Insulinvorläufers, Verhältnis 1:1, pro Insulin ein C-Peptid, Maß für Insulinsynthese): bei Typ 1 niedrig bis fehlend, bei Typ 2 anfangs hoch, dann fallend („ausbrennen“)
- Autoantikörper bei Typ 1 (nicht Routine, nur bei unklarer Diagnose): z. B. GAD65-AK (gegen Glutamatdecarboxylase), IA-2-AK (gegen Tyrosinphosphatase)
- Verlaufskontrolle: Alle 3–6 Monate: Nüchtern-BZ und HbA1c; 1 × pro Jahr: Abklärung metabolisches Syndrom (RR, Lipide), kardiovaskuläre Abklärung (Risikofaktoren, RR, EKG, TTE, Doppler der Karotiden, peripherer Pulsstatus), Augenhintergrund, Fußuntersuchung, Niere (Labor, Urin)

3 Innere Medizin

3.5 Diabetes mellitus [III]

Therapie

Diabetes mellitus Typ 1

MERKE
Insulintherapie ist immer erforderlich!

Insulinbedarf
- 1 IE Insulin senkt BZ um 40 mg/dl, 1 Kohlenhydrateinheit (KE; ≙ 10 g Kohlenhydrate) erhöht BZ um 40 mg/dl
- Durchschnittlicher Tagesbedarf 40 IE Insulin (50 % basal, 50 % prandial)
- Insulinbedarf ändert sich im Tagesverlauf (morgens am höchsten) und bei körperlicher Belastung (geringer bei Sport)
- Zu Alkohol immer Kohlenhydrate essen, um Hypoglykämien zu verhindern (Alkohol hemmt Glukoneogenese)

Spritzschemata

- **Intensivierte konventionelle Insulintherapie (ICT):**
  - Ziel ist ein physiologischer Glukosestoffwechsel mit Nüchternblutzucker um 100 mg/dl und postprandial <140 mg/dl
  - Vorteil: physiologisch und damit weniger Spätkomplikationen, kein fester Ernährungsplan
  - Nachteil: Hypoglykämiegefahr, gute Compliance notwendig
  - Basis-Bolus-Prinzip
  - Langwirksame Basalinsuline 1- oder 2 × täglich: Insulin glargin oder detemir (Wirkeintritt nach 2 h, Wirkmaximum nach 24 h)
  - Mahlzeitenbezogene Insuline nach BZ, KE, Tageszeit und körperlicher Aktivität:
    - Normalinsulin (Wirkeintritt nach 30 min = Spritz-Ess-Abstand, Wirkmaximum nach 8 h)
    - Insulin lispro oder aspart (Wirkeintritt 5 min, daher kein Spritz-Ess-Abstand, Wirkmaximum 3 h; **Merke:** Die mit „S“ sind schnell!)
  - Auch als Insulinpumpe: bei Schwangerschaft oder unzureichender Kontrolle (bessere Nachahmung der natürlichen Insulinsekretion)

3 Innere Medizin

3.5 Diabetes mellitus [IV]

Therapie *(Forts.)*

Diabetes mellitus Typ 1 *(Forts.)*

Spritzschemata *(Forts.)*

- **Konventionelle Insulintherapie (CT):**
  - Vorteil: einfach durchführbar (wenig Compliance notwendig)
  - Nachteil: fester Ernährungsplan (ggf. Zwischenmahlzeiten), wenig flexibel
  - Mischinsulin: 70 % langwirksames Insulin/NPH-Insulin plus 30 % kurzwirksames Normal-insulin
  - Morgens ⅔ der Tagesdosis, abends ⅓ der Tagesdosis des Mischinsulins

Komplikationen unter Insulintherapie

- **Dawn-Phänomen:** morgens Hyperglykämie, weil nachts Wachstumshormone ausgeschüttet werden, die den BZ erhöhen, bei Typ-1-Diabetikern im Wachstum (**Merke:** „sind noch down/klein"); Therapie: spätere Gabe des Basalinsulins am Abend
- **Somogyi-Effekt:** morgens reaktive Hyperglykämie, weil zu viel Insulin abends gespritzt wurde, dadurch nächtliche Hypoglykämie; Therapie: weniger abendliches Basalinsulin spitzen
- **Bei Sport** (erhöhte „selbstständige" Glukoseaufnahme in Muskel): niedrigerer Insulinbedarf
- **Bei Infekt** (Stresshormone sind katabol und verursachen Hyperglykämie): höherer Insulinbedarf

3 Innere Medizin

3.5 Diabetes mellitus [V]

Therapie *(Forts.)*

Diabetes mellitus Typ 2

MERKE
Lebensstiländerung → Medikamente (orale Antidiabetika, OAD) → Insulin!

Stufenschema, Ziel: HbA1c <7,5 %, jede Stufe für 3–6 Monate bis Ziel-HbA1c erreicht ist

Stufe 1: Basistherapie
Gewichtsabnahme, Bewegung, Ernährungsumstellung (50 % Kohlenhydrate, 30 % Fett, 20 % Eiweiß), Diabetesschulung, kann Voranschreiten der Erkrankung verhindern

Stufe 2: Monotherapie mit Metformin
- 1. Wahl, weil keine Hypoglykämien und keine Gewichtszunahme
- Biguanid: hemmt enterale Glukoseaufnahme, hemmt Glukoneogenese, fördert peripheren Glukoseumsatz, senkt LDL-Cholesterin und Triacylglycerine
- NW: Laktatazidose (hemmt Atmungskette und Laktatoxidation in Leber)
- KI: Akkumulation mit Gefahr Laktatazidose: Niereninsuffizienz, KM-Gabe (GFR-Abnahme); Gewebehypoxie/anaerober Stoffwechsel mit Gefahr Laktatazidose: OP, hypoxische Zustände (COPD, Herzinsuffizienz, Tumor) → 48 h vor und nach KM-Gabe oder OP absetzen und Überbrückung mit Insulin!

Stufe 3: Kombinationstherapie aus Metformin + zweites OAD ODER Metformin + Insulin

Weitere OAD:

- Sulfonylharnstoffe (Glibenclamid, Glimepirid) und Glinide (Repaglinid): erhöhen Insulinfreisetzung aus Pankreas; NW: Hypoglykämiegefahr, machen dick
- DPP-4-Hemmer/Gliptine (Sitagliptin) und GLP-1-Rezeptor-Agonisten (Exenatid, Liraglutid): glukoseabhängige Insulinfreisetzung (keine Hypoglykämiegefahr); NW: Pankreatitis
- SGLT-2-Hemmer (Merke: DapagliFLOZIN wie „flow", spült Glukose aus): vermehrte renale Glukoseausscheidung; NW: Polyurie/Exsikkose, HWI und Genitalmykosen
- α-Glukosidase-Hemmer (Acarbose): verminderte enterale Glukoseresorption; NW: gastrointestinale NW (Meteorismus, Flatulenz)
- Glitazone (Pioglitazon): senken Insulinresistenz und verstärken damit Glukoseaufnahme ins Gewebe; NW: Ödeme, machen dick
- Bei Niereninsuffizienz (GFR < 30 ml/min): nur DPP-4-Hemmer/Gliptine, Glinide und Glitazone
- In Schwangerschaft und Stillzeit sind alle Antidiabetika kontraindiziert, da optimale Stoffwechseleinstellung nur durch Insulin möglich (nicht teratogen)
- Basal unterstützte orale Therapie (BOT): OAD plus basales langwirksames Insulin 1×/d abends, bei morgendlicher Hyperglykämie unter bestehender OAD-Therapie

Stufe 4: Intensivierte Insulintherapie, ggf. plus Metformin

Entspricht Insulintherapie bei Diabetes mellitus Typ 1

3 Innere Medizin

3.5 Diabetes mellitus [VI]

Weitere Informationen

Coma diabeticum

Auslöser: Insulinmangel (Erstmanifestation Diabetes mellitus Typ 1, kein Insulin gespritzt, erhöhter Insulinbedarf bei Infekt)

Pathophysiologie

- **Ketoazidotisches Koma (v. a. Diabetes mellitus Typ 1):** absoluter Insulinmangel → Lipolyse → Ketonkörperbildung → metabolische Azidose
- **Hyperosmolares Koma (v. a. Diabetes mellitus Typ 2):** relativer Insulinmangel → Hyperglykämie → osmotische Diurese und Elektrolytverlust → Hypovolämie (keine Ketonkörperbildung, da Restsekretion von Insulin die Lipolyse hemmt)

Klinik

- Allgemein: Vigilanzminderung, Exsikkose, Polyurie mit Polydipsie, Erbrechen
- Typ 1 mit Ketoazidose: BZ < 700 mg/dl, Beginn < 24 h, Bauchschmerzen/Pseudoperitonitis diabetica (Ketoazidose reizt Peritoneum), Azetongeruch (faules Obst, Azeton fällt an bei Ketonkörperbildung), Kußmaul-Atmung (tiefe Atemzüge, kompensiert Azidose), Letalität 15 %
- Typ 2: BZ > 700 mg/dl, schleichend, Letalität 60 % (ältere Patienten und Elektrolytverschiebungen)

Diagnostik

- BZ-Messung: Hyperglykämie
- BGA: metabolische Azidose respiratorisch kompensiert bei Typ 1 (pH niedrig, Bicarbonat niedrig, kompensatorisch CO_2 niedrig), unauffällig bei Typ 2
- Elektrolyte: Hyperkaliämie (durch Insulinmangel und durch Azidose [**Merke:** „wo H ist, ist auch K"]; Insulin bringt Kalium in Zelle; Kalium ist im Blut zu hoch, fehlt aber in der Zelle)
- Urin: Glukosurie (beide), Ketonurie (nur Typ 1)
- Niere: ggf. hypovolämes prärenales Nierenversagen (Harnstoff, Kreatinin)
- Entzündungsparameter: ggf. infektbedingte Entgleisung

Therapie

- Intensivmedizinische Überwachung
- Flüssigkeit: NaCl 0,9 %, 1 l in erster Stunde, max. 8 l in 24 h (sonst Überwässerung)
- Low-Dose-Normalinsulin unter engmaschiger BZ-Kontrolle: Senkung um max. 50 mg/dl pro Stunde, vorerst nicht < 250 mg/dl (**Cave:** Hirnödem, Retinaablösung)
- Engmaschige Elektrolytkontrolle und Kaliumsubstitution i. v. (Insulin bringt Kalium in Zelle)
- Azidoseausgleich mit Bicarbonat nur bei pH < 7 (normalisiert sich durch Insulin)

3 Innere Medizin

3.5 Diabetes mellitus [VII]

Weitere Informationen *(Forts.)*

Hypoglykämie

- **Definition:** BZ <50 mg/dl
- **Klinik** (erhöhter Sympathikotonus): akuter Beginn, Unruhe, Kaltschweißigkeit, Tachykardie, Tremor, Heißhunger, im Verlauf Vigilanzminderung/Koma, Krampfanfall
- **Diagnostik:** Anamnese, Klinik, BZ-Messung
- **Therapie:** bei erhaltenem Bewusstsein Glukose p.o. (Saft/Traubenzucker, schnell resorbierbar), bei Bewusstlosigkeit 40 ml 40 %-Glukose als Kurzinfusion (kein Bolus wg. Venenreizung), anschließend 5 %-Glukose als Infusion bis BZ 200 mg/dl, bei frustraner Venensituation Glukagon s. c.

Spätkomplikationen

- **Diabetische Makroangiopathie:** KHK, pAVK, Schlaganfall
- **Diabetische Mikroangiopathie:**
  - **Diabetische Retinopathie:** 90 % der Typ-1-Diabetiker, 30 % der Typ-2-Diabetiker, häufigste Erblindungsursache im Erwachsenenalter, nichtproliferativ (harte Exsudate/Lipidablagerungen, intraretinale Blutungen) oder proliferativ (Neovaskularisationen, Fibrosen, Traktionsamotio/Netzhautablösung, Sekundärglaukom); Therapie: proliferativ: Laserkoagulation, Netzhautablösung: Vitrektomie

– **Diabetische Nephropathie:** noduläre Glomerulosklerose, progrediente Niereninsuffizienz, arterielle Hypertonie und renale Anämie, Albuminurie; Therapie: BZ-Einstellung und RR-Senkung (ACE-Hemmer sind nephroprotektiv)
– **Diabetische Neuropathie:** strumpfförmige periphere sensomotorische PNP (distal symmetrische Parästhesien, Areflexie, Kraftminderung, vermindertes Schmerzempfinden und Pallästhesie), autonome Neuropathie (stummer Herzinfarkt, Orthostase, Gastroparese, Blasenatonie); Therapie: neuropathische Schmerztherapie (neuere Antikonvulsiva wie Gabapentin oder Pregabalin)
– **Diabetisches Fußsyndrom:** am häufigsten neuropathisch (warm, trocken, erhaltene Fußpulse, verminderte Sensibilität, Vibration, Schmerz und Temperatur, Malum perforans: schmerzloses Ulkus an Fußballen oder Ferse, Charcot-Fuß: Deformation und Destruktion des Fußskeletts; beides durch nicht wahrgenommene Überlastung), ischämisch bei pAVK (kühl, blass, fehlende Fußpulse), Mischformen möglich

Weitere Komplikationen

- Erhöhte Infektanfälligkeit (schlechte Blutversorgung des Gewebes, geschwächtes Immunsystem), Katarakt (Einlagerung von Glukose in Linse, Wasser strömt nach)
- Bei Typ 1 Komplikationen nach 5–10 Jahren, bei Typ 2 meist bereits bei Diagnosestellung vorhanden, weil lange klinisch inapparent, Todesursachen meist Myokardinfarkt und Nierenversagen, entscheidend ist BZ-Einstellung und Behandlung von Risikofaktoren!

3 Innere Medizin

3.6 Gicht [I]

Definition

- **Hyperurikämie:** Serum-Harnsäure ≥ 6,5 mg/dl (Löslichkeitsgrenze Harnsäure), Wohlstands-erkrankung, v. a. Männer (Östrogen fördert renale Harnsäureausscheidung)
- **Gicht:** symptomatische Hyperurikämie mit Entstehung von Uratkristallen (Salze der Harnsäure)

Ätiologie

- **Pathophysiologie:**
  - Harnsäure entsteht beim Abbau von Purinen (DNA-Bestandteile), die über Nahrung aufgenommen werden (v. a. in Fleisch und Fisch; Alkohol fördert Bildung und hemmt Ausscheidung von Harnsäure), zu etwa 80 % über Niere ausgeschieden
  - Akuter Harnsäure-Peak im Blut und Übertreten der Löslichkeitsgrenze (etwa bei > 6,5 mg/dl) → Entstehung von Uratkristallen, die von Leukozyten phagozytiert werden → Bildung von Laktat und weitere Verschlechterung der Löslichkeitsgrenze (im saureren Milieu)
- **Primäre Hyperurikämie** (ca. 90 %): genetisch (gestörte renale Ausscheidung), manifest durch purinreiche Ernährung
- **Sekundäre Hyperurikämie:** bei anderer Grunderkrankung (verminderte Ausscheidung: Niereninsuffizienz, Schleifendiuretika, Thiazide; vermehrter Zellzerfall und Harnsäureproduktion: Tumorlyse nach Chemo)

3 Innere Medizin

3.6 Gicht [II]

Klinik

Akuter Gichtanfall

- **Leitsymptom:** schmerzhafte Monarthritis (Ruheschmerz, v. a. nachts), v. a. der peripheren kleinen Gelenke (Temperatur niedriger, Harnsäure fällt leichter aus):
  - Podagra (60 %): Großzehengrundgelenk;
  - Sprunggelenk (15 %);
  - Gonagra (10 %): Knie;
  - Chiragra (5 %): Hand, v. a. Daumengrundgelenk
- **Auslöser:** typisch nach Partyexzessen (Grillen, Alkohol), lokale Unterkühlung, Fasten (Ketonkörper hemmen Harnsäureausscheidung)

Chronische Gicht

- Selten, nur bei unzureichender Therapie
- Wiederkehrende Gichtanfälle mit Ablagerung von Uratkristallen in Gelenken oder Weichteilen (Gichttophi: weißliche durchschimmernde Knoten, hart, schmerzlos), akute oder chronische Nierenbeteiligung durch Kristallablagerung

Diagnostik

MERKE

Klinische Diagnose (Anamnese plus KU)!

Anamnese

Ätiologie/Risikofaktoren (Männer, Auslöser, kein Trauma), Klinik

KU

Entzündungszeichen an einem peripheren Gelenk: Rubor, Calor, Tumor, Dolor, Functio laesa

Labor

Ggf. Hyperurikämie (nicht zwingend, akuter Harnsäure-Peak oder plötzlicher Abfall kann akuten Anfall triggern, da bei Konzentrationsgefälle Kristalle ausfallen)

Apparativ

- **Gelenkpunktion:** Leukozytose, negativ doppelbrechende Natriumuratkristalle im Polarisationsmikroskop, kein Erregernachweis (Ausschluss bakterielle Arthritis)
- **Röntgen:** zum Frakturausschluss, wenn Traumaanamnese unklar; bei akutem Gichtanfall unauffälliger Befund, bei chronischer Gicht röntgendichte Weichteilschatten (Uratablagerungen)

3 Innere Medizin

3.6 Gicht [III]

Therapie

Symptomatisch

- **Kühlen** (fördert Kristallbildung, aber schmerzlindernd)
- **Analgesie und Entzündungshemmung:** NSAR (Ibuprofen, Diclofenac) und/oder Prednisolon plus PPI zum Magenschutz, kein ASS (konkurriert mit renaler Harnsäureausscheidung)
- **Bei Nichtansprechen Colchicin** (Mitosespindelgift, Hemmung der Phagozytose von Uratkristallen; NW: schwere Durchfälle, Knochenmarksuppression)

Rezidivprophylaxe

- **Lebensstiländerung:** purinarme Kost, Alkoholkarenz
- **Medikamentös** (ab einem gesicherten Gichtanfall oder bei chronischer Gicht, Ziel: Harnsäure < 6 mg/dl und klinische Remission/keine Anfälle mehr):
  - **1. Wahl Allopurinol oder Febuxostat** (Urikostatika, hemmen Xanthinoxidase und damit Abbau von Purinen zu Harnsäure, Vorstufen Hypoxanthin und Xanthin besser wasserlöslich als Harnsäure), 2. Wahl Probenecid (Urikosurika, hemmen Rückresorption von Harnsäure in Niere und fördern damit Harnsäureausscheidung)

– **Anfallsprophylaxe mit Colchicin niedrigdosiert in ersten zwei Wochen** (Urikostatika und Urikosurika können bei Therapiebeginn Gichtanfälle auslösen; bei Allopurinol-Gabe entsteht Alloharnstoff, konkurriert mit Harnsäure in Niere, akuter Harnsäurerückstau mit Auslösung eines Gichtanfalls)

Weitere Informationen

- Hypothermie und eine Erniedrigung des pH-Wertes führen zu einer reduzierten Löslichkeitsgrenze von Harnsäure
- Azathioprin-Dosis auf 25 % reduzieren bei gemeinsamer Gabe mit Allopurinol (Allopurinol hemmt Abbau der Metabolite von Azathioprin, verlängerte Wirkung mit erhöhter Knochenmarktoxizität)

Komplikationen

- Akute oder chronische Uratnephropathie mit Niereninsuffizienz
- Uratnephrolithiasis

3 Innere Medizin

3.7 Herzinsuffizienz [I]

Definition

Pumpleistung des Herzens reicht nicht aus, um den Blutkreislauf unbeeinträchtigt aufrechtzuerhalten

Ätiologie

- Häufige pathogenetische Sequenz: arterielle Hypertonie → KHK → Myokardinfarkt → Herzinsuffizienz
- **Systolische Ventrikelfunktionsstörung:**
  - Herzmuskelschaden (KHK, Myokardinfarkt, Myokarditis): reduzierte Kontraktionsfähigkeit
  - Abflusshindernis (arterielle Hypertonie, Aortenklappenstenose): erhöhter Pumpwiderstand
  - Pendelvolumen (Aortenklappen-, Mitralklappeninsuffizienz): erhöhte Volumenbelastung
  - Reduzierter Auswurf (Herzrhythmusstörungen)
- **Diastolische Ventrikelfunktionsstörung:** reduzierte Dehnbarkeit (konstriktive Perikarditis, restriktive Kardiomyopathie)
- **Kompensationsmechanismen bei Herzinsuffizienz:**
  1. **Sympathikusaktivierung:** Herzinsuffizienz mit Abnahme des HZV → kompensatorisch Steigerung der HF → Steigerung des HZV, **aber** verminderte Koronardurchblutung durch verkürzte Diastole → Betablocker zur Frequenzsenkung!

2. **Aktivierung des RAAS:** Herzinsuffizienz mit Abnahme des HZV
   → Kompensatorisch Aktivierung des RAAS → Vasokonstriktion durch Angiotensin II → bessere Organversorgung, **aber** gesteigerte Nachlast und somit höherer Pumpwiderstand fürs Herz
   → Kompensatorisch Aktivierung des RAAS → Wasser- und Natriumrückresorption durch Aldosteron → Steigerung des HZV, **aber** Volumenüberlastung von Herz und Lunge
   → ACE-Hemmer, Aldosteronantagonisten, Diuretika

Klinik

Linksherzinsuffizienz

- **Vorwärtsversagen** (weniger Blut in Körperkreislauf):
  - Schwäche, Leistungsminderung, Müdigkeit
  - Organminderperfusion: ZNS (Schwindel, Verwirrtheit), Niere (Niereninsuffizienz)
- **Rückwärtsversagen** (Rückstau des Blutes in Lungenkreislauf):
  - Dyspnoe, nächtliche Hustenanfälle/Asthma cardiale (Lungenstauung wird im Liegen begünstigt)
  - Lungenödem
  - Pleuraerguss
  - Zyanose (Gewebehypoxie)

3 Innere Medizin

3.7 Herzinsuffizienz [II]

Klinik *(Forts.)*

Rechtsherzinsuffizienz

Rückwärtsversagen (Rückstau des Blutes in Körperkreislauf):

- Beinödeme mit Gewichtszunahme (erhöhter hydrostatischer Druck in Kapillaren mit Flüssigkeitsaustritt ins Interstitium), Nykturie (Mobilisierung der Ödeme im Liegen)
- Obere Einflussstauung: sichtbare Halsvenen
- Stauungsleber: Hepatomegalie, Leberkapselschmerz, Aszites
- Stauungsgastritis: Übelkeit

NYHA-Stadien

Einteilung des klinischen Schweregrads für medikamentöse Stufentherapie

- **I:** Objektiver Nachweis einer kardialen Dysfunktion (TTE), aber keine Beschwerden
- **II:** Beschwerden bei starker körperlicher Belastung (Treppensteigen)
- **III:** Beschwerden bei leichter körperlicher Belastung (Gehen in der Ebene)
- **IV:** Beschwerden bereits in Ruhe

Diagnostik

Anamnese: Ätiologie/Risikofaktoren, Klinik

KU

- Vitalparameter: AF hoch, HF hoch, RR ggf. hoch, Sättigung niedrig
- Inspektion: Ödeme, Aszites, Jugularvenenstauung
- Herz: 3. Herzton („Galopp", Volumenüberlastung in Diastole), Tachykardie (kompensatorisch)
- Lunge: feuchte Rasselgeräusche (Lungenödem), basal hyposonor (Pleuraerguss)
- Leber: hepatojugulärer Reflux (Druck auf Leber führt zu prolongierter Halsvenenstauung)

Labor

BNP oder NT-proBNP erhöht (werden bei Volumenbelastung/Dehnung des Ventrikels freigesetzt, wirken vasodilatatorisch und diuretisch)

Apparativ

- **EKG:** Frage nach Ischämie, Herzrhythmusstörungen, Hypertrophiezeichen
- **Rö-Thorax:** Frage nach Herzgröße (Herz-Thorax-Quotient > 0,5, Holzschuhform), pulmonale Stauung (gestaute Hilusgefäße, Lungenödem, Pleuraerguss)
- **Echokardiografie:** Frage nach linksventrikulärer Ejektionsfraktion (EF, normal > 50 %), Wandbewegung, Herzklappen, Hypertrophie

3 Innere Medizin

3.7 Herzinsuffizienz [III]

Therapie

Chronische Herzinsuffizienz

- Kausal nach Ursache (z. B. Revaskularisation bei Myokardischämie)
- **Nichtmedikamentös:** kochsalzarme Ernährung, Flüssigkeitsrestriktion bei Ödemen, leichte körperliche Aktivität, Vermeidung kardiotoxischer Substanzen (Alkohol, Nikotin), Gewichtsreduktion
- **Medikamentös nach NYHA-Stadium:**
  - Ab NYHA I: **ACE-Hemmer** (bei Reizhusten AT1-Rezeptorantagonisten)
  - Ab NYHA II: **ACE-Hemmer plus Betablocker,** plus **ggf. Aldosteronantagonisten** bei EF < 35 %, falls EF weiterhin < 35 % Angiotensin-Rezeptor-Neprilysin-Inhibitoren (ARNI)
  - Symptomatisch bei Ödemen: **Diuretika** (Thiazide, Schleifendiuretika; **Cave:** Hypokaliämie)
  - Symptomatisch bei VHF oder unzureichender Symptomkontrolle: **Digitalis** (positiv inotrop)
  - Ivabradin bei Betablocker-Unverträglichkeit oder anhaltender HF > 70 (blockiert Funny Channel am Sinusknoten)
  - Alle prognoseverbessernd außer Diuretika und Digitalis

- **Invasive Therapie:**
  - **Implantierbarer Kardioverter-Defibrillator (ICD):** bei EF < 35 % aufgrund erhöhtem Risiko für Kammerflimmern und plötzlichen Herztod
  - Kardiale Resynchronisationstherapie (CRT, 3-Kammerschrittmacher mit 1 Vorhof- und 2 Ventrikelsonden): bei EF < 35 % und Linksschenkelblock (sorgt für gleichzeitige Ventrikelkontraktion, wenn linker Ventrikel beim Linksschenkelblock nachhinkt)
  - Herztransplantation: als Ultima Ratio bei NYHA IV und EF < 20 %

Akute Linksherzinsuffizienz/kardiale Dekompensation

- **Cave:** Gefahr des Lungenödems mit respiratorischer Insuffizienz!
- Oberkörperhochlagerung, Sauerstoffgabe, intensivmedizinische Überwachung
- Vorlastsenkung: **Furosemid i. v.,** Nitroglycerin sublingual oder i. v. (nur wenn RR > 100 mmHg)
- Anxiolyse zur Senkung der Herzfrequenz/Verbesserung der Koronarperfusion und Linderung der Atemnot: Morphin i. v.
- Bei kardiogenem Schock: Dobutamin i. v. (positiv inotrop)

Weitere Informationen

Prognose: 1-Jahres-Letalität bei NYHA I < 10 %, bei NYHA IV 50 %

3 Innere Medizin

3.8 Myokardinfarkt [I]

Definition

- **Myokardinfarkt:** akute Minderdurchblutung des Herzmuskels durch hochgradige Stenose oder thrombotischen Verschluss einer Koronararterie
- **Akutes Koronarsyndrom:**
  - **Plötzlicher Herztod:** plötzlich eintretender Tod innerhalb von Minuten bis 24 h nach neu aufgetretenen kardialen Symptomen durch akutes Herzversagen (Kammerflimmern, ventrikuläre Tachykardie, Asystolie), häufig nach körperlicher Belastung
  - **Instabile Angina pectoris:** infarkttypische Symptomatik (> 20 min) ohne EKG-Veränderung und ohne Troponinanstieg oder jede neu aufgetretene (de novo), zunehmende (crescendo), in Ruhe auftretende oder nicht auf Nitrate ansprechende Angina
  - **Pathophysiologie:** Ruptur des Plaques mit aufgelagertem Thrombus (kein kompletter Gefäßverschluss)
  - **DD stabile Angina pectoris:** reproduzierbar (z. B. bei körperlicher Belastung), Besserung durch Ruhe oder Nitroglycerin

- **Nicht-ST-Hebungsinfarkt (NSTEMI):** infarkttypische Symptomatik (> 20 min) ohne bzw. mit untypischen EKG-Veränderungen (ST-Senkung, R-Verlust, T-Wellen-Veränderung) und positivem Troponin
- **Pathophysiologie:** Plaqueruptur mit komplettem Gefäßverschluss oder hochgradige Stenose → Minderdurchblutung der Myokardinnenschicht („letzte Wiese": Herzmuskel wird von außen nach innen versorgt, sodass Innenschicht immer schlechter durchblutet ist)
- **ST-Hebungsinfarkt (STEMI):** infarkttypische Symptomatik (> 20 min) mit EKG-Veränderung (ST-Hebung oder neu aufgetretener Linksschenkelblock) und positivem Troponin
- **Pathophysiologie:** Plaqueruptur mit komplettem Gefäßverschluss oder hochgradige Stenose → Minderdurchblutung aller Wandschichten des Myokards (transmural)

Ätiologie

Risikofaktoren für Arteriosklerose:

- Metabolisches Syndrom: Adipositas, Dyslipidämie, Diabetes mellitus Typ 2, arterielle Hypertonie
- Weitere: Rauchen, Lebensalter (Männer > 45 J., Frauen > 55 J.), Familienanamnese, kardiovaskuläre Grunderkrankung

3 Innere Medizin

3.8 Myokardinfarkt [II]

Klinik

- Meistens in den Morgenstunden (hoher RR, hoher Kortisolspiegel), bei Kälte, körperlicher Belastung oder Stress
- **Leitsymptom: Angina pectoris**
  - Akuter retrosternaler Schmerz oder Druckgefühl
  - Ausstrahlung in linken Arm, Unterkiefer, Oberbauch oder Rücken
  - Vegetative Begleitsymptomatik: Übelkeit/Erbrechen, Schwitzen, Todesangst
- DD stabile Angina pectoris: Dauer < 20min, Besserung durch Ruhe oder Nitroglycerin
- **Cave** Frauen und ältere Patienten: unspezifische vegetative Symptome, epigastrische Schmerzen, Dyspnoe
- **Cave** Diabetiker: stumme Infarkte aufgrund von PNP

Diagnostik

Anamnese

Ätiologie/Risikofaktoren (kardiovaskuläre Risikofaktoren, bekannte KHK, Z. n. Myokardinfarkt), Klinik

KU

- Vitalparameter: RR, HF, Sättigung
- Inspektion: Blässe, Kaltschweißigkeit, Todesangst
- Auskultation: ggf. neu aufgetretenes Systolikum, ggf. feuchte Rasselgeräusche bei Lungenödem und akutem Linksherzversagen

Labor

Herzenzyme

- **Troponin I/T:** herzmuskelspezifischer Marker (**Cave:** auch positiv bei Lungenembolie durch Rechtsherzbelastung, Niereninsuffizienz durch Akkumulation); Anstieg nach 3 h, Maximum nach 13 h, Normalisierung nach 13 d
- **Kreatinkinase (CK):** unspezifisch bei Herz- und Skelettmuskelschaden, Korrelation mit Infarktgröße, Anstieg nach 3 h; Bestimmung von **CK-Gesamt** und **CK-MB-Anteil** (6–20 % spricht für Schädigung des Herzmuskels)
- Myoglobin: unspezifisch bei Herz- und Skelettmuskelschaden, frühester Marker (Anstieg nach 2 h)
- LDH: unspezifisch für Zelluntergang, wichtig für Spätdiagnostik (Normalisierung nach 3 Wochen)

3 Innere Medizin

3.8 Myokardinfarkt [III]

Diagnostik *(Forts.)*

Apparativ

12-Kanal-EKG

- Beweisende Infarktzeichen bei STEMI: **ST-Hebung** in zwei benachbarten Ableitungen ≥ 0,1 mV, **neu aufgetretener Linksschenkelblock mit Klinik**
- Infarktstadien bei STEMI: frischer Infarkt: T-Überhöhung (Erstickungs-T), ST-Hebung aus fallender R-Zacke (DD Perimyokarditis: ST-Hebung aus tiefem S) → Zwischenstadium: R-Verlust (fehlende Größenzunahme der R-Zacke), T-Negativierung, pathologisches Q (verbreiterte und vertiefte Q-Zacke) → Z. n. lange zurückliegendem Myokardinfarkt: Zeichen des Zwischenstadiums verbleiben
- Infarktlokalisationen im EKG:
  - Anatomie: re. Koronararterie (RCA; versorgt Sinus- und AV-Knoten, größte Gefahr für HRS), li. Koronararterie teilt sich in Ramus interventricularis anterior (RIVA; engl.: left anterior descending, LAD) und Ramus circumflexus (RCX)
  - **Hinterwandinfarkt** (RCA oder RCX): **II, III, aVF**
  - **Vorderwandinfarkt** (RIVA): **I, aVL, V1–V6**

Weitere: Echokardiografie (Wandbewegungsstörungen, Frage nach Komplikationen wie Thrombus oder Aneurysma)

Therapie

Sofortmaßnahmen beim akuten Koronarsyndrom

- 30°-Oberkörperhochlagerung und Sauerstoff 2–4 l/min bei Atemnot oder Sättigung < 90 %
- Monitoring: RR, HF, Sättigung, 12-Kanal-EKG unter Defibrillationsbereitschaft
- Medikamente:
  1. Analgesie und Anxiolyse: **Morphin 5 mg i. v.**
  2. Blutverdünnung: **ASS 300–500 mg i. v. oder oral plus unfraktioniertes Heparin 5000 IE i. v.** (niedermolekulares Heparin/Enoxaparin nur s. c. und verzögerter Wirkungseintritt)
  3. Sonstige: **ggf. Nitroglycerin** als Zerbeißkapsel/Spray zur Blutdrucksenkung bei RR systolisch > 140 mmHg (nicht bei Aortenklappenstenose, sonst anhaltender Hypotonus), **ggf. Betablocker** zur Frequenzstabilisierung (verhindert Kammerflimmern) und bei Tachykardie mit HF > 100/min zur Verlängerung der Diastole und Verbesserung der Herzmuskeldurchblutung (KI: Hypotonie, Bradykardie, kardiogener Schock; **Cave** bei Nitroglycerin: nicht gleichzeitig Viagra/Sildenafil), bei Bradykardie mit HF < 45/min Atropin i. v.
- **Sofortiger Transport in geeignete Klinik mit Herzkatheterlabor** unter Defibrillationsbereitschaft (bei STEMI im EKG plus Klinik sofort Herzkatheter, nicht Herzenzyme abwarten!)
- **Cave:** keine i.-m.-Injektionen, da CK-Anstieg und erhöhtes Blutungsrisiko bei Lyse!

3 Innere Medizin

3.8 Myokardinfarkt [IV]

Therapie *(Forts.)*

In der Klinik

- **Instabile Angina pectoris:** Reevaluation von EKG und Troponin nach 3–6 h → wenn Troponin positiv oder Anstieg > 20 % → PTCA mit Stent frühelektiv innerhalb 72 h
- **NSTEMI:** PTCA mit Stent frühelektiv innerhalb von 72 h
- **STEMI:** PTCA mit Stent sofort innerhalb von 2 h, wenn PTCA nicht verfügbar Lyse mit Alteplase i. v. (zuvor Ausschluss von Blutungskomplikationen; danach elektiv PTCA und Stent, da Lyse keine dauerhafte Lumenerweiterung verursacht)

Sekundärprophylaxe

- Lebensstiländerung: Bewegung, Gewichtsreduktion, Nikotinkarenz
- Medikamentös: Thrombozytenaggregationshemmung: **ASS 100 mg (alternativ Clopidogrel 75 mg),** Blutdrucksenkung: **Betablocker** (senken myokardialen Sauerstoffverbrauch) **und/oder ACE-Hemmer** (beide verhindern kardiales Remodelling/Hypertrophie), LDL-Cholesterinsenkung: **Statine** (LDL-Senkung auf < 100 mg/dl bzw. bei Hochrisikopatienten auf < 70 mg/dl, Plaquestabilisierung), **Diabeteseinstellung:** Ziel HbA1c < 6,5 %

Weitere Informationen

Narbe entsteht erst nach 6 Stunden (Ischämiezeit), vorher vollständige Erholung des Infarkts möglich

DD

Thoraxschmerz (→ K255)

Komplikationen

- **Frühkomplikationen (< 48 h):** plötzlicher Herztod, Herzrhythmusstörungen aller Art, akute Linksherzinsuffizienz mit kardiogenem Schock, akute Mitralklappeninsuffizienz durch Papillarmuskelabriss, Herzwandruptur mit Herzbeuteltamponade
- **Spätkomplikationen (> 48 h):** Herzwandaneurysma (Gefahr von Kammerflimmern, Ruptur, Thromboembolien), Herzinsuffizienz, Perikarditis, Reinfarkt

Prognose

40 % der Patienten versterben am ersten Postinfarkttag an Kammerflimmern

3 Innere Medizin

3.9 Vorhofflimmern (VHF) [I]

Definition

- **Supraventrikuläre HRS,** durch **chaotische und kreisende Erregungen** auf Vorhofebene getriggert; → hämodynamisch unwirksame Vorhofkontraktion, HZV fällt, Bildung von Vorhofthromben wird begünstigt
- **Häufigste HRS** im Erwachsenenalter (2 % der Gesamtbevölkerung), Inzidenz steigt im Alter erheblich an
- **Klassifikation:**
  - Nach Dauer:
    - Paroxysmal: selbstlimitierendes VHF mit Spontankonversion in Sinusrhythmus innerhalb von max. 7 d
    - Persistierend: länger als 7 d andauernd, dann spontane oder iatrogene Konversion
    - Permanent: anhaltend und nicht konvertierbar
  - Nach Vorhoffrequenz:
    - Vorhofflimmern: > 300/min, unregelmäßig
    - Vorhofflattern: < 300/min, regelmäßig

Ätiologie

- Primär/idiopathisch (15 %)
- Sekundär (85 %): kardiale Vorerkrankungen (Myokarditis, Mitralklappenstenose, KHK, Herzinsuffizienz), extrakardiale Erkrankungen (Hyperthyreose, Hypokaliämie, Diabetes mellitus, Alkohol, COPD mit chronischer Rechtsherzbelastung)
- **Cave:** wenn Hyperthyreose Ursache, kausale Therapie der Hyperthyreose (→ K19)!

Klinik

80 % asymptomatisch; 20 % symptomatisch: Palpitationen, Schwindel, Synkopen, Symptome einer Herzinsuffizienz (Ödeme, Dyspnoe), TIA/Schlaganfall durch Embolien

Diagnostik

Anamnese: Ätiologie/Risikofaktoren (Herzerkrankung, früherer Schlaganfall), Klinik

KU

- Vitalparameter: Sättigung, HF, RR, AF, Temperatur
- Auskultation: **Herztöne unregelmäßig, peripheres Pulsdefizit** (Differenz zwischen peripher palpierbarem Puls und auskultierter HF, nicht jeder Herzschlag als peripherer Puls tastbar)

Labor: Ausschluss extrakardialer Genese (TSH, Kalium, BZ, Infektparameter)

3 Innere Medizin

3.9 Vorhofflimmern (VHF) [II]

Diagnostik *(Forts.)*

Apparativ

- **Ruhe-EKG:** schmale QRS-Komplexe (supraventrikulär), **fehlende P-Wellen** (kein Sinusrhythmus), **unregelmäßige RR-Abstände** (Arrhythmia absoluta), Flimmerwelle (flimmerförmige Schwankungen der isoelektrischen Linie), tachykard (HF > 100/min, Tachyarrhythmia absoluta) oder bradykard (HF < 60/min, Bradyarrhythmia absoluta)
- Weitere: ggf. Langzeit-EKG oder Event-Recorder (bei unauffälligem Ruhe-EKG und V. a. VHF), TTE (Ausschluss strukturelle Herzerkrankung)

Therapie

1. Thromboembolieprophylaxe

- Evaluation Schlaganfallrisiko: **CHA_2DS_2-VASc-Score:** Punkt (P.) für **C**ongestive heart failure/ Herzinsuffizienz, **H**ypertonie, **A**lter (> 75 J., 2 P.), **D**iabetes mellitus, **S**chlaganfall/TIA (2 P.), **V**askuläre Erkrankungen (KHK, pAVK), **A**lter (> 65 J.), **S**ex **c**ategory/Geschlecht (weiblich); max. 9 P. = 15-prozentiges Risiko/a
- Antikoagulation bei **Score ≥ 2 bei Männern** bzw. **Score ≥ 3 bei Frauen:** nichtvalvuläres VHF → **DOAK** (Apixaban, Rivaroxaban, Edoxaban, Dabigatran); valvuläres VHF → **Marcumar** mit Ziel-INR von 2–3

2. Verhinderung sehr hoher Kammerfrequenzen: Frequenzkontrolle

- Nur bei tachykardem VHF
- Ziel-HF < 100/min zur Symptomkontrolle ausreichend
- Medikamente: 1. Wahl **kardioselektive Betablocker** (Bisoprolol, Metoprolol; KI: Asthma, Hypotonie), alternativ Kalziumkanalblocker (Verapamil), ggf. Kombination mit Digoxin

3. Wiederherstellung des Sinusrhythmus: Rhythmuskontrolle (Kardioversion)

- Bei weiterbestehender Klinik unter Frequenzkontrolle, bei Tachyarrhythmia absoluta mit hämodynamischer Dekompensation
- **Nur unter Antikoagulation,** Antikoagulation weiter für 4–6 Wochen nach Konversion
- **Vor Konversion immer Thrombusausschluss** (Auslöseereignis einer Thromboembolie): bei VHF > 48 h immer vorher TEE (oder bestehende Antikoagulation für mind. 4 Wochen)
- **Medikamentös** (v. a. bei kurz bestehendem VHF): ohne kardiale Grunderkrankung Natriumkanalblocker/Klasse Ic **(Flecainid oder Propafenon i. v. oder p. o.),** bei kardialer Grunderkrankung Kaliumkanalblocker/Klasse III (**Amiodaron i. v. oder p. o.,** NW: lange HWZ von 50–100 d, Hyperthyreose wegen enthaltenem Jod, Lungenfibrose, korneale Ablagerungen, QT-Verlängerung)

3 Innere Medizin

3.9 Vorhofflimmern (VHF) [III]

Therapie *(Forts.)*

3. Wiederherstellung des Sinusrhythmus: Rhythmuskontrolle (Kardioversion) ***(Forts.)***

- **Elektrisch** (v. a. bei länger bestehendem VHF und notfallmäßig bei hämodynamischer Instabilität): Sedierung mit Fentanyl und Propofol, **transthorakale elektrische Kardioversion unter EKG-Kontrolle R-Zacken-getriggert** (sonst Stromabgabe in vulnerable Phase mit Auslösen von Kammerflimmern, **Cave:** Defibrillation erfolgt nicht R-Zacken-getriggert, da keine R-Zacke, z. B. beim Kammerflimmern)
- **Katheterablation/Pulmonalvenenisolation:** Identifikation von Erregungsbildungszentren im Mündungsgebiet der Pulmonalvenen (Trigger für Entstehung von VHF im Bereich der Pulmonalvenen lokalisiert) und anschließend elektrische Durchtrennung
- Eingeschränkte Erfolgsaussichten bei VHF > 12 Monate, struktureller Herzerkrankung, Vorhofdilatation, valvulärer Genese (v. a. Mitralklappenstenose), unzureichend behandelter Ursache (z. B. Hyperthyreose)

4. Kausal

Behandlung ätiologisch zugrundeliegender Faktoren (z. B. Hypertonie [→ K52], strukturelle Herzkrankheit)

Weitere Informationen

- **Komplikationen:** Thromboemboliequelle meist im linken Vorhofohr mit Abgang in Gehirn (80 %), Niere oder Milz, kardiale Dekompensation insbesondere bei vorbestehender Herzerkrankung
- In 25 % geht paroxysmales VHF in persistierendes VHF über, Chronifizierungsneigung, je länger ein Vorhofflimmern persistiert, desto schlechter sind die Aussichten einer Rhythmuskontrolle (Remodelling im Vorhofmyokard)
- Einteilung in valvulär vs. nichtvalvulär: valvulär bei Herzklappenerkrankung, nichtvalvulär bei anderer Ursache des VHF, **Merke:** bei valvulärer Genese und Herzklappenersatz sind DOAKs nicht zugelassen
- **Vorhofflattern:** Flimmern und Flattern können auch ineinander übergehen, typisches kontinuierliches **„Sägezahnmuster"** in II, III, aVF statt P-Wellen und **meist rhythmisch;** Diagnostik und Therapie wie VHF, jedoch ist Katheterablation zur Rhythmuskontrolle erfolgversprechender
- Bei chronischem bradykardem VHF Implantation eines VVI-Schrittmachers, Stimulationsort Ventrikel (weil Vorhof tachyarrhythmisch, durch AV-Knoten-Filter nur bradykarde Kammererregung), Stimulationswahrnehmung Ventrikel (weil Kammer bradykard), Eigenaktivität des Schrittmachers Inhibierung (hemmt sich selbst, wenn Eigenaktivität im Ventrikel/ausreichende Kammerfrequenz)

3 Innere Medizin

3.10 Arterielle Hypertonie [I]

Definition

- Häufigster kardiovaskulärer Risikofaktor, 50 % der über 50-Jährigen betroffen
- Hypertonie Grad I: RR > 140/90 mmHg
- Hypertonie Grad II: RR > 160/100 mmHg
- Hypertonie Grad III: RR > 180/110 mmHg

Ätiologie

- **Essenziell/primär** (90 %):
  - Risikofaktoren: metabolisches Syndrom (Adipositas, Hyperlipidämie, Diabetes), Alter, Rauchen, hohe Kochsalzzufuhr, positive Familienanamnese
- **Sekundär** (10 %):
  - Schlafapnoesyndrom
  - Niere: Niereninsuffizienz, Nierenarterienstenose, NSAR
  - Endokrin: Conn-Syndrom (primärer Hyperaldosteronismus), Phäochromozytom (Adrenalinüberproduktion im NNM), Cushing-Syndrom (Hyperkortisolismus, → K24), Akromegalie (GH-Überproduktion im Hypophysenvorderlappen)

Klinik

- **Häufig symptomlos**
- Symptome meist nur im hypertensiven Notfall: Schwindel, Kopfschmerzen, Ohrensausen, Nasenbluten

Diagnostik

Anamnese

Ätiologie/Risikofaktoren, Klinik

KU

- **Blutdruckmessung:** Messung auf Herzniveau, in leichter Beugung des Unterarms, passende Manschettengröße (zu eng = zu hoch), immer im Seitenvergleich beide Arme
- **Langzeitblutdruckmessung über 24 h** (wegen „Weißkittelhypertonie"): Hypertonie ab 130/80 mmHg im Durchschnitt

Labor

Kardiovaskuläre Risikofaktoren: LDL, HDL, Triacylglyceride, Blutzucker, HbA1c

3 Innere Medizin

3.10 Arterielle Hypertonie [II]

Diagnostik *(Forts.)*

Ausschluss sekundäre Hypertonie

- **Primäre Hypertonie ist Ausschlussdiagnose**
- Hinweise auf sekundäre Hypertonie: junges Alter (< 30 J.), therapierefraktär trotz Dreifachkombination, Non-Dipper im Langzeit-RR (physiologisch Abfall um 10–20 % des Tagesmittelwerts in der Nacht)
- **Nierenarterienstenose:** auskultatorisch abdominelles Strömungsgeräusch periumbilikal, erhöhter diastolischer Blutdruckwert > 120 mmHg, Zeichen des Hyperaldosteronismus durch RAAS-Aktivierung mit Hypokaliämie, Duplexsonografie mit Bestimmung der Flussgeschwindigkeit
- **Therapie:** ACE-Hemmer oder AT1-Antagonisten (nicht bei beidseitiger Stenose), ab > 60-prozentiger Stenose perkutane transluminale Angioplastie (PTA) mit/ohne Stent
- **Niereninsuffizienz:** Kreatinin, GFR, Elektrolyte (Hyperkaliämie), Mikroalbuminurie

- **Conn-Syndrom (Hyperaldosteronismus):** Trias aus Hypertonie, Hypokaliämie und metabolischer Alkalose; Diagnostik: Aldosteron-Renin-Quotient ↑ (Aldosteron ↑, Renin durch Rückkopplung gehemmt), Kochsalzbelastungstest (Aldosteron durch Kochsalzgabe nicht supprimierbar), MRT der NNR (Hyperplasie vs. Adenom: Orthostase-Test, Adenom ist entkoppelt, daher kein Anstieg von Aldosteron nach Herumlaufen, Hyperplasie ist nicht entkoppelt, daher Anstieg von Aldosteron nach Herumlaufen); Therapie: Hyperplasie: Spironolacton (Aldosteronantagonist), Adenom: OP (Adrenalektomie)
- **Phäochromozytom (Katecholaminüberproduktion durch Tumor im NNM):** anfallsartig Hypertonie, Palpitationen, Schwitzen, Blässe (durch periphere Vasokonstriktion); Diagnostik: Bestimmung von Katecholaminmetaboliten im Blut und 24-h-Urin, MRT NNM, MIBG-Szintigrafie zur Suche nach extraadrenalen Tumoren im Grenzstrang; Therapie: OP (präoperativ Alphablocker Phenoxybenzamin zur Verhinderung von hypertensiver Krise bei Katecholaminfreisetzung durch OP), wenn inoperabel dauerhaft Phenoxybenzamin
- **Akromegalie (GH-Überproduktion im Hypophysenvorderlappen):** vergrößerte Akren und Vergröberung der Gesichtszüge, Hypertonie, Diabetes, Karpaltunnelsyndrom; Diagnostik: IGF-1 ↑ (wird durch GH stimuliert), im oGTT wird GH nicht supprimiert; Therapie: OP oder Radiatio (Gefahr einer Hypophysenvorderlappeninsuffizienz)

3 Innere Medizin

3.10 Arterielle Hypertonie [III]

Therapie

Zielwert: RR <140/90 mmHg; Indikation: abhängig von kardiovaskulären Risikofaktoren und Höhe des Blutdrucks, ab RR >160 mmHg immer Therapie

- **Lebensstiländerung:** Elimination der kardiovaskulären Risikofaktoren (➔ K50)
- **Medikamentöse Stufentherapie:** niedriges kardiovaskuläres Risikoprofil: Monotherapie; hohes kardiovaskuläres Risikoprofil: Zweifachkombination, ggf. Therapieeskalation mit Dosiserhöhung, Dreifachkombination oder mit Reservemedikamenten (Urapidil und Clonidin: Antisympathotonika, Dihydralazin: Vasodilatator/**Cave:** Reflextachykardie)
  - **ABCDE: ACE-Hemmer (Ramipril), AT1-Antagonisten (Valsartan), Betablocker (Bisoprolol), langwirksame Kalziumkanalblocker vom Dihydropyridin-Typ (Amlodipin), Thiaziddiuretika (HCT), Aldosteronantagonisten (Eplerenon, Spironolacton)**
  - Erstlinientherapie: ACE-Hemmer oder AT1-Antagonist + Kalziumkanalblocker oder Diuretikum
  - Abhängig von Begleiterkrankungen: bei Herzinsuffizienz und KHK ACE-Hemmer und Betablocker (hemmen Remodelling/reduzieren Sauerstoffverbrauch im Myokard), bei Diabetes und Niereninsuffizienz ACE-Hemmer oder AT1-Antagonisten (nephroprotektiv/reduzieren Proteinurie)

Weitere Informationen

Komplikationen

Hypertensive Krise/hypertensiver Notfall

- Hypertensive Krise: **RR > 180/120 mmHg**
- Hypertensiver Notfall: mit zusätzlichen **Symptomen** (neurologisches Defizit, Angina pectoris, Nierenversagen)
- Therapie: kurzfristig Nitrate oder Nifedipin, längerfristig Urapidil (α-1-Adrenozeptor-Antagonist), Clonidin (α-2-Adrenozeptor-Agonist) oder Dihydralazin (Vasodilatator, **Cave:** Reflextachykardie), Senkung max. um ⅓ des Ausgangswerts innerhalb 1. Stunde, stationäre Überwachung

Organschäden

Hypertensive Kardiomyopathie, intrazerebrale Blutung, Aortendissektion, hypertensive Nephropathie, hypertensive Retinopathie

3 Innere Medizin

3.11 Endokarditis [I]

Definition

Entzündung des innersten Herzblatts (Endokard) und insbesondere der Herzklappen

Ätiologie

Pathophysiologie

- Ablagerung von sterilen thrombotischen Vegetationen im Bereich von Endokardläsionen → Infektion → bakterielle Mikroembolisation und Immunkomplexablagerungen
- Meist vorgeschädigte Herzklappen oder Klappenprothesen nach Klappenersatz
- Vor allem linkes Herz betroffen durch stärkere mechanische Beanspruchung
- Risikofaktoren: venöse Zugänge, Drogenabusus, zahnärztliche Eingriffe, Bakteriämie bei Infektfokus (z. B. Spondylodiszitis), Z. n. Endokarditis, Vitien (angeboren/erworben), Klappenersatz

Erreger

- ***Staphylococcus aureus*** (etwa 50 %): häufigster Erreger der Endocarditis acuta (hohe Virulenz: Klappenzerstörung und Klappeninsuffizienz in wenigen Stunden)
- ***Streptococcus viridans*** (30 %): häufigster Erreger der Endocarditis lenta (geringe Virulenz: Ablagerung von Vegetationen in wenigen Wochen bis mehreren Monaten mit subklinischen Beschwerden)

- **Enterokokken** (10 %): **Cave** Enterokokkenlücke (Penicilline und Cephalosporine wirken nicht, Virulenz liegt zwischen acuta und lenta)
- ***Staphylococcus epidermidis:*** häufigster Erreger bei peripherem Venenverweilkatheter oder Drogenabusus (v. a. Trikuspidalklappe)

Klinik

MERKE

Bei unklarem Fieber plus neu aufgetretenem Herzgeräusch immer an Endokarditis denken!

- Allgemeine Infektzeichen: **Fieber** bzw. Fieberschübe, Abgeschlagenheit, Tachykardie
- Kardial: **neu aufgetretenes Herzgeräusch,** akute Klappeninsuffizienz mit akuter Herzinsuffizienz
- Extrakardial durch bakterielle Mikroembolien und Immunkomplexablagerungen:
  - ZNS: Herdenzephalitis, ischämischer Schlaganfall
  - Haut: Petechien, Osler-Knötchen (schmerzhafte noduläre Einblutungen an Akren), Janeway-Läsionen (schmerzlose Einblutungen plantar und palmar), Splinter-Hämorrhagien (Nagelbett-Einblutungen)
  - Niere: Infarkte, Glomerulonephritis
  - Milz: Infarkte, Milzvergrößerung
  - Augen: Roth's spots (Retinaeinblutungen)

3 Innere Medizin

3.11 Endokarditis [II]

Diagnostik

Anamnese

Ätiologie/Risikofaktoren (Klappenvitien, Klappenersatz, Zahnarztbesuch, Drogenabusus), Klinik

KU

- Vitalparameter: Sättigung, HF, RR, AF, Fieber
- Herzgeräusch, extrakardiale Manifestationen

Labor

- **Infektzeichen:** Leukozytose, CRP, BSG
- **Blutkulturen** (direkter Erregernachweis im Blut, mit Antibiogramm, in 85 % der Fälle positiv): mind. zwei separate Blutkulturpaare (anaerob, aerob), vor Antibiose

Apparativ

TEE zur Beurteilung der Herzklappen: Klappenvegetationen, Klappeninsuffizienz

Duke-Kriterien

- Diagnose gesichert bei Vorliegen von 2 Hauptkriterien **oder** 1 Hauptkriterium + 3 Nebenkriterien **oder** 5 Nebenkriterien
- **Hauptkriterien:**
  - Zwei verschiedene Blutkulturen mit spezifischem Erregernachweis
  - Endokardbeteiligung in **TEE** (TTE nicht empfindlich genug)
- **Nebenkriterien:**
  - Fieber > 38 °C
  - Risikofaktoren: Herzerkrankung, Drogenabusus
  - Mikroembolien
  - Immunkomplexablagerungen (z. B. Osler-Knötchen)
  - Nur eine positive Blutkultur oder kein typischer Erregernachweis in Blutkultur

3 Innere Medizin

3.11 Endokarditis [III]

Therapie

Medikamentös

MERKE

Bereits bei Verdacht kalkulierte antibiotische Therapie i.v. (hohe Letalität!), im Verlauf Anpassung an Antibiogramm

- Alle Nativklappen und Klappenprothesen > 12 Monate nach OP: **Gentamicin** (gramnegative Enterokokken) **plus Amoxicillin** (Enterokokken, Streptokokken) **plus Flucloxacillin** (Staphylokokken) i.v.
- Klappenprothesen < 12 Monate nach OP: Vancomycin (MRSA) plus Gentamicin (gramnegative Enterokokken) plus Rifampicin (Breitband) i.v.
- Behandlungsdauer: Nativklappen für **2–6 Wochen,** Klappenprothesen für mind. 6 Wochen

Operativ

- Durchführung: Entfernung von Vegetationen, Klappenrekonstruktion
- Indikation: bei 50 % aufgrund schwerer Komplikationen indiziert, z. B. bei akuter Herzinsuffizienz, unkontrollierten Embolien, progredienten Vegetationen unter Therapie oder paravalvulärem Abszess (im Abszessbereich keine ausreichende Antibiotikakonzentration)

Weitere Informationen

Cave: bei Vancomycin und Gentamicin regelmäßige Spiegelkontrollen und Dosisanpassungen sowie Kontrolle von Nierenparametern

DD

- Klappenthrombose bei mechanischem Klappenersatz und zu geringfügiger Antikoagulation (Klappeninsuffizienz, TEE)
- Aufgrund Fieber/B-Symptomatik DD Tbc (→ K90), Malignom und rheumatische Erkrankungen

Prognose

Trotz optimaler Therapie Letalität 20–30 % (oft septischer Verlauf)

Endokarditisprophylaxe

- Nur bei Hochrisikopatienten (Z. n. Klappenersatz, Z. n. Endokarditis, angeborener Herzfehler)
- Vor Klappenersatz-OP; immer bei zahnärztlichen Eingriffen; bei Eingriffen in infizierte Lunge, Haut, Gastrointestinaltrakt oder Urogenitaltrakt
- 30–60 min vor Eingriff **Amoxicillin** p. o. oder Ampicillin i. v., alternativ bei Penicillinallergie Clindamycin

3 Innere Medizin

3.12 Anämie [I]

Definition: Abfall der Hb-Konzentration unter die Norm (Frauen < 12 g/dl, Männer < 13 g/dl)

Klinik

- Müdigkeit, Abgeschlagenheit, Schwindel, Kopfschmerzen
- Belastungsdyspnoe (Gewebehypoxie), Herzklopfen (durch kompensatorische Tachykardie)
- Blässe von Haut und Schleimhäuten (v. a. Konjunktiven)

Mikrozytär, hypochrom (MCV ↓, MCH ↓)

Pathophysiologie: Es kann nicht genügend Hämoglobin gebildet werden; normale Erythrozyten-Zahl wird geringfügiger beladen → mikrozytär, hypochrom

1. Eisenmangelanämie

Ursache

- Verminderte Eisenaufnahme: Ernährung (vegan/vegetarisch), Malabsorption (chronisch-entzündliche Darmerkrankung, Zöliakie)
- Eisenverlust durch Blutung: Menstruation, gastrointestinale Blutung, häufiges Blutspenden
- Erhöhter Eisenbedarf: Schwangerschaft, Wachstum
- Häufigste Anämieform, v. a. gebärfähige Frauen

Diagnostik

Klinik: Mundwinkelrhagaden

Labor:

- Ferritin ↓ (beweisend)
- Transferrinsättigung ↓
- sTfR (löslicher Transferrinrezeptor) ↑
- Transferrin ↑

ZUR ERKLÄRUNG

Ferritin ist Speichereisen, Transferrin ist Transporteisen; Ferritin ↓, weil die Eisenspeicher leer sind; Transferrin ↑ wegen des erhöhten Eisenbedarfs; wegen Eisenmangel ist weniger Transferrin mit Eisen beladen, also Transferrinsättigung ↓; löslicher Transferrinrezeptor wird bei Eisenmangel vermehrt exprimiert; bei Eisenmangel und gleichzeitiger Entzündung oder Tumor ist Ferritin nicht aussagekräftig (als Akute-Phase-Protein erhöht), daher muss sTfR bestimmt werden (↑ bei Eisenmangelanämie).

Apparativ: Abklärung Blutverlust (Hämoccult, Endoskopie)

3 Innere Medizin

3.12 Anämie [II]

Mikrozytär, hypochrom (MCV↓, MCH↓) *(Forts.)*

1. Eisenmangelanämie ***(Forts.)***

Therapie

Kausal: Therapie der Grunderkrankung

Symptomatisch:

- Orale Eisensubstitution mit zweiwertigem Eisen (dreiwertiges Eisen wird kaum resorbiert, „ist schwerer"); Vitamin C stoppt Oxidation zu dreiwertigem Eisen und verbessert die Resorption
- Kontrolle 1–2 Wochen nach Therapiebeginn, nach Normalisierung von Hämoglobinwert orale Substitution für 3–6 Monate fortsetzen
- Gastrointestinale NW: Übelkeit, Obstipation, Schwarzfärbung des Stuhls
- Bei i.-v.-Substitution (bei Malabsorption): dreiwertiges Eisen, Gefahr von Thrombophlebitis, Anaphylaxie, Flush

2. Anämie des chronisch Kranken (ACD)

Ursache	• Tumor • Entzündliche Erkrankungen
Diagnostik	Labor: • Ferritin ↑ (Akute-Phase-Protein) • CRP, BSG ↑ Apparativ: Fokus- und Tumorsuche
Therapie	**Kausal**: Therapie der Grunderkrankung

3 Innere Medizin

3.12 Anämie [III]

Mikrozytär, hypochrom (MCV ↓, MCH ↓) *(Forts.)*

3. Thalassämie

Ursache	• Angeborene Störung der Hämoglobinketten-Synthese, autosomal-rezessiv, v. a. bei Herkunft aus Mittelmeerraum • Mikrozytär und hypochrom, da gestörte Hb-Synthese!
Diagnostik	Labor: • Hämolysezeichen (Haptoglobin ↓, LDH ↑, indirektes Bilirubin ↑, Retikulozyten ↑) • Diagnosesicherung durch Hb-Elektrophorese (Nachweis von vermehrten γ- und δ-Globinketten)
Therapie`	**Symptomatisch:** • Erythrozytenkonzentrate alle 3 Wochen • Aufgrund Eisenüberladung durch Transfusion Deferoxamin (Eisenchelatbildner)

Makrozytär, hyperchrom (MCV ↑, MCH ↑)

Pathophysiologie: Es können nicht genügend Erythrozyten gebildet werden; die wenigen Erythrozyten werden überladen → makrozytär, hyperchrom.

1. Folsäuremangel

Ursache	• Mangelernährung: Alkoholabusus (Hauptursache) • Erhöhter Bedarf: Schwangerschaft (verursacht auch Neuralrohrdefekte) • Malabsorption • Medikamenteninduziert: Methotrexat (Folsäureantagonist)
Diagnostik	Klinik: Folsäuremangel verursacht (im Gegensatz zu Vitamin-B_{12}-Mangel) keine neurologische Symptomatik! Labor: • Folsäure ↓, Vitamin B_{12} normal • Ggf. Panzytopenie
Therapie	**Kausal:** Therapie der Grunderkrankung **Symptomatisch:** • Orale Substitution von Folsäure • Supportiv Eisen, Kalium und Vitamin B_{12} bei gesteigertem Bedarf durch erhöhte Erythropoese

3 Innere Medizin

3.12 Anämie [IV]

Makrozytär, hyperchrom (MCV ↑, MCH ↑) *(Forts.)*

2. Vitamin-B_{12}-Mangel

Ursache

- Mangelernährung: Alkohol, Veganer (Vit. B_{12} enthalten in Fleisch, Fisch, Milch, Eiern)
- Erhöhter Bedarf: Schwangerschaft, Fischbandwurmbefall
- Malabsorption: reduzierte Aufnahme von Vitamin B_{12}/Vitamin-B_{12}-Intrinsic-Factor-Komplex im Ileum (Morbus Crohn, Zöliakie, Z. n. Magenresektion)
- Perniziöse Anämie (häufigste Ursache): Antikörper gegen Parietalzellen/Belegzellen und Intrinsic Factor bei Typ-A-Gastritis (Zerstörung von Parietalzellen/Belegzellen führt zu Intrinsic-Factor-Mangel und Achlorhydrie/Mangel an Magensäure mit atrophischer Gastritis)

ZUR ERKLÄRUNG

Vitamin B_{12} wird zusammen mit Intrinsic Factor (aus Parietalzellen/Belegzellen im Magen) im Ileum resorbiert; wichtig für DNA-Synthese (Hämatopoese im Knochenmark, Zellerneuerung im GI-Trakt) und Fettstoffwechsel (Myelinscheiden).

Diagnostik

Klinik:

- Möller-Hunter-Glossitis (Atrophie der Zungenschleimhaut): brennende rote Zunge
- Funikuläre Myelose (Demyelinisierung der Hinterstränge und Pyramidenbahn): distal symmetrisch aufsteigende Hypästhesie, Pallhypästhesie, spinale Ataxie, spastische Parese mit gesteigerten Reflexen und positivem Babinski-Reflex, psychische Symptome (Depression, Wahn); nur bei frühzeitiger Behandlung vollständig reversibel
- Bei Typ-A-Gastritis: Oberbauchschmerzen, Übelkeit

3 Innere Medizin

3.12 Anämie [V]

Makrozytär, hyperchrom (MCV ↑, MCH ↑) *(Forts.)*

2. Vitamin-B_{12}-Mangel *(Forts.)*

Diagnostik *(Forts.)*

Labor:

- Vitamin B_{12} ↓, Folsäure normal
- Ggf. Panzytopenie (DD myelodysplastisches Syndrom, Knochenmarkpunktion)
- Perniziöse Anämie:
  - AK gegen Parietalzellen und Intrinsic Factor
  - Gastroskopie mit Biopsie (atrophische Typ-A-Gastritis)
  - Ggf. Schilling-Test (kein Standard): Gabe von normalem Vitamin B_{12} i. m. zur Sättigung von Leber und Knochenmark, dann Gabe von radioaktiv gekennzeichnetem Vitamin B_{12} und Messung des markierten Vitamin B_{12} im 24-h-Sammelurin:
    1. Test: Wenn Ausscheidung im Urin normal (>5 % der verabreichten Menge): kein Intrinsic-Factor-Mangel und keine Malabsorption
    2. Test: Wenn Ausscheidung im Urin <5 %, Gabe von Intrinsic Factor und erneute Messung; wenn dann Ausscheidung im Urin normal (>5 %): Intrinsic-Factor-Mangel; wenn Ausscheidung im Urin immer noch schlecht (<5 %): Malabsorption im Ileum (z. B. Morbus Crohn)

Therapie

Kausal: Therapie der Grunderkrankung

Symptomatisch:

- Parenterale Substitution von Vitamin B_{12} i. m. oder s. c. (oral wird nur 1% resorbiert)
- Supportiv Eisen, Kalium und Folsäure bei gesteigertem Bedarf durch erhöhte Erythropoese
- Bei Typ-A-Gastritis: gastroskopische Kontrollen da Präkanzerose, Abklärung weiterer Autoimmunerkrankungen (z. B. Hashimoto-Thyreoiditis, Diabetes mellitus Typ 1)

3 Innere Medizin

3.12 Anämie [VI]

Normozytär, normochrom (MCV normal, MCH normal)

1. Akute Blutung

Ursache	Akute Blutung
Diagnostik	Klinik: Tachykardie, Hypotonie und Blutungsanamnese stehen im Vordergrund Labor: Retikulozyten im Verlauf ↑
Therapie	**Kausal**: Therapie der Grunderkrankung

2. Hämolytische Anämie

Diagnostik	Labor: • Retikulozyten im Verlauf ↑ • Hämolysezeichen (Haptoglobin ↓, LDH ↑, indirektes Bilirubin ↑)
Therapie	**Kausal**: Therapie der Grunderkrankung

3. Renale Anämie

Ursache	Nierenerkrankung, Frage nach NSAR-Einnahme
Diagnostik	Labor: • Retikulozyten ↓ • Erythropoetin ↓ • Nierenretentionsparameter (Kreatinin, Harnstoff, Kalium, Cystatin C) erhöht
Therapie	**Symptomatisch:** Gabe von Erythropoetin plus Eisensubstitution

4. Aplastische Anämie

Ursache	• Idiopathisch • Toxisch/medikamentös (Metamizol, Thyreostatika, Zytostatika)
Diagnostik	Labor: • Retikulozyten ↓ • Panzytopenie
Therapie	**Kausal:** Therapie der Grunderkrankung

3 Innere Medizin

3.13 Thrombozytopenie [I]

Definition

- Physiologisch > 150.000 Thrombozyten/µl
- < 100.000 Thrombozyten/µl: verlängerte Blutung bei größeren Verletzungen
- < 50.000 Thrombozyten/µl: verlängerte Blutung bei kleineren Verletzungen, petechiale Blutungen (stecknadelkopfgroß, nicht wegdrückbar)
- < 30.000 Thrombozyten/µl: Spontanblutungen, disseminierte Petechien an Haut und Schleimhäuten

Ätiologie

1. Bildungsstörung

- Verdrängung der Megakaryopoese durch Malignome: Leukämie, Lymphome, Metastasen
- Knochenmarkschädigung durch Zytostatika, Radiatio
- Ineffektive Thrombozytopoese: Vitamin-B_{12}-Mangel (→ K59), Folsäuremangel (→ K58)

2. Vermehrter peripherer Umsatz

Antikörper gegen Thrombozyten

- **Idiopathisch immunthrombozytopenische Purpura (ITP, Morbus Werlhof)**
  - Ausschlussdiagnose, häufigste Ursache der Blutungsneigung bei Kindern
  - **Klinik:** ⅓ asymptomatisch, abhängig von Thrombozytenzahl
  - **Diagnostik:** isolierte Thrombozytopenie, IgG-Antikörper gegen Thrombozyten
  - **Therapie:** bei Symptomen oder Thrombozyten $<30.0000/\mu l$ hochdosiert Glukokortikoide (Unterdrückung der Antikörperbildung), vor OP zum schnellen Anstieg der Thrombozyten Immunglobuline i. v. (werden statt Thrombozyten abgebaut), alternativ Immunsuppressiva (Rituximab), Ultima Ratio Splenektomie; bei lebensbedrohlichen Blutungen Gabe von Thrombozytenkonzentraten plus Glukokortikoide plus Immunglobuline

3 Innere Medizin

3.13 Thrombozytopenie [II]

Ätiologie *(Forts.)*

2. Vermehrter peripherer Umsatz *(Forts.)*

Antikörper gegen Thrombozyten *(Forts.)*

- **Heparininduzierte Thrombozytopenie (HIT):**
  - Häufiger bei unfraktioniertem Heparin als bei niedermolekularem Heparin (Enoxaparin/ Clexane)
  - Vor Heparingabe immer Ausgangswert der Thrombozyten bestimmen
  - 2 Formen: HIT I und HIT 2 (Tabelle umseitig)
- **Sonstige:** autoimmun (systemischer Lupus erythematodes), HIV, posttransfusionelle Purpura durch irreguläre Antikörper

	HIT I (10–20 %)	HIT II (1 %)
Patho-physiologie	Direkte Interaktion (Hemmung der Adenylatzyklase der Thrombozyten), keine AK	Bildung von Autoantikörpern gegen Heparin-Plättchenfaktor-4-Komplex
Klinik	• 1–5 d nach Therapiebeginn • Asymptomatisch • Thrombozytopenie (Abfall um ⅓ vom Ausgangswert, Thrombozyten > 100.000/µl)	• 5–14 d nach Therapiebeginn (bei Z. n. Heparingabe und bereits bestehenden AK sofortige Reaktion) • Thromboembolische Ereignisse • Massive Thrombozytopenie (Abfall um > 50 % des Ausgangswertes, Thrombozyten < 100.000/µl)
Diagnostik	Klinik, Blutbild	Suchtest mit Heparin-Plättchenfaktor-4-Komplex-ELISA, Bestätigungstest mit heparininduziertem Plättchenaggregationstest (HIPA, Kreuztest)
Therapie	• **Heparingabe weiterführen** • Spontane Erhöhung der Thrombozyten in wenigen Tagen	• **Sofortige Therapieumstellung** auf Danaparoid (Heparinoid), Argatroban (direkter Thrombininhibitor) oder Fondaparinux (Faktor-Xa-Hemmer) • **Cave:** keine Gabe von Thrombozytenkonzentraten (führt zu Thromben/„White Clots“) • Allergiepass ausstellen

3 Innere Medizin

3.13 Thrombozytopenie [III]

Ätiologie *(Forts.)*

Nichtimmunologische Mechanismen

- **Hämolytisch-urämisches Syndrom (HUS):** im Kindesalter nach EHEC- oder Shigellen-Gastritis (Shigatoxin), führt zu postinfektiöser Erkrankung der Gefäßendothelzellen; verursacht hämolytische Anämie, Plättchenthromben, Thrombozytopenie und akutes Nierenversagen mit Urämie; Nachweis von Fragmentozyten, Kreatinin erhöht; Therapie ist Plasmaaustausch mit FFP (Elimination der Toxine)
- **Thrombotisch-thrombozytopenische Purpura (TTP):** Mangel an Metalloprotease ADAMTS-13 (angeboren oder erworben durch Antikörper), führt zur Bildung großer Von-Willebrand-Faktor-Moleküle; verursacht hämolytische Anämie, Plättchenthromben, Thrombozytopenie und zentralnervöse Symptome; Nachweis von Fragmentozyten; Therapie ist Plasmaaustausch mit FFP und Gabe von Immunsuppressiva (erworben) oder von Metalloprotease (angeboren)

- Disseminierte intravasale Gerinnung (DIC)
- Splenomegalie
- Mechanische Zerstörung durch Herzklappen
- **Pseudothrombozytopenie:** Agglutination von Thrombozyten im EDTA-Röhrchen; zur Abgrenzung von tatsächlicher Thrombozytopenie Bestimmung der Thrombozyten im Citrat- oder Heparin-Blut

3 Innere Medizin

3.14 HIV/AIDS [I]

Definition

Infektion mit dem humanen Immundefizienz-Virus (HIV); durch Befall und Zerstörung der CD4-positiven Immunzellen kommt es zu Immunschwäche, opportunistischen Infektionen und Malignomen

Ätiologie

- **Erreger:** humanes Immundefizienz-Virus (HIV), RNA-Virus, Vorkommen v. a. in Südafrika
- **Übertragung:** sexuell (am häufigsten), parenteral (Blutkonserven, Drogen), vertikal (Mutter auf Kind bei Schwangerschaft, Geburt, Stillen)
- **Infektiosität:** korreliert mit Viruslast, höchste Infektiosität in den ersten Monaten nach Infektion und im AIDS-Stadium

Klinik

- **Inkubationszeit:** 1–3 Monate (AK nach 2–10 Wochen nachweisbar), Latenz bis AIDS ca. 10 J.
- **Stadium A:** akute Infektion (Grippesymptome), Lymphadenopathie oder (asymptomatischer) Leistungsabfall über Monate bis Jahre
- **Stadium B: Nicht-AIDS-definierende Erkrankungen** (B-Symptomatik, Mundsoor [abstreifbar], chronische Diarrhö, orale Haarleukoplakie [nicht abstreifbar], Herpes-Zoster-Infektion)
- **Stadium C: AIDS-definierende Erkrankungen** (in 70 % Erstmanifestation durch *Pneumocystis-jirovecii*-Pneumonie, zerebrale Toxoplasmose [häufigste ZNS-Manifestation], *Candida*-Ösophagitis, kutanes sowie viszerales Kaposi-Sarkom, Non-Hodgkin-Lymphome)

Diagnostik

Anamnese

Ätiologie/Risikofaktoren (Herkunft, Transfusionen, Sexualanamnese), Klinik

KU

- B-Symptomatik
- Inspektion und Palpation von Lymphknoten, Inspektion von Mund/Rachen, Inspektion der Haut (Herpes-Zoster-Infektion, Kaposi-Sarkom), Auskultation der Lunge
- Neurologische Untersuchung

3 Innere Medizin

3.14 HIV/AIDS [II]

Diagnostik *(Forts.)*

Labor

- **HIV-Test:** kein HIV-Test ohne Zustimmung des Patienten!
  - **Suchtest mit ELISA:** um möglichst alle Infizierten zu erfassen (hohe Sensitivität, auch einige falsch als krank erkannte Gesunde dabei)
  - **Bestätigungstest mit Western Blot:** um möglichst alle tatsächlich Infizierten zu erfassen (hohe Spezifität, alle miterfassten Gesunden aus Suchtest werden ausgeschlossen)
- **Relevante Laborparameter:** CD4-Zellzahl; Viruslast mittels PCR; Kontrolle alle 3 Monate, zur Verlaufs- und Therapiekontrolle, hat therapeutische Konsequenz

Therapie

- Früher HAART, neuer Begriff **cART**
- **Indikation:**
  - Symptomatische HIV-Infektion
  - Asymptomatische HIV-Infektion mit CD4-Zellzahl < 350/µl
  - Asymptomatische HIV-Infektion mit Zusatzkriterien (z. B. hohe Viruslast, rascher Abfall der CD4-Zellzahl, Schwangerschaft)

- **Ziel:** Senkung der Viruslast unter Nachweisgrenze, Verbesserung des Immunstatus, Reduktion des Übertragungsrisikos
- **Wirkstoffe und Therapieprinzip:**
  - NRTI: hemmen virale reverse Transkriptase, NW: Knochenmarksuppression, Lipodystrophiesyndrom
  - NNRTI: hemmen virale reverse Transkriptase
  - PI: hemmen virale Protease
  - Um Resistenzen zu vermeiden, Kombination aus mind. 3 Substanzen: **2 NRTI** (z. B. Lamivudin, Zidovudin, Abacavir) + **1 NNRTI** (z. B. Efavirenz) **oder 2 NRTI** (z. B. Lamivudin, Zidovudin, Abacavir) + **1 PI** (z. B. Lopinavir)

Weitere Informationen

- **Prognose:** fast normale Lebenserwartung unter cART
- **Prävention:** antiretrovirale Therapie für Infizierte, Safer Sex, Postexpositionsprophylaxe (bei Stichverletzung oder ungeschütztem Geschlechtsverkehr mit Infiziertem cART für 1 Monat)
- **Nichtnamentliche Meldepflicht** bei Erregernachweis an RKI

MERKE

CDC-Stadien berücksichtigen die klinischen Stadien (A, B, C) in Kombination mit der CD4-Zellzahl. Patienten werden dem schlechtesten Stadium für immer zugeordnet. Prognostisch relevant.

3 Innere Medizin

3.15 Multiples Myelom [I]

Definition

B-Zell-Non-Hodgkin-Lymphom mit diffuser Infiltration des Knochenmarks, v. a. Männer zwischen 50–70 J.

Ätiologie

- Monoklonale Plasmazellvermehrung im Knochenmark mit ungehemmter Bildung von Immunglobulinen bzw. von freien Leichtketten von Immunglobulinen
- IgG > IgA > freie Leichtketten

Klinik

- **B-Symptomatik, keine Lymphknotenschwellung!**
- **Osteolysen:** Knochenschmerzen v. a. BWS und LWS, pathologische Frakturen, Hyperkalzämie (Muskelschwäche/Paresen, Herzrhythmusstörungen, Nierenschädigung)
- **Verdrängung der Blutbildung** (Panzytopenie): Anämie, Infektneigung, petechiale Blutungen
- **Antikörpermangelsyndrom** (nicht funktionsfähige monoklonale AK, verminderte Produktion der restlichen Immunglobuline): erhöhte Infektneigung, v. a. bakterielle Infektionen
- **Nierenschädigung:** schäumender Urin (durch freie Leichtketten im Urin = Bence-Jones-Proteinurie), Nierenschädigung durch Nephrokalzinose (Hyperkalzämie durch Knochenabbau), Myelomniere/Cast-Nephropathie (Leichtketten verstopfen Tubuli), Leichtkettenerkrankung (Leichtketten schädigen Glomeruli), Leichtketten-(AL)-Amyloidose (Leichtkettenablagerung)

3 Innere Medizin

3.15 Multiples Myelom [II]

Diagnostik

Anamnese: Ätiologie/Risikofaktoren, Klinik

KU

- Inspektion: AZ/EZ (Gewichtsverlust), Blässe, Petechien, Hämatome
- Druck- oder Klopfschmerz über Wirbelsäule (ggf. pathologische Fraktur)
- Neurologische Untersuchung (ggf. Muskelschwäche/Paresen durch Hyperkalzämie)

Labor

- **Blut:** Panzytopenie, Hyperkalzämie, β-2-Mikroglobulin ↑, BSG ↑ (Sturzsenkung), Nierenretentionsparameter ↑
- **Urin:** Ausscheidung von monoklonalen Immunglobulinen oder Bence-Jones-Proteinurie (Leichtketten)
- **Immunelektrophorese im Serum (quantitativ):** Gammopathie mit M-Gradient (Immunglobuline verursachen neben physiologischem Albumin-Peak einen zweiten Peak im Bereich der Gammaglobuline); **Cave:** Leichtketten verursachen keinen M-Gradienten (Ausscheidung über Urin als Bence-Jones-Proteine)

- **Immunfixation im Serum (qualitativ):** Nachweis der Monoklonalität der Immunglobuline
- Bei fehlendem M-Gradienten: quantitativer Nachweis von Leichtketten im Urin (**Immunelektrophorese im Urin**), qualitativer Nachweis von Leichtketten im Urin (**Immunfixation im Urin**)
- **Knochenmarkpunktion:** Plasmazellinfiltration

MERKE

Freie Leichtketten sind im Blut schwer nachweisbar, da Ausscheidung über Urin erfolgt!

Apparativ

- **Bildgebung:** Nachweis von Osteolysen (z. B. Schrotschussschädel)
- Röntgen nach Pariser Schema (Körperachse mit Schädel seitlich, Wirbelsäule seitlich und Becken plus Extremitäten mit Humerus und Femur) oder Low-Dose-Ganzkörper-CT (sensitiver/empfindlicher)
- Keine Szintigrafie (weist vermehrt osteoblastische Aktivität nach, hier aber Knochenabbau)

MERKE

Diagnostische Kriterien: Multiples Myelom gilt als gesichert, wenn alle drei Kriterien vorliegen:
- Endorganschäden (CRAB-Kriterien): **C**alcium erhöht/Hyperkalzämie, **r**enale Insuffizienz, **A**nämie, „**B**one Lesions“/Osteolysen
- > 10 % Plasmazellen im Knochenmarkausstrich
- Monoklonale Immunglobuline oder freie Leichtketten im Serum bzw. Urin

3 Innere Medizin

3.15 Multiples Myelom [III]

Therapie

- **Asymptomatische Patienten:** „Watch and wait"
- **Symptomatische Patienten < 75 J. und in gutem AZ:**
  1. Induktionstherapie mit Dexamethason plus Doxorubicin plus Bortezomib
  2. Mobilisation der Stammzellen ins periphere Blut mit Filgrastim (G-CSF/Immunstimulans)
  3. Entnahme von eigenen Stammzellen
  4. Hochdosis-Chemotherapie mit Melphalan und Ganzkörperbestrahlung
  5. Autologe Stammzelltransplantation
  6. Erhaltungstherapie mit Bortezomib oder Lenalidomid (**Cave:** Lenalidomid ist teratogen und verursacht beim Kind Phokomelie/Robbengliedrigkeit, daher immer gleichzeitig Kontrazeption!)
- **Symptomatische Patienten > 75 J. und in schlechtem AZ:** Thalidomid (Contergan®) oder Lenalidomid oder Bortezomib plus Melphalan plus Dexamethason

Supportiv

- **Osteolysen/Knochenschmerzen:** Bisphosphonate, Bestrahlung (remineralisiert Knochen), Analgesie
- **Panzytopenie:** Erythrozytenkonzentrate oder Erythropoetin, Thrombozytenkonzentrate, G-CSF, Impfprophylaxe (Influenza, Pneumokokken)
- **Niere:** Flüssigkeit (zum Ausspülen von Kalzium und Leichtketten)
- **Hyperkalzämie:** Glukokortikoide (Vitamin-D-Antagonismus), Bisphosphonate (hemmen Osteoklasten), Kalzitonin (hemmt Osteoklasten), ggf. forcierte Diurese mit Furosemid

3 Innere Medizin

3.15 Multiples Myelom [IV]

Weitere Informationen

Stadieneinteilung

- **Stadieneinteilung nach Durie und Salmon**
  - Abschätzung der Tumormasse (Stadium I–III): Blut (Höhe von Hb- und Kalziumwerten), Urin (Konzentration monoklonaler Immunglobuline), Röntgen (Anzahl der Osteolysen)
  - Prognose (zusätzlich A oder B): nach Nierenfunktion (Kreatinin < oder > 2 mg/dl)
- **Stadieneinteilung nach ISS (International Staging System)**
  - Erhöhtes β-2-Mikroglobulin (korreliert mit Tumormasse)
  - Erniedrigtes Albumin (Verlust über Niere bei Nierenschaden)

DD

- **Monoklonale Gammopathie unklarer Signifikanz (MGUS):** monoklonale Immunglobuline im Serum, aber keine klinischen Symptome; geht multiplem Myelom voraus
- **Morbus Waldenström/Immunozytom:** monoklonale Immunglobuline vom IgM-Typ (Makroglobulinämie, da sehr groß, weil Pentamer), zusätzlich Symptome wie Hyperviskosität und Kryoglobulinämie mit Hämolyse (Kälteagglutinine)
- AML (→ K71)
- CML (→ K76)

Prognose

Sehr variabel (Monate bis >10 J.), ungünstige Prognosefaktoren sind hohes ISS-Stadium (β-2-Mikroglobulin ↑, Albumin ↓) und hohes Alter

3 Innere Medizin

3.16 Akute myeloische Leukämie (AML) [I]

Definition: Entartung der myeloischen Zellreihe mit Freisetzung von unreifen, nicht funktionstüchtigen Zellen (Blasten) aus dem Knochenmark in das periphere Blut

Ätiologie

Erwachsene >70 Lj. (A**M**L: M wie „**m**ature“), Risikofaktoren: Benzol (Steinkohle, Erdöl), ionisierende Strahlung, Trisomie 21

Klinik

- **B-Symptomatik**
- **Knochenmarkinfiltration:** Anämie (Müdigkeit, Dyspnoe, Blässe), Thrombozytopenie (Petechien, Hämatome, Nasenbluten), funktionslose Leukozyten (bakterielle und mykotische Infekte mit Fieber)
- **Extramedulläre Blutbildung:** Hepatosplenomegalie
- **Organinfiltration:** wie bei ALL möglich, aber seltener (→ K73)

Diagnostik

Anamnese: Ätiologie/Risikofaktoren, Klinik

KU

- **Inspektion:** AZ/EZ (Gewichtsverlust), Blässe, Petechien (nicht wegdrückbar), Hämatome
- **Palpation:** Hepatosplenomegalie
- **Fiebermessung bei V. a. Infekt**

Labor

- **Differenzialblutbild:** Leukozyten (v. a. Granulozyten) normal, erhöht oder erniedrigt, Thrombopenie, Anämie
- **Erhöhter Zellzerfall:** erhöhte LDH und Harnsäure
- **Peripherer Blutausstrich:** Nachweis von Blasten, Hiatus leucaemicus (Blasten und reife Zellstufen ohne Zwischenstufen im Blut), Auer-Stäbchen (Granulaaggregate als Ausdruck einer gestörten Granulozytenreifung)
- **Zytochemie im Blut:** Nachweis von Myeloperoxidase
- **Knochenmarkpunktion** (Aspirationszytologie; bei starker Infiltration des Knochenmarks Stanzbiopsie, da meist Punctio sicca/nicht ausreichend Zellen):
  - Histologie: hyperzelluläres monomorphes Knochenmark mit > 20 % Blasten
  - u. a. auch Durchführung von Zytologie (Zellmorphologie), Zytogenetik (Chromosomenzahl, Translokationen) und Molekulargenetik (Genmutationen)
- **Liquorpunktion** (nur bei ZNS-Symptomatik): Frage nach Blasten im Liquor

Apparativ: Abdomen-Sono: Hepatosplenomegalie

3 Innere Medizin

3.16 Akute myeloische Leukämie (AML) [II]

Therapie

Ziel: komplette Remission (Normalisierung des Blutbildes und <5 % Blasten im Knochenmark)

1. **Induktionstherapie** (aggressive Polychemotherapie zur Zerstörung aller Leukämiezellen, Erreichen der kompletten Remission; fünf Wochen): Anthrazyklin (Daunorubicin) plus Cytarabin
2. **Konsolidierungstherapie** (Vernichtung übriggebliebener Leukämiezellen durch andere Zytostatikakombination, Remissionserhaltung): Cytarabin; allogene Stammzelltransplantation bei Hochrisikopatienten
3. **Ggf. Reinduktionstherapie** (Wiederholung der Induktionstherapie bei Nichterreichen der kompletten Remission)
4. **Erhaltungstherapie** (mildere Polychemotherapie zur Sicherung der kompletten Remission ohne erfolgte Stammzelltransplantation; Monate bis Jahre): Cytarabin

Supportive Therapie

(→ K75)

Weitere Informationen

Komplikationen

Leukostase: Leukozyten >100.000/µl verursachen Mikrozirkulationsstörungen, v.a. in Gehirn und Lunge, somit pneumonische Infiltrate mit respiratorischer Insuffizienz, neurologische Ausfälle und Thromboembolien, Therapie: systemische Chemotherapie und Leukapherese

Prognose

5-JÜR 10–60 %

Hochrisikopatienten

>60 Lj., Leukozyten >100.000 (Leukostase), >3 Chromosomenaberrationen

Akute Promyelozytenleukämie

- Unterform der AML
- Erhöhte Blutungsneigung durch Gerinnungsstörungen (Verbrauchskoagulopathie, Hyperfibrinolyse) und Thrombopenie
- **Ausschluss dieser Unterform vor Therapiebeginn der AML** (nur diese AML-Form erhält ein anderes Therapiekonzept): Ausdifferenzierung der Promyelozytenvorstufen durch All-trans-Retinsäure (ATRA) und Arsentrioxid (Nebenwirkung Differenzierungssyndrom: Ödeme, Ergüsse, Lungeninfiltrate, Fieber; Therapie: Cortison)
- Sehr hohe Remissionsraten, daher günstigste Unterform der AML

3 Innere Medizin

3.17 Akute lymphatische Leukämie (ALL) [I]

Definition

Entartung der lymphatischen Zellreihe mit Freisetzung von unreifen, nicht funktionstüchtigen Zellen (Blasten) aus dem Knochenmark in das periphere Blut

Ätiologie

Kinder < 5 Lj. (A**L**L: L wie „**l**ittle"), häufigste maligne Neoplasie im Kindesalter, Risikofaktor: Trisomie 21

Klinik

- **B-Symptomatik**
- **Knochenmarkinfiltration:** Anämie (Müdigkeit, Dyspnoe, Blässe), Thrombozytopenie (Petechien, Hämatome, Nasenbluten), funktionslose Leukozyten (bakterielle und mykotische Infekte mit Fieber)
- **Extramedulläre Blutbildung:** Hepatosplenomegalie
- **Organinfiltration:** indolente Lymphknotenschwellung, Meningeosis leucaemica (meningitisches Bild mit neurologischen Symptomen), Knochenschmerzen (Kinder verweigern Laufen, wollen getragen werden), Thymusinfiltration (inspiratorischer Stridor, Dyspnoe)

Diagnostik

Anamnese

Ätiologie/Risikofaktoren, Klinik

KU

- **Inspektion:** AZ/EZ (Gewichtsverlust), Blässe, Petechien (nicht wegdrückbar), Hämatome
- **Palpation:** Hepatosplenomegalie, indolente LK-Schwellung
- **Neurologische Untersuchung:** ggf. Nackensteifigkeit mit fokal-neurologischen Ausfällen
- **Fiebermessung bei V. a. Infekt**

Labor

- **Differenzialblutbild:** Leukozyten (v. a. Lymphozyten) normal, erhöht oder erniedrigt, Thrombopenie, Anämie
- **Erhöhter Zellzerfall:** erhöhte LDH und Harnsäure
- **Peripherer Blutausstrich:** Nachweis von Blasten, Hiatus leucaemicus (Blasten und reife Zellstufen ohne Zwischenstufen im Blut)

3 Innere Medizin

3.17 Akute lymphatische Leukämie (ALL) [II]

Diagnostik *(Forts.)*

- **Knochenmarkpunktion** (Aspirationszytologie; bei starker Infiltration des Knochenmarks Stanzbiopsie, da meist Punctio sicca/nicht ausreichend Zellen):
  - Histologie: hyperzelluläres monomorphes Knochenmark mit > 25 % Blasten
  - u. a. auch Durchführung von Zytologie (Zellmorphologie), Zytogenetik (Chromosomenzahl, Translokationen), Molekulargenetik (Genmutationen) und Immunhistochemie (B-Zellen [CD20 +], T-Zellen [CD4 +, CD8 +])
- **Liquorpunktion (immer bei ALL):** Frage nach Blasten im Liquor

Apparativ

- **Rö-Thorax:** Mediastinalverbreiterung (Thymusinfiltration)
- **Abdomen- und Lymphknoten-Sono:** Hepatosplenomegalie, Lymphadenopathie

Therapie

Ziel: komplette Remission (Normalisierung des Blutbildes und <5 % Blasten im Knochenmark)

1. **Vorphase-Therapie** (hohe Leukämiezellzahl schonend reduzieren; Prophylaxe eines Tumorlyse-Syndroms [→ K75]; 1 Woche): Dexamethason plus Cyclophosphamid
2. **Induktionstherapie** (aggressive Polychemotherapie zur Zerstörung aller Leukämiezellen, Erreichen der kompletten Remission; 5 Wochen): Anthrazyklin (Daunorubicin), Vincristin; bei Philadelphia-Translokation Imatinib (→ K76); bei B-ALL Rituximab
   Zusätzlich ZNS-Prophylaxe: Methotrexat intrathekal, zusätzlich Schädelbestrahlung bei >1 Lj.
3. **Konsolidierungstherapie** (Vernichtung übriggebliebener Leukämiezellen durch andere Zytostatikakombination, Remissionserhaltung): Methotrexat, Cytarabin; allogene Stammzelltransplantation bei Hochrisikopatienten
4. **Ggf. Reinduktionstherapie** (Wiederholung der Induktionstherapie bei Nichterreichen der kompletten Remission)
5. **Erhaltungstherapie** (mildere Polychemotherapie zur Sicherung der kompletten Remission ohne erfolgte Stammzelltransplantation; Monate bis Jahre): Methotrexat, 6-Mercaptopurin

3 Innere Medizin

3.17 Akute lymphatische Leukämie (ALL) [III]

Therapie *(Forts.)*

Supportive Therapie

Infektprophylaxe

- Hygiene, Umkehrisolation
- Amphotericin-B-Lutschtabletten (Soorprophylaxe)
- Bei V. a. bakteriellen Infekt oder neutropenes Fieber (Fieber plus Neutrophile < 500/μl auch ohne Infektfokus) Breitbandantibiotika (Piperacillin/Tazobactam i. v.) plus G-CSF (Filgrastim)
- Bei Lymphozytopenie Cotrimoxazol (Prophylaxe *Pneumocystis jirovecii*-Pneumonie)
- Bei Herpes simplex in Vorgeschichte Aciclovir (Prophylaxe Herpes simplex)

Antiemetika bei Chemotherapie

Ondansetron (Serotoninblocker), Aprepitant (Neurokinin-1-Blocker), Dexamethason

Weitere Informationen

Komplikationen

Tumorlyse-Syndrom (rascher Zerfall von Tumorzellen führt zu akutem Nierenversagen mit Hyperkaliämie und Hyperurikämie; Therapie: Flüssigkeit, Allopurinol, Rasburicase)

Prognose

5-JÜR bei Kindern ca. 80 %

Hochrisikopatienten

<1 Lj. oder Erwachsene, Leukozyten >30.000/µl, ZNS-Befall, T-ALL, Philadelphia-Translokation (→ K76)

3 Innere Medizin

3.18 Chronische myeloische Leukämie (CML) [I]

Definition

Maligne Neoplasie einer myeloischen Knochenmarkstammzelle mit erhaltener Differenzierungsfähigkeit; ungehemmte Proliferation funktionsfähiger myeloischer Zellen (v. a. Granulozyten); stadienhafter Verlauf

Ätiologie

- Männer > 60 Lj.
- Risikofaktoren: Benzol (Steinkohle, Erdöl), ionisierende Strahlung
- **Philadelphia-Chromosom:**
  - > 90 % bei CML, bei ALL 20 % der Erwachsenen und 5 % der Kinder
  - Pathophysiologie: Translokation zwischen Chromosom 9 (enthält ABL-Gen für Tyrosinkinase) und Chromosom 22 (enthält BCR-Gen als Bruchstelle) in pluripotenter Knochenmarkstammzelle → BCR-ABL-Fusionsgen entsteht auf Chromosom 22 (Philadelphia-Chromosom) → unkontrollierte Tyrosinkinaseaktivität mit gesteigerter Zellteilungsrate und gehemmter Apoptose → massive Proliferation funktionsfähiger Granulozyten
  - Zytogenetik (FISH): Nachweis der Translokation; Molekulargenetik (PCR): Nachweis des Fusionsgens

Klinik

Drei Phasen (Übergang in nächstes Stadium durch weitere Mutationen):

- **Chronische Phase** (Blasten < 10 % im Knochenmark oder peripheren Blut): bis zu 10 Jahre, anfangs asymptomatisch, Leukozytose, B-Symptomatik, hochgradige Splenomegalie (extramedulläre Blutbildung in Milz), funktionsfähige Granulozyten (keine Infektanfälligkeit, erst spät durch Knochenmarkverdrängung)
- **Akzelerationsphase** (Blasten 10–30 %): 3–12 Monate, stärkere Verdrängung des Knochenmarks: zusätzlich Anämie und Thrombopenie, Leukostase: leukämische Thromben (Herzinfarkt, Milzinfarkt, Zentralvenenthrombose der Retina, Priapismus)
- **Blastenkrise (Blasten > 30 %):** starke Zunahme der Blasten im Knochenmark, Blasten werden ins periphere Blut ausgeschwemmt, etwa ⅔ AML und ⅓ ALL, klinisch akute Leukämie mit Panzytopenie, unbehandelt rasch letal

Diagnostik

Anamnese: Ätiologie/Risikofaktoren, Klinik

KU

- **Inspektion:** AZ/EZ (Gewichtsverlust), Blässe, Petechien (nicht wegdrückbar), Hämatome
- **Palpation:** extrem ausgeprägte Splenomegalie (bis in den Unterbauch tastbar), eher keine Lymphknotenschwellung (C**M**L: M wie **M**ilz!)

3 Innere Medizin

3.18 Chronische myeloische Leukämie (CML) [II]

Diagnostik *(Forts.)*

Labor

- **Differenzialblutbild:** extreme Leukozytose >100.000/µl, Linksverschiebung (v. a. Granulozyten aller Reifestufen bis zu Myeloblasten); Eosinophilie; Basophilie und Blasten im peripheren Blut sprechen für Übergang in Akzelerationsstadium; anfangs meist Thrombozytose und Riesenthrombozyten, später Thrombopenie; Anämie
- **Erhöhter Zellzerfall:** erhöhte LDH und Harnsäure
- **Peripherer Blutausstrich:** viele Granulozyten aller Reifestufen bis zu Myeloblasten
- **Zytochemie im Blut:** verminderte Aktivität der alkalischen Leukozytenphosphatase (DD: erhöht bei allen anderen myeloproliferativen Neoplasien)
- **Zytogenetik aus Blut oder Knochenmark:** Nachweis von Philadelphia-Chromosom und BCR-ABL-Fusionsgen
- **Knochenmarkpunktion** (Aspirationszytologie; bei starker Infiltration des Knochenmarks Stanzbiopsie, da meist Punctio sicca/nicht ausreichend Zellen): Histologie: massiv gesteigerte Granulopoese mit Linksverschiebung (Vermehrung der Granulozytenvorstufen), anfangs auch gesteigerte Megakaryopoese (gesteigerte Thrombozytenproduktion)

Diagnostik *(Forts.)*

Apparativ: **Abdomen-Sono:** Extrem ausgeprägte Splenomegalie

Therapie

- **Normalisierung der Zellzahl:** Hydroxyurea (DNA-Synthese-Stopp)
- **Blockade der Tyrosinkinase:** Imatinib, Nilotinib, Dasatinib
  - In 95 % Normalisierung von Blutbild, Milzgröße und Symptomfreiheit
  - In > 80 % zytogenetische Remission (in PCR keine BCR-ABL-Transkripte mehr nachweisbar, PCR erfolgt zur Therapieverlaufskontrolle)
  - Nilotinib und Dasatinib (neu): verbesserte Wirksamkeit, bei unzureichender Imatinib-Wirksamkeit
- **Wenn therapierefraktär: allogene Stammzelltransplantation**

Weitere Informationen

- **Komplikationen: Leukostase** (➜ K72), Therapie: Leukapherese
- **Prognose:** chronische Phase hat mit Imatinib 5-JÜR von > 90 %
- **Myeloproliferative Neoplasien (MPN):** klonale Proliferation einer oder mehrerer hämatopoetischer Zellreihen der myeloischen Reihe; dazu zählen: CML (v. a. Granulozytenproduktion ↑), Polycythaemia vera (v. a. Erythrozytenproduktion ↑), essenzielle Thrombozythämie (v. a. Thrombozytenproduktion ↑), primäre Myelofibrose (hyperproliferative Phase mit dann zunehmender Knochenmarkfibrose)

3 Innere Medizin

3.19 Chronische lymphatische Leukämie (CLL) [I]

Definition

Niedrig-malignes B-Zell-Non-Hodgkin-Lymphom mit lymphozytärer Leukozytose im Blutbild (daher historisch den Leukämien zugeordnet)

Ätiologie

Männer > 70 Lj., häufigste Leukämieform des Erwachsenen, Risikofaktoren: hohes Alter, positive Familienanamnese, organische Lösungsmittel

Klinik

- Lange asymptomatisch, häufig Zufallsbefund
- B-Symptomatik
- Indolente Lymphknotenschwellung (CLL ist Lymphom, C**L**L: L wie **L**ymphknoten)
- Hepatosplenomegalie (durch extramedulläre Blutbildung und Infiltration)
- Chronischer Juckreiz (durch Zytokinfreisetzung)
- Infektanfälligkeit (durch Überproduktion funktionsloser B-Zellen mit AK-Mangelsyndrom sowie durch Knochenmarkinfiltration mit Verdrängung funktionsfähiger Leukozyten)
- Mikulicz-Syndrom: schmerzlose Schwellung der Tränendrüse und Parotis

Diagnostik

Anamnese

Ätiologie/Risikofaktoren, Klinik

KU

- **Inspektion:** AZ/EZ (Gewichtsverlust), Blässe, Petechien (nicht wegdrückbar), Hämatome
- **Palpation:** indolente Lymphknotenschwellung, Hepatosplenomegalie
- **Ggf. Fiebermessung bei V. a. Infekt**

Labor

- **Differenzialblutbild:** Leukozytose mit Lymphozytose, Granulozytopenie, Thrombopenie, Anämie
- **Peripherer Blutausstrich:** viele kleine reife Lymphozyten, Gumprecht-Kernschatten (Lymphozyten zerplatzen beim Blutausstrich, nicht beweisend)
- **Durchflusszytometrie:** Nachweis B-CLL-Immunphänotyp (CD20 +), Leichtkettenrestriktion (nur Lambda- oder Kappa-Leichtketten, da ein maligner B-Zell-Klon)
- **Immunglobulinbestimmung oder Serumelektrophorese:** erniedrigte Gammabande durch Antikörpermangelsyndrom

3 Innere Medizin

3.19 Chronische lymphatische Leukämie (CLL) [II]

Diagnostik *(Forts.)*

Labor *(Forts.)*

- **Knochenmarkpunktion** (Aspirationszytologie; bei starker Infiltration des Knochenmarks Stanzbiopsie, da meist Punctio sicca/nicht ausreichend Zellen):
  - Histologie: viele kleine reife Lymphozyten > 30 %

Apparativ

Abdomen- und Lymphknoten-Sono: Lymphadenopathie, Hepatosplenomegalie

Therapie

- **Nach Binet-Klassifikation**
  - **Binet A:** Lymphozytose, < 3 vergrößerte LK-Regionen, Hb > 10 mg/dl, Thrombozyten > 100.000/µl, Therapie nur in Einzelfällen
  - **Binet B:** Lymphozytose, > 3 vergrößerte LK-Regionen, Hb > 10 mg/dl, Thrombozyten > 100.000/µl, Therapie nur bei symptomatischen Patienten
  - **Binet C:** Hb < 10 mg/dl und/oder Thrombozyten < 100.000/µl, immer Therapie

MERKE
Nicht kurativ therapierbar, da durch geringe Teilungsraten nicht chemosensibel; nur allogene Stammzelltransplantation als potenziell kurativer Ansatz

- **Medikamentös:** Chemotherapie plus Rituximab (CD20-Antikörper, verbessert Remissionsraten); je fitter der Patient, desto intensiver die Chemotherapie
- **Allogene Stammzelltransplantation:** wenn therapierefraktär, bei Rezidiv oder Richter-Transformation

Weitere Informationen

Komplikationen

Richter-Transformation: Transformation in ein aggressives hochmalignes Non-Hodgkin-Lymphom (Lymphknotenvergrößerung, zunehmende B-Symptomatik, steigendes LDH); Therapie mit aggressiver Chemotherapie

Prognose

- Binet A: Überleben etwa >10 Jahre
- Binet B: Überleben etwa 5 Jahre
- Binet C: Überleben etwa <3 Jahre

3 Innere Medizin

3.20 Morbus Hodgkin, Non-Hodgkin-Lymphome (NHL) [I]

Definition

Historische Einteilung über histologischen Nachweis von Hodgkin-Zellen und Sternberg-Reed-Riesenzellen in Morbus Hodgkin (20 %; B-Zell-Lymphom, v. a. Männer, zwei Altersgipfel: 30 J. und > 65 J.) und NHL (80 %; B-Zell-Lymphom [90 %] oder T-Zell-Lymphom [10 %])

Ätiologie

Unbekannt, **Risikofaktoren:** HIV, EBV, CMV, Zytostatika, Radiatio

Klinik

- **B-Symptomatik:** Fieber > 38 °C, Nachtschweiß, Gewichtsverlust > 10 % in letzten 6 Monaten
- **Lymphknotenschwellung:** LK-Stationen schmerzlos vergrößert und derb verbacken
- **Organinfiltration:** Splenomegalie, Knochenmarkinfiltration mit Panzytopenie (Müdigkeit, Blutung, Infektanfälligkeit)
- Nur bei Morbus Hodgkin (selten, aber typisch): Pel-Ebstein-Fieber (abwechselnd Fieber und dann 3–7 d fieberfreies Intervall), Alkoholschmerz in befallenen LK, v. a. zervikale und mediastinale LK befallen

Diagnostik

Anamnese: Ätiologie/Risikofaktoren, Klinik

KU

- Inspektion: ggf. Hämatome, Petechien (bei Knochenmarkinfiltration)
- Lymphknoten: schmerzlos vergrößert, derb verbacken
- Abdomen: Splenomegalie

Labor

- Panzytopenie (bei KM-Infiltration), BSG ↑, LDH ↑ (↑ Zellumsatz), Virusserologie (EBV, HIV)
- Morbus Hodgkin: häufig absolute Lymphopenie (< 1000/µl), Eosinophilie

Apparativ

- **Sicherung über Lymphknotenexstirpation** (Biopsie oft falsch negativ, also ganzer LK)
  - Morbus Hodgkin: CD30 + mehrkernige Sternberg-Reed-Riesenzellen, einkernige Hodgkin-Zellen (maligne monoklonale B-Lymphozyten)
  - NHL: B-Zell-CD20 +, T-Zell-CD3 +, Histologie entweder aggressiv/hochmaligne (häufig diffuses großzelliges B-Zell-Lymphom) oder indolent/niedrigmaligne (häufig follikuläres Lymphom)
- **Staging nach Ann-Arbor:** Sono Abdomen (Splenomegalie), Sono Lymphknoten und PET-CT Hals/Thorax/Abdomen (Lymphadenopathie), Skelettszintigrafie (Knochenbefall), Knochenmarkbiopsie am Beckenkamm (Knochenmarkinfiltration)

3 Innere Medizin

3.20 Morbus Hodgkin, Non-Hodgkin-Lymphome (NHL) [II]

MERKE

Stadien nach Ann-Arbor:

- **St. I + II = lokaler Befall:** Befall nur einer LK-Region (St. I) bzw. LK-Befall oberhalb ODER unterhalb des Zwerchfells (St. II)
- **St. III + IV = systemischer Befall:** LK-Befall oberhalb UND unterhalb des Zwerchfells (St. III) bzw. disseminiert mit extralymphatischem Befall (St. IV, Milz zählt nicht als extralymphatisch)

Therapie

Morbus Hodgkin

- **Ziel:** immer kurativ (da chemo- und strahlenempfindlich)
- **Therapie nach Ann-Arbor-Stadium:**
  - **Lokaler Befall (St. I + II):** ABVD-Polychemotherapie plus Radiatio „Involved Field“ (Bestrahlung betroffener LK), bei Risikofaktoren (hohe BSG, > 3 LK-Stationen, großer Mediastinaltumor, extranodaler Befall) zusätzlich BEACOPP
  - **Systemischer Befall (St. III + IV):** BEACOPP-Polychemotherapie plus Radiatio von PET-positivem Resttumor, bei alten Patienten ABVD statt BEACOPP

NHL

- **Therapie nach Malignitätsgrad und Ann-Arbor-Stadium:**
  - **Indolent/niedrigmaligne** (langsame Zellteilung, gut strahlenempfindlich, schlecht chemoempfindlich)
    - **Lokaler Befall (St. I + II):** kurativ, Radiatio „Extended Field“ (betroffene und benachbarte LK)
    - **Systemischer Befall (St. III + IV):** palliativ, „Watch and wait“ (bei maligner Transformation Chemotherapie)
  - **Aggressiv/hochmaligne** (schnelle Zellteilung, gut chemoempfindlich, Lebenserwartung ohne Therapie Wochen bis Monate): **alle Stadien (St. I–IV):** prinzipiell kurativ, Polychemotherapie mit R-CHOP, bei extranodalem Befall oder großen LK-Paketen (sog. „Bulks“) Radiatio

Weitere Informationen

Prognose

- 5-JÜR Morbus Hodgkin 80–90 %, NHL 25–75 % (je nach Malignitätsgrad)
- Hohes Risiko für Zweitmalignome wegen kombinierter Radiochemotherapie

DD Lymphadenopathie

- Infektiös: Tbc, Viren (HIV, EBV, CMV), Toxoplasmose
- Nicht infektiös: Morbus Hodgkin/NHL, Metastase/solider Tumor, Sarkoidose/Lupus, CLL/akute Leukämie

3 Innere Medizin

3.21 Asthma bronchiale [I]

Definition

Chronisch-entzündliche Erkrankung der Atemwege mit anfallsartigem Verlauf, reversibler bronchialer Obstruktion, überempfindlichem Bronchialsystem und bronchialer Entzündung

Ätiologie

- **Allergisch/extrinsisch:**
  - Kindesalter, Atopie mit genetischer Disposition (Heuschnupfen, Neurodermitis)
  - IgE-vermittelte allergische Reaktion vom Soforttyp: Mastzelldegranulation und Histaminfreisetzung, zuvor Sensibilisierung (v. a. Pollen, Hausstaubmilben, Tierhaare, Schimmelpilze)
- **Nichtallergisch/intrinsisch:**
  - Patienten > 40 J., v. a. infektiös
  - Analgetikaasthma durch NSAR (hemmen Prostaglandinsynthese, dadurch vermehrte Bildung von bronchokonstriktorischen Leukotrienen)
  - Chemisch-toxisch (Lösungsmittel, Luftschadstoffe wie Ozon, Feinstaub)

Klinik

- **Auslöser:** kalte Luft, körperliche Aktivität, psychisch, Medikamente (ASS, Betablocker)
- **Leitsymptome:** anfallsartige Dyspnoe mit exspiratorischem Stridor und trockenem Husten, v. a. nachts (Bronchien sind nachts enger)

Diagnostik

Anamnese: Ätiologie/Risikofaktoren, Klinik

KU

- Vitalparameter: AF, Sättigung
- Inspektion: vermehrte Atemarbeit, Einsatz der Atemhilfsmuskulatur
- Auskultation: exspiratorischer Stridor, Giemen/Brummen/Pfeifen, verlängertes Exspirium, ggf. abgeschwächtes Atemgeräusch (Lunge kann nicht ausreichend entleert werden bei Überblähung plus Erschöpfung der Atemhilfsmuskulatur, Extremfall ist „silent lung" ohne hörbares Atemgeräusch)
- Perkussion: hypersonorer Klopfschall, tiefstehendes Zwerchfell

Labor

- Allergisches Asthma: Hauttest (Prick-Test oder Intrakutantest), AK im Serum (Gesamt-IgE, spezifische IgE-Antikörper), Eosinophilie, Entzündungsparameter
- BGA: Hypoxämie mit hyperventilationsbedingter respiratorischer Alkalose (pH ↑, pO_2 ↓, pCO_2 ↓)

3 Innere Medizin

3.21 Asthma bronchiale [II]

Apparativ

- **LuFu** (Spirometrie: Messung verschieblicher Atemvolumina; Bodyplethysmografie: Messung nichtverschieblicher Atemvolumina wie Residualvolumen und totale Lungenkapazität, zusätzlich Messung der Resistance)
  - **Obstruktiv: FEV1 ↓** (Atemvolumen, das nach maximaler Inspiration innerhalb der ersten Sekunde mit voller Kraft maximal ausgeatmet werden kann), **Tiffeneau-Index** (FEV1/Vitalkapazität) **< 70 %, Resistance ↑**
  - DD restriktiv: Vitalkapazität ↓, Compliance ↓, Diffusionskapazität ↓
- **Bronchospasmolysetest mit Salbutamol:** Nachweis einer **reversiblen Obstruktion,** reversibel/positiver Test bei Anstieg der FEV1 um mind. 15 % nach Salbutamol-Gabe
- **Metacholin-Provokationstest:** bei unauffälliger LuFu zum Nachweis eines überempfindlichen Bronchialsystems, positiv bei Abfall der FEV1 um mind. 20 % oder Verdopplung der Resistance nach Metacholin-Gabe (Parasympathomimetikum); **Cave:** nur im symptomfreien Intervall, anschließend Gabe von Salbutamol
- **Rö-Thorax:** Zeichen der Lungenüberblähung (Transparenzerhöhung, abgeflachtes Zwerchfell, verbreiterte Interkostalräume/Rippen stehen horizontal, Fassthorax)

MERKE

Allergisches Asthma: Im anfallsfreien Intervall ist die Lungenfunktion oft unauffällig, aber der Metacholin-Provokationstest fällt pathologisch aus!

Therapie

Symptomatisch nach Stufenschema

Prinzip: Eskalation in nächsthöhere Stufe in Abhängigkeit der Anfallskontrolle, bis Anfallsfreiheit erreicht ist, Beurteilung anhand von Eigenmesswerten des Patienten mit Peak-Flow-Meter (misst exspiratorischen Maximalfluss, sinkt als Vorbote eines Anfalls)

- **IMMER** bei Bedarf RABA (kurzwirksame β-2-Sympathomimetika, z. B. Salbutamol)
- **Stufe 1:** keine zusätzliche Medikation
- **Stufe 2:** niedrigdosiert inhalative Glukokortikoide (z. B. Budesonid, Beclometason)
- **Stufe 3:** niedrigdosiert inhalative Glukokortikoide plus LABA (langwirksame β-2-Sympathomimetika, z. B. Formoterol)
- **Stufe 4:** mittel- bis hochdosiert inhalative Glukokortikoide plus LABA
- **Stufe 5:** zusätzlich zu Stufe 4 orale Glukokortikoide (z. B. Prednisolon) in niedrigster, zur Kontrolle notwendiger Dosis

MERKE

Inhalative Glukokortikoide wirken erst nach 1 Woche, daher nicht als Bedarfsmedikation geeignet!

3 Innere Medizin

3.21 Asthma bronchiale [III]

Therapie *(Forts.)*

Akuttherapie im Asthmaanfall

- Sauerstoffgabe von 2–4 l, atemerleichternde Körperposition (aufgestützte Arme, Lippenbremse), RABA (Salbutamol) inhalativ und ggf. zusätzlich i. v., Glukokortikoide i. v. (antiinflammatorisch, nicht inhalativ wegen verzögertem Wirkungseintritt)
- **Status asthmaticus:** vital bedrohlicher Asthmaanfall mit Ortho- und Tachypnoe, Tachykardie und Zyanose, der trotz adäquater Therapie mind. 24 Stunden andauert (Lebensgefahr!)

Weitere Informationen

Komplikationen

Vermehrte Infektneigung, Emphysembildung

DD

- **COPD** (→ K85): Patienten > 40 J., Raucher, schleichender Verlauf, nichtreversible Obstruktion, gutes Ansprechen auf Parasympatholytika (Ipratropiumbromid)
- Lungenembolie (→ K213), Pneumothorax (→ K129), Hyperventilation

NW

- **β-2-Sympathomimetika:** Tremor, Tachykardie, Herzrhythmusstörungen, Hypokaliämie, Hyperglykämie
- **Inhalative Glukokortikoide:** hoher First-Pass-Effekt in Leber, daher wenige systemische NW, verursacht Heiserkeit und Candidose (Mund spülen nach Inhalation), Wachstumshemmung bei Kindern

3 Innere Medizin

3.22 COPD [I]

Definition

- **COPD:** chronische Entzündung der Bronchien durch inhalative Noxen, folglich Parenchymumbau mit **irreversibler Obstruktion und Überblähung (Emphysem)** bis zur respiratorischen Insuffizienz, chronisch progredient
- **Lungenemphysem:** Zerstörung der Lungenarchitektur mit irreversibler Erweiterung und Überblähung der Alveolen mit eingeschränkter Gasaustauschfläche

Ätiologie

- **Rauchen** (90 %)
- Selten α-1-Antitrypsin-Mangel

Klinik

- **Leitsymptom „AHA":** Auswurf (morgens, glasig), Husten und Atemnot
- (Chronische) Hypoxiezeichen: Lippenzyanose, Uhrglasnägel, Trommelschlegelfinger
- Rechtsherzinsuffizienz bei Cor pulmonale: Beinödeme, gestaute Halsvenen

Diagnostik

Anamnese
Ätiologie/Risikofaktoren, Klinik

KU
- Vitalparameter: AF, Sättigung
- Inspektion: Kachexie und vermehrte Atemarbeit mit Einsatz der Atemhilfsmuskulatur, Zyanose, Fassthorax
- Perkussion: **ubiquitär hypersonorer Klopfschall (Überblähung),** tiefstehendes, wenig verschiebliches Zwerchfell (normal um zwei QF verschieblich)
- Auskultation: **exspiratorisches Giemen/Brummen/Pfeifen, verlängertes Exspirium, abgeschwächtes Atemgeräusch** bis hin zur „silent lung“ (bei Emphysem, Erschöpfung, Exazerbation)

Labor
- Entzündungszeichen: Leukozyten, CRP
- BGA: respiratorische Partialinsuffizienz (nur O_2 ↓) oder respiratorische Globalinsuffizienz (O_2 ↓, CO_2 ↑)

3 Innere Medizin

3.22 COPD [II]

Diagnostik *(Forts.)*

Apparativ

- **LuFu** (Spirometrie: Messung verschieblicher Atemvolumina; Bodyplethysmografie: Messung nichtverschieblicher Atemvolumina wie Residualvolumen und totale Lungenkapazität, zusätzlich Messung der Resistance)
  - Lungenfunktion nicht bei Exazerbation!
  - **Obstruktiv: FEV1 ↓** (Atemvolumen, das nach maximaler Inspiration innerhalb der ersten Sekunde mit voller Kraft maximal ausgeatmet werden kann), **Tiffeneau-Index** (FEV1/Vitalkapazität) **< 70 %, Resistance ↑**
  - **Emphysem: Residualvolumen ↑**, Diffusionskapazität (CO) ↓
  - DD restriktiv: Vitalkapazität ↓, Compliance ↓, Diffusionskapazität ↓
- **Rö-Thorax:** Zeichen der Lungenüberblähung (Transparenzerhöhung, abgeflachtes Zwerchfell, verbreiterte Interkostalräume/Rippen stehen horizontal, Fassthorax)

- **Klassifikation nach nationaler Versorgungsleitlinie COPD:** Einteilung nach AHA-Symptomen, stärkstes Symptom ist ausschlaggebend
  - **Leicht:** Atemnot nur bei leichter Belastung, Husten und Auswurf nur morgens
  - **Mittelgradig:** Atemnot bei Belastung, Husten und Auswurf mehrmals täglich
  - **Schwer:** Atemnot in Ruhe, Husten und Auswurf ständig
- **Klassifikation nach GOLD-Leitlinie:**
  - **ABE-Gruppen** (nach Klinik und Anzahl der Exazerbationen pro Jahr, Erhebung durch standardisierte Fragebögen): A = ≤ 1 Exazerbation (ambulant), wenig symptomatisch; B = ≤ 1 Exazerbation (ambulant), stark symptomatisch; E = ≥ 2 Exazerbationen (ambulant) oder ≥ 1 Exazerbation (stationär)
  - **GOLD A–D** (nach Lungenfunktion; veraltet, nicht mehr therapierelevant): Tiffeneau-Index immer < 70 %, GOLD A = FEV1 ≥ 80 %, GOLD B = FEV1 50–79 %, GOLD C = FEV1 30–49 %, GOLD D = FEV1 ≤ 30 %

3 Innere Medizin

3.22 COPD [III]

Therapie

Allgemein

Nikotinkarenz, Impfprophylaxe (Pneumokokken, Influenza, COVID-19), Atemtraining (Lippenbremse erhöht PEEP, verhindert Bronchialkollaps), hochkalorische Ernährung, Sekretmobilisation (Kochsalzinhalation, Klopfmassage)

Symptomatisch nach Stufenschema

- **Wirkstoffgruppen:** kurz- und langwirksame β2-Sympathomimetika SABA (Salbutamol) bzw. LABA (Formoterol), kurz- und langwirksame Anticholinergika SAMA (Ipratropiumbromid) bzw. LAMA (Tiotropiumbromid), inhalative Glukokortikoide ICS (Budesonid)
- **Nach Schweregrad (nationale Versorgungsleitlinie COPD):**
  - **Leicht- bis mittelgradige Symptome:** keine Therapie oder Bedarfsmedikation mit SAMA o. SABA oder Monotherapie mit LAMA o. LABA
  - **Mittelgradige bis schwere Symptome:** Monotherapie mit LAMA o. LABA oder Kombinationstherapie aus LAMA + LABA
  - **Häufige Exazerbationen:** immer LAMA, ggf. eskalieren mit + LABA und + ICS

- **Nach ABE-Gruppen (GOLD-Leitlinie):**
  - **A:** initiale Monotherapie mit LAMA o. LABA, **B:** initiale Kombinationstherapie aus LAMA + LABA, **E:** initiale Kombinationstherapie aus LAMA + LABA
  - Bei häufigen Exazerbationen auf nächsthöhere Stufe eskalieren + ggf. ICS

Akute Exazerbation

- Verschlechterung von „AHA"-Symptomen, ggf. Fieber, schlechter AZ, gelblicher Auswurf → Lebensgefahr!
- Meist infektbedingt, v. a. im Herbst/Winter, häufig Viren, Pneumokokken, *Haemophilus influenzae*
- Therapie: Oberkörperhochlagerung, Sauerstoffgabe (**Cave:** nicht > 2 l/min, da durch chronische Hyperkapnie Sauerstoff als Atemantrieb wirkt), Flüssigkeit i. v., inhalativ SABA oder SAMA, Glukokortikoide i. v. (gegen Schleimhautödem) für 5–14 d, ggf. Amoxicillin/Clavulansäure bei bakterieller Infektion

Weitere Informationen

DD

Asthma bronchiale (→ K82), Lungenkarzinom (→ K219), Lungenembolie (→ K213)

Komplikationen

Pneumothorax (durch Platzen von Bullae, → K129), Cor pulmonale (hypoxisch vermittelte pulmonale Vasokonstriktion [= Euler-Liljestrand-Mechanismus] → pulmonale Hypertonie → Rechtsherzbelastung mit Rechtherzhypertrophie und Rechtsherzinsuffizienz)

3 Innere Medizin

3.23 Pneumonie [I]

Definition

- Lungenentzündung (Alveolarraum und/oder Interstitium), in Industrienationen häufigste zum Tode führende Infektionskrankheit
- Klassifikation nach Entstehungsort:
  - **Community-Acquired Pneumonia (CAP):** ambulant/zu Hause erworben
  - **Hospital-Acquired Pneumonia (HAP):** Symptombeginn 48 h nach stationärer Aufnahme

Ätiologie

- **Ambulant:** Pneumokokken (Erwachsene), Chlamydien und Mykoplasmen (Kinder)
- **Nosokomial:** *Pseudomonas aeruginosa*, Enterokokken, Staphylokokken
- **Immunsupprimierte:** *Pneumocystis jirovecii, Candida, Aspergillus*

Klinik

- **Typische Pneumonie:**
  - Vor allem Lobärpneumonie durch Pneumokokken
  - Plötzlicher Krankheitsbeginn, hohes Fieber, produktiver Husten mit gelblichem Auswurf, Dyspnoe, Tachypnoe

- **Atypische Pneumonie:**
  - Vor allem Chlamydien, Mykoplasmen oder Legionellen, auch Viren (z. B. COVID-19) und Pilze
  - Schleichender Krankheitsbeginn, leichtes Fieber, trockener Husten, oft unauffälliger KU

MERKE

Durch das klinische Erscheinungsbild kann man (zumindest grob) zwischen typischer und atypischer Pneumonie unterscheiden!

Diagnostik

Anamnese: Ätiologie/Risikofaktoren, Klinik

KU

- Vitalparameter: **Fieber,** Sättigungsabfall
- Inspektion: Dyspnoe und Einsatz der Atemhilfsmuskulatur
- Perkussion: hyposonor über Infiltrat
- Auskultation: **feuchte, feinblasige Rasselgeräusche über Infiltrat** während Inspiration

Labor

- Entzündungszeichen: **Leukozytose und CRP-Anstieg** (bei atypischer Form mäßig ausgeprägt)
- BGA: respiratorische Insuffizienz
- **Sputumasservation** (nicht Speichel!): Erregernachweis mit Antibiogramm
- Legionellen-Antigen im Urin (anamnestischer Verdacht: Urlaub mit Hotelaufenthalt/Dusche/Whirlpool)

3 Innere Medizin

3.23 Pneumonie [II]

Diagnostik *(Forts.)*

Apparativ

Rö-Thorax in 2 Ebenen zur Diagnosesicherung:

- Typische Pneumonie: Flächenschatten über betroffenem Lungenlappen **(Lobärpneumonie)** oder konfluierende Fleckenschatten ohne Berücksichtigung anatomischer Grenzen **(Bronchopneumonie)**
- Atypische Pneumonie: retikuläre (netzartige) Verschattungen, oft bipulmonal **(interstitielle Pneumonie)**

Therapie

- **Stationäre Aufnahme nach CRB65-Score:**
  - **C**onfusion (Verwirrtheit), **R**espiratory Rate (Tachypnoe > 30/min), **B**lood Pressure (Hypotonie < 90/60 mmHg), Alter > **65 J.** (je 1 Punkt)
  - Ab 1 Punkt stationäre Aufnahme wegen erhöhter Sterblichkeit
- **Allgemeine Maßnahmen:** körperliche Schonung, Sauerstoff bei Dyspnoe, Antipyretika wie Paracetamol bei Fieber (p. o. oder i. v.)

- **Kalkulierte Antibiotikatherapie für 7–10 Tage:**
  - **Ambulante Pneumonie:** bei ambulanter Behandlung **Amoxicillin p. o.,** ggf. plus Clavulansäure (bei Risikofaktoren), ggf. plus Clarithromycin (bei V. a. atypische Erreger), bei stationärer Behandlung **Ampicillin/Sulbactam i. v.**
  - **Nosokomiale Pneumonie: Ampicillin/Sulbactam i. v.,** ggf. plus Clarithromycin, bei schwerem Verlauf oder bei *Pseudomonas aeruginosa* Piperacillin/Tazobactam oder Meropenem, bei MRSA Vancomycin
  - Aspirationspneumonie: Absaugen, Ceftriaxon plus Clindamycin

MERKE

Nach Erhalt des Antibiogramms muss die Antibiotikatherapie je nach Ergebnis angepasst werden!

Weitere Informationen

Komplikationen

Begleitpleuritis, Begleitpleuraerguss, Pleuraempyem (CT-gesteuerte Drainage), Sepsis, akute respiratorische Insuffizienz (Intensivstation und Beatmungspflicht)

Prävention

Pneumokokkenimpfung (ab 60 J., mit einmaliger Auffrischung, bei Risikopatienten mit COPD alle 5 Jahre auffrischen), Influenzaimpfung (ab 60 J. jährlich)

3 Innere Medizin

3.24 Tuberkulose (Tbc) [I]

Definition und Klinik

- **Primärtuberkulose (Erstinfektion):**
  - **Latent:** kein radiologischer Nachweis, aber positiver indirekter Erregernachweis, keine Klinik
  - **Manifest:** radiologischer Nachweis von Primärkomplex oder kleinen Läsionen, i. d. R. Lungentuberkulose, häufig keine Klinik, ggf. B-Symptomatik, produktiver Husten (ggf. Hämoptysen), Dyspnoe
- **Postprimäre Tuberkulose (exogene Zweitinfektion oder häufiger endogene Reaktivierung einer Erstinfektion, z. B. bei Immunsuppression, nach Monaten oder Jahren):**
  - ¾ **Lungentuberkulose:** Klinik wie manifeste Primärtuberkulose
  - ¼ **extrapulmonal:** durch lymphogene, hämatogene und bronchogene Streuung, kann jedes Organ befallen, z. B. Lymphknoten, Genitaltuberkulose, Hauttuberkulose

Ätiologie

- **Erreger:** *Mycobacterium tuberculosis* (säurefest durch Zellwand aus Wachs und Lipiden, langsames Wachstum, überleben in Makrophagen)
- **Übertragungsweg:** aerogen
- **Inkubationszeit:** 4–8 Wochen
- **Verbreitung:** weltweit, v. a. in Afrika und Asien; etwa 30 % der Weltbevölkerung latent infiziert, manifeste Erkrankung in etwa 10 % der Fälle
- **Risikofaktoren:** Immunsuppression, HIV, Drogenabusus, vorgeschädigte Lunge

3 Innere Medizin

3.24 Tuberkulose (Tbc) [II]

Diagnostik

Anamnese
Ätiologie/Risikofaktoren (Reiseanamnese, Herkunftsland), Klinik

KU
Ggf. abgeschwächtes Atemgeräusch und hyposonorer Klopfschall über Kaverne (Sekundärinfektion)

Labor
- Unspezifische Erhöhung von Entzündungsparametern
- Keine AK (Erreger verstecken sich in Makrophagen), keine Blutkulturen (Erreger kaum anzüchtbar)
- **Indirekte Erregerdiagnostik (Nachweis einer Immunreaktion)**
  - **Tuberkulin-Hauttest nach Mendel-Mantoux:** intrakutane Applikation von zwei Tuberkulineinheiten in Unterarm, Beurteilung von Durchmesser der Induration/Erhabenheit (nicht der Rötung) nach 48–72 h; falsch negativ bei Infektion vor < 6–8 Wochen, Immunsuppression und Sarkoidose; falsch positiv nach BCG-Impfung
  - **Interferon-γ-Test/Quantiferon-Test:** Blut in Röhrchen mit Tuberkulose-Antigenen, bei stattgehabtem Kontakt mit Tuberkulosebakterien produzieren T-Zellen vermehrt Interferon-γ; Vorteile: nicht gestört durch BCG-Impfung, positiv auch bei frischer Infektion < 8 Wochen

- **Direkte Erregerdiagnostik (Nachweis des Erregers) aus allen Körperflüssigkeiten außer Blut (Erreger kaum anzüchtbar):**
  - Entnahme von Material an drei aufeinanderfolgenden Tagen
  - **Mikroskopie in Ziehl-Neelsen-Färbung:** schnell; keine Unterscheidung zwischen unterschiedlichen Spezies der Mykobakterien (z. B. Umweltmykobakterien)
  - **PCR:** schnell, nach durchgemachter Infektion bis 1 Jahr positiv
  - **Kultur:** Goldstandard, braucht etwa 6 Wochen, ermöglicht Antibiogramm und Speziesbestimmung

Apparativ

Rö-Thorax, ggf. CT-Thorax bei unklarem Befund: Bei Primärtuberkulose hiläre Lymphknotenvergrößerung und fleckige Verdichtung, bei Reaktivierung kavernöse Herde im Oberlappen, bei ausgeheilter Tuberkulose verkalkte sternförmige Narbe

3 Innere Medizin

3.24 Tuberkulose (Tbc) [III]

Therapie

- **Indikation:** gesicherter oder hochgradiger Verdacht auf Tuberkulose
- **Isolation:** bei offener Tuberkulose bis zum fehlendem Nachweis im Sputum an drei aufeinanderfolgenden Tagen
- **Sechsfach-Kombinationstherapie für 6 Monate, um Resistenzbildung zu verhindern:** Für 2 Monate 4-fach mit Pyrazinamid, Rifampicin, Ethambutol und Isoniazid, für 4 Monate 2-fach mit Rifampicin und Isoniazid; verlängerte Therapiedauer bis 24 Monate bei Immunsuppression oder multiresistentem Erreger
- **Wirkungen/Nebenwirkungen:**
  - Alle bakterizid außer Ethambutol (wirkt bakteriostatisch)
  - Alle hepatotoxisch außer Ethambutol (verursacht Optikusneuritis)
  - Isoniazid: verursacht PNP (Isoniazid komplexiert Vitamin B_6), Vitamin-B_6-Gabe
  - Rifampicin: CYP-Induktor (schnellerer Abbau von Medikamenten)
  - Pyrazinamid: Hyperurikämie/Gichtanfälle

Weitere Informationen

DD

Sarkoidose: Bei beiden epitheloidzellige Granulome, bei Tbc verkäsend bzw. nekrotisierend im Zentrum, bei Sarkoidose nicht verkäsend plus bihiläre Lymphadenopathie

Sonderformen

- Offene Tuberkulose:
  - Direkter Keimnachweis in Sputum, Magensaft, Urin oder Menstruationsblut (**Cave:** nicht in Brochialsekret)
  - Maßnahmen bei Kontakt mit offener Tbc: Interferon-γ-Test plus Rö-Thorax; bei positivem Befund direkter Erregernachweis im Sputum und CT-Thorax; bei Erregernachweis Sechsfach-Kombinationstherapie; bei keinem Erregernachweis Isoniazid für mind. 3 Monate bei Immunsupprimierten
- Miliartuberkulose: hämatogene Generalisation mit Befall mehrerer Organe bei schlechter Immunlage
- Landouzy-Sepsis: septische Verlaufsform bei schlechter Immunlage

Meldepflicht: Bei Verdacht oder direktem Erregernachweis namentlich

BCG-Impfung: Lebendimpfstoff mit *Mycobacterium bovis*, nicht empfohlen, da wenig wirksam und starke NW

3 Innere Medizin

3.25 Hepatitis B [I]

Definition: Leberentzündung durch Hepatitis-B-Virus (einziges DNA-Virus unter Hepatitis-Viren)

Ätiologie

- **Übertragung:** sexuell (⅔, Südostasien), parenteral (Nadelstiche), während Geburt (zu 90 % chronischer Verlauf)
- **Inkubationszeit:** 1–6 Monate

Klinik

Akuter Verlauf

- ⅔ asymptomatisch
- ⅓ akut mit grippaler Symptomatik, Ikterus, Oberbauchschmerzen, gastrointestinalen Symptomen und Müdigkeit, ggf. extrahepatische Manifestationen (Arthralgie, Myalgie), in 90 % spontane Ausheilung

Chronischer Verlauf

- Definition: HBs-Ag positiv für > 6 Monate
- 5 % aller Infektionen werden chronisch

Diagnostik

Anamnese

Ätiologie/Risikofaktoren (Sexualanamnese, Nadelstichverletzung), Klinik

KU

Ikterus, abdominelle Untersuchung (Leberkapselschmerz)

Labor

- **HBs-Ag:** akute oder chronische Infektion, 2–5 Monate nach Infektion nachweisbar, Nachweis über 6 Monate gilt als chronische Infektion (**Merke:** S wie „Scheibenkleister infiziert“)
- **Anti-HBs-AK:** Serokonversion von HBs-Ag zu Anti-HBs-AK, ausgeheilte Infektion oder nach Impfung (**Merke:** Anti-S wie „superimmun“)
- **HBe-Ag:** Marker für Viruslast (**Merke:** E wie „extrem infiziert“)
- **Anti-HBe-AK:** Serokonversion von HBe-Ag zu Anti-HBe-AK, Ausheilung einer chronischen Infektion (**Merke:** Anti-E wie „Es wird besser“)
- **Anti-HBc-IgG:** chronische oder ausgeheilte Infektion (**Merke:** Anti-G wie „genereller Kontakt“)
- **Anti-HBc-IgM:** akute Infektion (**Merke:** Anti-M wie „mega akut“)
- **HBV-DNA:** direkter Erregernachweis über PCR, Marker für Viruslast
- **Transaminasen und De-Ritis-Quotient:** GOT/GPT < 1 bei akut, > 1 bei chronisch

3 Innere Medizin

3.25 Hepatitis B [II]

Diagnostik *(Forts.)*

Labor *(Forts.)*

Reihenfolge der Laborbestimmungen

I. **Screening-Test auf HBs-Ag und Anti-HBc-Gesamt**
   - **Wenn positiv:** Akute oder chronische Infektion (chronisch, wenn HBs-Ag > 6 Monate); dann Frage nach akut (Anti-HBc-IgM) und Viruslast (HBe-Ag und HBV-DNA) sowie nach Ausmaß der Leberzellschädigung (Transaminasen, De-Ritis-Quotient < 1 bei akut, > 1 bei chronisch)
   - **Wenn negativ:** Keine oder ausgeheilte Infektion; dann Frage nach ausgeheilter Infektion oder Impfung (Anti-HBs-AK), Lebersyntheseparameter (Quick, Albumin)

II. **Abklärung von Koinfektionen (Hepatitis D, Hepatitis C)**

Apparativ

Sono-Abdomen zum Nachweis einer Leberzirrhose

Therapie

Akut

Keine antivirale Therapie wegen hoher Spontanheilungsrate, bei fulminantem Verlauf Lamivudin (Nukleosid-Analogon)

Chronisch

- **Ziel:** Dauerhafte Suppression von HBV-DNA unter Nachweisgrenze, Serokonversion zu Anti-HBs-AK und Anti-HBe-AK
- **Indikation:** Leberzirrhose, hohe Virusreplikation, entzündlicher Befund in Leberbiopsie
- **1. Wahl:** PEG-Interferon-α s. c. 1×/Woche etwa 24–48 Wochen lang;
  KI: Leberzirrhose Child B/C, Schwangerschaft, Depression;
  häufige NW: Grippesymptome, Transaminasenerhöhung
- **Alternativ bei Versagen der Interferontherapie:** Nukleosid-Analoga oral (Lamivudin, Entecavir), Nukleotid-Analoga (Tenofovir);
  NW: gastrointestinal, nephrotoxisch, Resistenzen möglich

3 Innere Medizin

3.25 Hepatitis B [III]

Therapie *(Forts.)*

Impfempfehlung

- **Aktive Impfung** (Totimpfstoff mit inaktiviertem HBs-Ag, dreimalig im 1. Lj.): Titerbestimmung 4–8 Wochen nach Impfung, um Low-/Non-Responder aufzuspüren
  - Ziel-Titer > 100 IE/l
  - Low-Responder bei 10–100 IE/l: erneute Impfung und Titer-Kontrolle
  - Non-Responder < 10 IE/l: Ausschluss einer chronischen Hepatitis B als Ursache, dann erneute Impfung und Titer-Kontrolle
  - Auffrischung bei Personen mit hohem Expositionsrisiko (Klinikpersonal) alle 10 Jahre
- **Postexpositionsprophylaxe**
  - Titer > 100 IE/l oder letzte Impfung vor max. 5 Jahren: keine Maßnahme
  - Titer 10–100 IE/l oder letzte Impfung vor > 5 Jahren: aktive Impfung (Totimpfstoff)
  - Titer < 10 IE/l oder keine Impfung: Simultanimpfung (Totimpfstoff plus Immunglobuline)
  - Babys von infizierten Müttern: postpartale Simultanimpfung des Kindes innerhalb von 12 h nach Geburt, Stillen nach Impfung möglich

Weitere Informationen

Komplikationen

Leberzirrhose (➜ K96; bei 20 % aller chronischen Hepatitiden innerhalb von 10 Jahren), HCC (➜ K242), Koinfektion mit Hepatitis D

DD andere Hepatitisformen

- **Hepatitis A:** fäkal-oral; keine Chronifizierung; symptomatisch
- **Hepatitis E:** fäkal-oral; keine Chronifizierung; symptomatisch
- **Hepatitis C:** parenteral, sexuell, während Geburt; meist Chronifizierung; akut: PEG-Interferon-α 6 Monate; chronisch: direkt antiviral wirksame Substanzen (Genotyp 2, 3: Sofosbuvir + Velpatasvir; Genotyp 1, 4, 5, 6: Sofosbuvir + Ledipasvir; 12 Wochen)
- **Hepatitis D:** nur zusammen mit Hepatitis B (benötigt HBsAg für Replikation); Verstärkung der akuten Hepatitis, erhöhtes Risiko für Leberzirrhose; Therapie der Hepatitis B

3 Innere Medizin

3.26 Leberzirrhose [I]

Definition

Irreversible Zerstörung und fibröse Transformation des Lebergewebes mit Funktionsverlust sowie eingeschränkter Synthese- und Stoffwechselfunktion; Männer häufiger betroffen

Ätiologie

- Ethyltoxisch/Alkohol (am häufigsten)
- Hepatitis B, C, D (am zweithäufigsten)
- Nichtalkoholische Fettlebererkrankung
- Entzündlich: primär biliäre Zirrhose, primär sklerotische Cholangitis
- Stoffwechselerkrankungen: Hämochromatose, Morbus Wilson, α1-Antitrypsin-Mangel

Klinik

- Abgeschlagenheit, Müdigkeit
- **Ikterus:** Sklerenikterus und Hautikterus mit Pruritus
- **Leberhautzeichen:** Lackzunge, Lacklippen, Teleangiektasien, Spider naevi, Caput medusae periumbilikal, Palmar-/Plantarerythem, Weißnägel, Dupuytren-Kontraktur
- **Lebersynthesestörung:**
  - Blutungsneigung (verminderte Bildung der Gerinnungsfaktoren „1972“: IX, X, II und VII)
  - Hepatische Enzephalopathie (verminderter Abbau von Ammoniak zu Harnstoff, damit vermehrter Anfall von Ammoniak im ZNS)
  - Aszites (verminderte Bildung von Albumin)
  - Hormonstörungen (mehr Östrogen, weniger Testosteron): Gynäkomastie, Bauchglatze, Impotenz, Amenorrhö
- **Portale Hypertension** (venöser Rückstau über portokavale Anastomosen): Ösophagus- und Magenfundusvarizen, Caput medusae periumbilikal, Splenomegalie

3 Innere Medizin

3.26 Leberzirrhose [II]

Diagnostik

Anamnese
Ätiologie/Risikofaktoren, Klinik

KU
- **Inspektion:** Ikterus, Leberhautzeichen
- **Abdomen:** knotige, höckerige Leber, Aszites, Splenomegalie
- **Neurologische Untersuchung:** Bewusstseins- und Wesensveränderung (hepatische Enzephalopathie)

Labor
- **Leberparenchymschaden:** Transaminasen ↑, Cholestase (Bilirubin direkt und indirekt, γ-GT und AP ↑), Ammoniak ↑
- **Synthesestörung:** INR ↑/Quick ↓, Gesamteiweiß und Albumin ↓, Cholinesterase ↓
- **Portale Hypertension:** Thrombopenie (vermehrter Abbau in Milz bei Splenomegalie)
- **Hepatitisserologie**
- **CDT (Carbohydrate Deficient Transferrin):** ab Alkoholkonsum von 40–60 g/d über 7 d erhöht, bleibt nach Abstinenz bis zu einem Monat erhöht; bei unklarem Alkoholkonsum

Apparativ

- **Sonografie (Goldstandard):** Leberparenchymveränderung (höckerig, inhomogen, bindegewebige Septierung, rarefizierte intrahepatische Portal- und Lebervenen), Aszites, Splenomegalie
- **Aszitespunktion** (immer Punktion bei Erstdiagnose): Bestimmung von Zellzahl, Eiweiß, Mikrobiologie
  - **DD Transsudat vs. Exsudat:** nach Eiweißgehalt, < 2,5 g/dl Transsudat (hepatisch, kardial), > 2,5 g/dl Exsudat (maligne, entzündlich)
  - **Spontane bakterielle Peritonitis:** bei Granulozyten > 250/µl (Durchwanderung von Darmbakterien)
- Ggf. MRT mit KM: DD bei Leberraumforderungen (V. a. HCC, Lebermetastasen)
- ÖGD: Nachweis von Ösophagus- und Magenfundusvarizen

3 Innere Medizin

3.26 Leberzirrhose [III]

Therapie

- **Bei Hepatitis entsprechende Therapie** (→ K94)
- **Symptomatische Therapie der Komplikationen**
  - Vermeidung lebertoxischer Substanzen (z. B. Alkohol)
  - **Gerinnungsstörung:** Vitamin K
  - **Portale Hypertension:** bei portokavalen Anastomosen: Propranolol zur Blutungsprophylaxe; bei akuter Ösophagusvarizenblutung: i. v. Flüssigkeit, endoskopische Gummibandligatur, Terlipressin (vasokonstriktiv), Vitamin K, PPSB und Erythrozytenkonzentrate
  - **Aszites:** Spironolacton, wenn ausgeprägt zudem Schleifendiuretikum, bei therapierefraktärem Aszites Punktion (nicht > 500 ml/d, Flüssigkeit läuft nach mit hypotoner Kreislaufinstabilität, ggf. Humanalbumin zur Vermeidung eines intravasalen Volumenmangels)
  - **Therapie der spontanen bakteriellen Peritonitis:** Cephalosporine der 3. Generation (Cefotaxim, Ceftriaxon)
  - **Hepatische Enzephalopathie:** Gabe von Lactulose (hemmt ammoniakproduzierende Bakterien im Darm)

- **Hepatorenales Syndrom:** Terlipressin plus Albumin
- **Transjugulärer intrahepatischer portosystemischer Shunt (TIPS):** bei therapieresistenter Ösophagusvarizenblutung, therapierefraktärem Aszites oder hepatorenalem Syndrom; transjugulärer Katheter mit „Anastomosierung“ von V. portae und Lebervene (Umgehung der Leber), senkt portalen Druck über Gewährleistung des venösen Abflusses; KI: Child C (Blutung, Ammoniak), hepatische Enzephalopathie (geringere Eliminierung von Ammoniak)

• **Ultima Ratio:** Lebertransplantation

Weitere Informationen

Komplikationen

Varizenblutung, spontane bakterielle Peritonitis, hepatorenales Syndrom (prärenales Nierenversagen bei Volumenverlust durch Aszites), hepatische Enzephalopathie (Vigilanzminderung, Verwirrtheit, Asterixis/„Flapping Tremor“), HCC (→ K241)

Prognose

Klassifikation nach Child (A–C): beurteilt werden Albumin, Aszites, Bilirubin, Quick und hepatische Enzephalopathie, 1-JÜR Child A normal, Child B ca. 80 %, Child C ca. 30 %

3 Innere Medizin

3.27 Pseudomembranöse Kolitis [I]

Definition

- ***Clostridium difficile:*** häufigster Krankheitserreger von nosokomialen Diarrhöen, grampositives Stäbchen, obligat anaerob, Toxinbildner (Toxin A: enterotoxisch, erhöhte Ausscheidung von Elektrolyten und Flüssigkeit; Toxin B: zytotoxisch, Schädigung der Darmmukosa), Sporenbildner
- **Pseudomembranöse Kolitis:** Maximalform der Clostridien-Infektion, Pseudomembranen auf Darmmukosa (aus Fibrin, Leukozyten und Darmmukosa)

Ätiologie

- **Fäkal-oral** durch Aufnahme von Sporen
- **Häufig nach Antibiotikatherapie:** Antibiotika töten alle anderen Darmbakterien ab, Überwucherung durch *C. difficile,* da Selektionsvorteil durch Resistenz gegen viele Antibiotika; insbesondere durch Clindamycin, Fluorchinolone (Moxifloxacin, Ciprofloxacin) oder Cephalosporine der 3. Generation (Ceftriaxon, Ceftazidim)
- **Risikofaktoren:** Immunsuppression, lange Krankenhausaufenthalte, hohes Alter, PPI (Veränderung der physiologischen Darmflora)

Klinik

- Klinik meist 2–10 Tage nach Beginn einer Antibiotikatherapie
- **Hohes Fieber, Bauchschmerzen, übelriechende Diarrhö** (ggf. blutig), von leichter Diarrhö bis pseudomembranöse Kolitis

Diagnostik

Anamnese: Ätiologie/Risikofaktoren (Antibiotikatherapie), Klinik

KU

- Fieber messen
- Abdominelle Untersuchung: diffuser Druckschmerz, lebhafte Darmgeräusche, DRU mit ggf. Blut am Fingerling

Labor

- Elektrolyte, immer Leukozytose und CRP
- **Toxinnachweis im Stuhl mit ELISA** (am häufigsten Toxin A oder B; *C. difficile* nur schwer anzüchtbar, da obligat anaerob; Unterscheidung zwischen invasiver Infektion mit Toxinbildung und asymptomatischer Infektion)

Apparativ

Ggf. Koloskopie: nur bei unklarer Diarrhö oder fehlendem Erregernachweis (Perforationsgefahr)

3 Innere Medizin

3.27 Pseudomembranöse Kolitis [II]

Therapie

- **Allgemein:** Flüssigkeitssubstitution, Ausgleich von Elektrolytverlusten, Fiebersenkung (Paracetamol), **Absetzen der auslösenden Antibiotikatherapie,** wenn aus klinischer Sicht vertretbar
- **Antibiose:** 1. Wahl **Metronidazol oral oder i. v.,** bei schweren Verläufen **Vancomycin oral** (i. v. unwirksam, da nur sehr geringe Konzentrationen im Kolon erreicht werden), alternativ zu Vancomycin Fidaxomicin oral
- **Isolation** in Einzelzimmer mit eigener Toilette bis 3 d nach Abklingen der Symptome (Sporenausscheidung über Stuhl), unabhängig vom Ergebnis weiterer Stuhlproben
- **Hygienemaßnahmen:** Schutzkittel und Handschuhe, alkoholische Händedesinfektion und anschließend Händewaschen mit Seife (Desinfektionsmittel tötet Sporen nicht ab)

MERKE

Bei infektiöser Genese kein Loperamid (verhindert Erregerausscheidung)!

Weitere Informationen

Komplikationen

- **Toxisches Megakolon:**
  - Definition: akute lebensbedrohliche Dilatation des Dickdarms mit erhöhter Perforationsgefahr
  - Diagnostik: Röntgen-Abdomenübersicht mit stark dilatiertem Kolonrahmen
  - Therapie: initial kausal, spät operativ mit Kolektomie und terminalem Ileostoma, hohe Letalität
- Paralytischer Ileus (→ K192)
- Durchwanderungsperitonitis mit Sepsis

Meldepflicht

Meldepflicht nur bei klinisch schwerem Verlauf

3 Innere Medizin

3.28 Harnwegsinfekt (HWI) [I]

Definition

- **Unterer HWI:** Entzündung von Harnröhre und Harnblase
- **Oberer HWI:** eitrige Entzündung des Nierenbeckens und -parenchyms (Pyelonephritis), meist infolge eines aufsteigenden bakteriellen Infekts aus der Harnblase
- **Unkomplizierter HWI:** Infektion der Harnwege ohne Fehlbildungen oder Risikofaktoren; bei Männern wird ein Harnwegsinfekt immer als kompliziert klassifiziert

Ätiologie

- **Erreger:** Enterobakterien (gramnegative Stäbchen der Darmflora) wie *E. coli* (80 %), *Proteus mirabilis,* Klebsiellen
- **Prädisponierende Faktoren:** Frauen (kurze Harnröhre, Nähe zur Anal- und Genitalregion), Schwangerschaft (Obstruktion der Harnwege durch Uterus, hormonell bedingte Erweiterung der Harnwege), Harnwegsobstruktion (benigne Prostatahyperplasie, Nierensteine), Harnblasenkatheter (Fremdkörper), Diabetes mellitus (Glukosurie), Immunsuppression

Klinik

- **Unterer HWI:** Dysurie (schmerzhaftes Wasserlassen), Pollakisurie (häufiges Ausscheiden kleiner Mengen), ggf. Hämaturie
- **Pyelonephritis:** Fieber, Schüttelfrost, Flankenschmerz/Nierenlagerklopfschmerz plus Klinik des unteren HWI
- Atypisch bei Kindern und älteren Patienten: Bauchschmerzen, Erbrechen, Obstipation (**Cave:** häufig Fehldiagnose)

Diagnostik

Anamnese: Ätiologie/Risikofaktoren, Klinik

KU

- Fieber messen (hoch bei Pyelonephritis und Urosepsis, bei unterem HWI meist nur lokale Beschwerden)
- Abdominelle Untersuchung: ggf. suprapubischer Druckschmerz, Nierenlager abklopfen

Labor

- **Entzündungszeichen:** Leukozytose, CRP erhöht (v. a. bei Pyelonephritis)
- **Nierenretentionsparameter:** Kreatinin, Harnstoff
- **U-Stix und Urinsediment:** Leukozyturie und Hämaturie, Nitrit positiv (**Cave:** Enterokokken produzieren kein Nitrit), Leukozytenzylinder im Sediment bei Pyelonephritis

3 Innere Medizin

3.28 Harnwegsinfekt (HWI) [II]

Diagnostik *(Forts.)*

Labor *(Forts.)*

- **Urinkultur:** Keimnachweis mit Antibiogramm, signifikante Bakteriurie bei > 105 koloniebildenden Einheiten pro ml (Kass-Zahl, weniger gilt als Kontamination), **Cave:** suprapubisch steril gewonnener Katheterurin sollte immer steril sein!
- Bei V. a. Urosepsis (Klinik der Pyelonephritis plus Tachykardie und Hypotonie): Blutkulturen mit Antibiogramm für direkten Erregernachweis

Apparativ

- Indikation: Pyelonephritis bzw. komplizierte Zystitis
- **Sonografie von Harnblase, Harnleitern und Nieren:** Frage nach Harnstau (erweiterte Harnleiter und Nierenbecken), Hinweise auf Pyelonephritis (ödematös vergrößerte Niere, Zunahme der Echogenität)
- Ggf. bei unklarer Genese i.-v.-Urografie mit Kontrastmittel mittels Röntgen, CT oder MRT (Darstellung von Nieren, oberen und unteren Harnabflusswegen, während Kontrastmittel ausgeschieden wird)

Therapie

- Sofortige kalkulierte antibiotische Therapie, Anpassung nach Antibiogramm
- **Unterer HWI:**
  - Indikation: symptomatische Urozystitis, asymptomatische Bakteriurie nur bei Schwangeren
  - Allgemein: **viel Trinken** (spült Harnwege), spasmolytische und analgetische Medikation (Buscopan, Metamizol), Antibiose wird empfohlen, bei Harnwegsobstruktion rasche Wiederherstellung des Urinabflusses (z. B. Steinentfernung)
  - Unkompliziert: **Fosfomycin p. o. einmalig** (in Schwangerschaft Cefuroxim p. o.)
  - Kompliziert (bei Männern immer kompliziert!): **Ciprofloxacin p. o. für 10 d** (gramnegativ)
- **Oberer HWI/Pyelonephritis:**
  - Indikation: jede Pyelonephritis
  - Wie komplizierter unterer HWI: **Ciprofloxacin p. o. oder i. v. für 10 d**
  - Urosepsis: Piperacillin/Tazobactam i. v. (Breitband)

Weitere Informationen

Komplikationen: Pyelonephritis, Urosepsis mit akutem Nierenversagen, chronische Pyelonephritis mit chronischer Niereninsuffizienz, paranephritischer Abszess, Infektsteine/Struvitsteine

3 Innere Medizin

3.29 Akutes Nierenversagen [I]

Definition

Akuter, potenziell reversibler Verlust der Nierenfunktion, mind. 1 der folgenden Kriterien muss zwingend zutreffen:

- Anstieg Serum-Kreatinin um 0,3 mg/dl innerhalb von 48 h
- Anstieg Serum-Kreatinin um das 1,5-Fache innerhalb von 7 d
- Urinausscheidung < 0,5 ml/kg KG/h über 6 h

Ätiologie

Prärenal (ca. 60 %)	Intrarenal (ca. 35 %)	Postrenal (ca. 5 %)
Alle Erkrankungen, die renale Minderperfusion bedingen: • Hypovolämie: Exsikkose, Pankreatitis, Diarrhö, Leberzirrhose mit Aszites • Blutdruckabfall: Schock, Sepsis	Alle Erkrankungen, die die Niere selbst schädigen: • Akute Tubulusnekrose (80 %): toxisch durch KM (Ischämie durch Vasokonstriktion, auf ausreichende Hydrierung achten), Medikamente (NSAR), Rhabdomyolyse (Statine, Trauma) • Glomerulonephritis (immunologisch) • Pyelonephritis (Enterobakterien, v. a. *E. coli*)	Alle Erkrankungen, die eine Abflussbehinderung des Urins bedingen: • Harnsteine, Tumore, Blutkoagel, benigne Prostatahyperplasie • Angeborene Fehlbildungen (z. B. Urethralklappen)

Klinik

- **Leitsymptome: Oligurie** (< 500 ml/d) oder **Anurie** (< 100 ml/d), daher **Überwässerung** (Hypertonie, periphere Ödeme, Lungenödem) und **verminderte Ausscheidung harnpflichtiger Stoffe** (Hyperkaliämie wegen Kaliumretention, metabolische Azidose wegen Protonenretention, Urämie wegen Harnstoffretention)
- Verlauf: Nierenschädigung → 1. anurisches/oligurisches Stadium → 2. polyurisches Stadium (> 2000 ml/d, Glomeruli erholen sich schneller als Tubuli, Wiedereinsetzen der Filtration, aber weiterhin gestörte Rückresorption, daher Elektrolytverlust mit Hypokaliämie) → 3. Regenerationsstadium (Normalisierung der Nierenfunktion)
- Ggf. Flankenschmerzen und Fieber bei postrenaler Genese (Harnstau → Pyelonephritis → Urosepsis)

Diagnostik

Anamnese: Ätiologie/Risikofaktoren (Exsikkose, NSAR, KM-Gabe), Klinik

KU

Urinausscheidung (Bilanzierung), Volumenstatus (Hautturgor, Schleimhäute/Zunge, Blutdruck), periphere Ödeme, Auskultation Lunge (Lungenödem, grobblasige Rasselgeräusche), Perkussion Lunge (Pleuraergüsse, basal gedämpfter Klopfschall), Auskultation Herz (Urämie: Perikarditis mit Perikardreiben), neurolog. Untersuchung (Urämie: Vigilanzminderung), ggf. Flankenschmerz, Fieber

3 Innere Medizin

3.29 Akutes Nierenversagen [II]

Labor

- **Retentionsparameter:** GFR ↓; Kreatinin, Harnstoff, Harnsäure und Cystatin C ↑
- **Elektrolyte:** Kalium ↑, metabolische Azidose (Protonen- und Kaliumretention)
- **Urin:** U-Status (Leukozyten, Erythrozyten, Eiweiß, Nitrit, pH), Urinsediment mit Phasenkontrastmikroskopie (Erythrozytenzylinder bei Glomerulonephritis, Leukozytenzylinder bei Pyelonephritis), Urinbakteriologie mit Antibiogramm
- **Fraktionierte Natriumausscheidung:** DD prärenal vs. renal; bei prärenal verminderte Natriumausscheidung im Urin mit < 1 % (funktionstüchtige Tubuli, bei Volumenmangel kommt es zur Aldosteronausschüttung mit Natrium- und Wasserrückresorption); bei renal vermehrte Natriumausscheidung im Urin mit > 1 % (Tubulusnekrose, Tubuli können Natrium nicht rückresorbieren)
- **Hämatokrit:** ↓ bei Überwässerung, ↑ bei Volumenmangel

Apparativ

Sonografie: Mittel der Wahl zur Diagnostik bei postrenaler Genese, Frage nach Nierengröße, Harnsteinen und Stauung

Therapie

Kausal nach Ätiologie

Prärenal	Intrarenal	Postrenal
• Flüssigkeitssubstitution mit Bilanzierung der Ein- und Ausfuhr (Ziel: positive Bilanz) • Bei Überwässerung Furosemid i.v.	• Absetzen nephrotoxischer Substanzen (NSAR), Dosisanpassung renal eliminierter Pharmaka (z. B. Apixaban) • Bei toxischer Genese ausreichende Hydrierung, ggf. Dialyse • Bei Glomerulonephritis Immunglobuline • Bei Pyelonephritis Ciprofloxacin	Entfernung des Abflusshindernisses

Indikationen zur Akutdialyse: „AEIOU"

Azidose: pH < 7,2; **E**lektrolytentgleisung: Hyperkaliämie > 6,5 mmol/l; **I**ntoxikation mit dialysierbaren Substanzen: Lithium, Methanol, Barbiturate (Dialyse auch unabhängig von Nierenversagen); **O**verload/Überwässerung: Diuretika-refraktäres Lungenödem; **U**rämie: Serum-Harnstoff > 200 mg/dl, symptomatische Urämie (Perikarditis, Enzephalopathie)

Weitere Informationen

Bilanzierung: positive Bilanz = mehr Wasser verbleibt im Körper (Einfuhr > Ausfuhr, indiziert z. B. bei Exsikkose), negative Bilanz = mehr Wasser verlässt den Körper (Einfuhr < Ausfuhr, indiziert z. B. bei Lungenödem), ausgeglichene Bilanz beim Gesunden

3 Innere Medizin

3.30 Chronische Niereninsuffizienz [I]

Definition

Irreversible Abnahme der **exkretorischen** (Regulation von Wasserhaushalt, Elektrolyten, pH und Ausscheidung harnpflichtiger Substanzen) und **inkretorischen** (Renin, Erythropoetin, Kalzitriol) Nierenfunktion

Ätiologie

- **Diabetische Nephropathie** (40 %, häufigster Grund in Deutschland, verursacht Glomerulosklerose)
- Hypertensive Nephropathie (20 %)
- Glomerulonephritis (10 %, häufigster Grund bei jungen Erwachsenen)

Klinik

Überwässerung	• Hypertonie • Periphere Ödeme, Lungenödem, Pleuraergüsse
Urämie (Ansammlung harnpflichtiger Substanzen)	• Urämischer Foetor • Pruritus • Pleuritis, Perikarditis • Enzephalopathie mit Kopfschmerzen, Vigilanzminderung, Krampfanfällen • Übelkeit, Erbrechen
Elektrolyt- und pH-Störung	• Metabolische Azidose (Protonenretention) • Kalium und Phosphat ↑ (beides Retention) • Kalzium ↓ (durch Kalzitriolmangel/Vitamin-D-Mangel)
Endokrine Funktionsstörung	• Renale Anämie: normochrom, normozytär (durch EPO-Mangel) • Renale Osteopathie: durch sekundären Hyperparathyreoidismus (Kalziummangel → Parathormon ↑ → Knochenabbau mit Kalziumfreisetzung → Knochenschmerzen, Muskelschwäche)

3 Innere Medizin

3.30 Chronische Niereninsuffizienz [II]

Diagnostik

Anamnese

Ätiologie/Risikofaktoren (Diabetes mellitus, Hypertonie), Klinik

KU

Urinausscheidung (Bilanzierung), Volumenstatus (Hautturgor, Schleimhäute/Zunge, Blutdruck), periphere Ödeme, Auskultation der Lunge (Lungenödem mit grobblasigen Rasselgeräuschen), Perkussion der Lunge (Pleuraergüsse mit basal gedämpftem Klopfschall), Auskultation Herz (Urämie: Perikarditis mit Perikardreiben), neurologische Untersuchung (Urämie: Vigilanzminderung)

Labor

- **Retentionsparameter:**
  - **GFR ↓:** Primärharn, der in ml pro Minute filtriert wird
    - Normal: 120 ml/min, physiologischer Abfall ab 30 J. um etwa 10 ml/min pro 10 Jahre
    - Stadium 1: > 90 ml/min

  - Stadium 2: 60–90 ml/min
  - Stadium 3: 30–60 ml/min
  - Stadium 4: 15–30 ml/min
  - Stadium 5: < 15 ml/min (terminal und dialysepflichtig)
- **Kreatinin ↑:** Muskelabbauprodukt, indirektes Maß für GFR (da frei filtriert, nicht sezerniert, nicht rückresorbiert), Kreatininanstieg erst bei Abfall der GFR > 50 % des Ausgangswertes (darüber kreatininblinder Bereich, d. h. obwohl GFR bereits eingeschränkt ist, ist Kreatinin noch normal bzw. noch nicht erhöht, weil bei reduzierter GFR Kreatinin doch in gewissem Maße sezerniert wird), falsch hoch bei hoher Muskelmasse und proteinreicher Ernährung, falsch niedrig bei geringer Muskelmasse
- **Harnstoff ↑:** Abbauprodukt von Ammoniak und Proteinen
- **Harnsäure ↑:** Abbauprodukt von Purinbasen
- **Cystatin C ↑:** Protein, das von allen kernhaltigen Zellen gebildet wird; genaueres indirektes Maß für GFR (geringerer blinder Bereich), unabhängig von Muskelmasse, Ernährung und Alter
- **Kreatinin-Clearance ↓:** Plasmavolumen, das pro Minute von einer Substanz bereinigt wird, entspricht näherungsweise der GFR, Abschätzung mittels Cockcroft-Gault-Formel (enthält Kreatinin, Alter, Körpergewicht, Geschlecht), alternativ MDRD-Formel (komplizierter, aber genauer)

3 Innere Medizin

3.30 Chronische Niereninsuffizienz [III]

Diagnostik *(Forts.)*

Labor *(Forts.)*

- Elektrolyte: Kalium und Phosphat ↑, Kalzium ↓
- BGA: metabolische Azidose
- Vitamin D ↓, Parathormon ↑
- Normochrome, normozytäre Anämie, Erythropoetin ↓
- Urinuntersuchung: U-Status, Urinsediment, Urinbakteriologie mit Antibiogramm

Apparativ

Sonografie: DD akut vs. chronisch, bei akut normal große oder vergrößerte Niere, bei chronisch verkleinerte Niere (fibrotischer Umbau, „Schrumpfniere“)

Therapie

- **Aufrechterhaltung der Nierenfunktion:** ausgeglichene Flüssigkeitszufuhr, ca. 2 l/d, ggf. Diuretika (Furosemid auch bei GFR < 30 ml/min wirksam; sequenzielle Nephronblockade bei Diuretikaresistenz aus Furosemid plus HCT, da Thiazide die durch Schleifendiuretika hervorgerufene Natriumrückresorption hemmen), Bilanz sollte sein Einfuhr = Ausfuhr
- **Reduktion von Risikofaktoren:** keine nephrotoxischen Substanzen (NSAR), Blutdruckeinstellung (ACE-Hemmer sind nephroprotektiv)
- **Hyperkaliämie:**
  - Schnell, aber reversibel (bringen Kalium in Zelle): **Glukose-Insulin-Infusion i. v.,** Natriumbicarbonat i. v., β-2-Sympathomimetika inhalativ (Salbutamol)
  - Zellmembranstabilisierung und Schutz vor Herzrhythmusstörungen: **Kalziumglukonat i. v.**
  - Kaliumelimination (eigentliche Therapie): **Furosemid,** Kationenaustauscherharze (Hemmung der Kaliumresorption im Darm), **Dialyse**
- **Renale Anämie:** Erythropoetin i. v.
- **Sekundärer Hyperparathyreoidismus:** Phosphatrestriktion (kein Schmelzkäse oder Nüsse), Phosphatbinder (Kalziumacetat), Vitamin D oral
- **Terminale Niereninsuffizienz im Stadium 5:** Mittel der Wahl Nierentransplantation, Übergangslösung Dialyse

3 Innere Medizin

3.31 Rheumatoide Arthritis [I]

Definition: Meist schubweise verlaufende, chronisch-entzündliche Autoimmunerkrankung unklarer Genese mit Synovitis und progredienter Gelenkdestruktion, Frauen zw. 30 und 50 J.

Ätiologie: Unklar, chronisch-entzündliche Autoimmunerkrankung

Klinik

- Schubweiser Verlauf
- **B-Symptomatik**
- **Symmetrische Polyarthritis** v. a. von **Handgelenk, MCP, PIP,** Vorfuß und HWS mit Schmerz, Schwellung, Schmerzhaftigkeit **in Ruhe und bei Bewegung, Morgensteifigkeit** (> 30 min.)
- Sehnenscheidenentzündung und Bursitis
- Karpaltunnelsyndrom (Kompression des N. medianus im Karpaltunnel durch Synovitis der Sehnenscheiden): nächtliche Parästhesien und Schmerzen der Finger I–III, Thenaratrophie
- Rheumaknoten: indolenter, derber, subkutaner Knoten an druckbelasteten Stellen wie Ellenbogen (nodulärer Entzündungsherd)
- Organmanifestationen: Lunge (ca. 50 %, Pleuritis), Herz (ca. 30 %, Perikarditis, Myokarditis), Augen (Keratoconjunctivitis sicca), Vaskulitis (Raynaud-Syndrom)

Diagnostik

Anamnese
Ätiologie/Risikofaktoren (Familienanamnese), Klinik

KU
- Inspektion: **symmetrische Schwellung von Handgelenk, MCP und PIP,** Rheumaknoten, Rheumahand mit **Schwanenhalsdeformität** (Überstreckung PIP, Beugung DIP), **Knopflochdeformität** (Überstreckung DIP, Beugung PIP) und **ulnarer Deviation der Finger,** Bakerzyste durch Erguss in Kniebeuge, Rheumafuß mit Krallen- und Hammerzehen
- Palpation aller Gelenke im Seitenvergleich: Schmerzen, Überwärmung
- **Gaenslen-Zeichen:** schmerzhafter Händedruck durch Kompression der MCP

Labor
- Entzündungsparameter: Leukozytose, BSG und CRP ↑
- Anämie des chronisch Kranken (hypochrom, mikrozytär, erhöhtes Ferritin als Akute-Phase-Protein)
- Rheumafaktor: Autoantikörper gegen Fc-Einheit des IgG, unspezifisch, im Verlauf der Erkrankung häufig positiv

3 Innere Medizin

3.31 Rheumatoide Arthritis [II]

Diagnostik *(Forts.)*

Labor *(Forts.)*

- **CCP-Antikörper:** IgG-Antikörper gegen das cyclische citrullinierte Peptid, sehr spezifisch für rheumatoide Arthritis und sehr früh im Blut erhöht
- Ausschluss anderer Genese: ANA (Kollagenose), ANCA (Vaskulitis), HLA-B27 (Psoriasisarthritis, Morbus Bechterew, Morbus Reiter, chronisch-entzündliche Darmerkrankung)

Apparativ

- Konventionelles Röntgen beider Hände von dorsopalmar, von Vorfuß und HWS (erst nach 1–2 J. auffällig; Fehlen radiologischer Merkmale schließt eine rheumatoide Arthritis nicht sicher aus!): gelenknahe Osteoporose (Frühzeichen), Subluxationen, Fehlstellungen, Gelenkzerstörung, Ankylose (Gelenkversteifung)
- Sonografie: Gelenkerguss, Pannus (bindegewebige Wucherung der Synovialmembran, die in den Gelenkspalt vorwächst)
- Gelenkpunktion mit anschließender Synovialanalyse: sterile Leukozytose, Ausschluss einer bakteriellen Infektion

Klassifikation nach ACR und EULAR

- Ermöglicht Diagnose bereits in frühen Krankheitsstadien
- Kategorien: Gelenkbefall, Serologie (Rheumafaktor, CCP-Antikörper), Entzündungsparameter (CRP, BSG), Klinik > 1 Monat
- Rheumatoide Arthritis = ≥ 6 Punkte plus histopathologisch bestätigte Synovitis ohne weitere erkennbare Ursache (z. B. Trauma, degenerative Gelenkveränderungen)

Therapie

Akut

- Kälte, Bewegung
- **NSAR (Diclofenac, Ibuprofen):** rein symptomatisch
- **Glukokortikoide intraartikulär (Triamcinolon)** oder **systemisch (Prednisolon):** symptomatisch und verzögern Gelenkdestruktion, nicht dauerhaft wegen NW, sondern bis zum Wirkungseintritt der DMARDs oder langfristig niedrigdosiert bei hochaktiver rheumatoider Arthritis; 15-fach erhöhtes Ulkusrisiko bei Kombination von NSAR und Glukokortikoiden, daher sowohl bei Monotherapie als auch bei Kombination immer Magenschutz mit PPI; zudem Osteoporoseprophylaxe mit Kalzium und Vitamin D

3 Innere Medizin

3.31 Rheumatoide Arthritis [III]

Therapie *(Forts.)*

Langfristig

- **Basistherapeutika/DMARD**
  - Prognoseverbessernd: Remission durch Immunsuppression, keine kausale Therapie; früher Beginn ist prognosebestimmend
  - Wirkungseintritt erst nach Monaten
  - Medikamente: 1. Wahl **Methotrexat** (NW: Mukositis, Hepatotoxizität, Knochenmarkdepression; Gabe von Leucovorin/Folsäure 24 h nach Methotrexat-Gabe, vermindert NW und erhöht Patientencompliance; am Tag der Methotrexat-Einnahme keine NSAR, da diese die Methotrexat-Ausscheidung hemmen und damit mehr NW entstehen), alternativ Leflunomid, Sulfasalazin (in Schwangerschaft), Hydroxychloroquin
- **Biologicals** (rekombinante Arzneimittel)
  - Bei schweren Verläufen, ersetzen nicht Therapie mit Basistherapeutika; bei hoher Krankheitsaktivität oder Therapieresistenz nur in Kombination mit DMARDs
  - Medikamente: **TNF-α-Hemmer** (z. B. Adalimumab, Infliximab, Etanercept; NW: schwere Infektionen inklusive Reaktivierung einer latenten Tuberkulose, daher vor Therapiebeginn latente Tuberkulose ausschließen mittels Rö-Thorax und Tuberkulintest)

Weitere Informationen

Einteilung

Monarthritis 1 Gelenk, Oligoarthritis ≤ 4 Gelenke, Polyarthritis > 4 Gelenke betroffen

DD Gelenkbeschwerden

- Rheumatoide Arthritis: symmetrischer Befall der MCP und PIP
- Arthrose: Befall der PIP, DIP und Daumensattelgelenke
- Psoriasisarthritis: Befall eines ganzen Fingers („Wurstfinger“)
- Hämochromatose: symmetrischer Befall von MCP II und III
- Weitere: Kollagenose, Vaskulitis, HLA-B27-assoziierte Arthropathien, bakterielle Arthritis, Gichtarthropathie, Polyarthrose

Komplikationen

Irreversible Gelenkdestruktion mit Gelenkversteifung, Zervikalarthritis mit atlantoaxialer Subluxation und Querschnittslähmung

Prognose

Schlechte Prognose bei spätem Therapiebeginn, Beginn > 60 J., Frauen, Rauchen, hohen Rheumafaktoren und hohen CCP-Antikörpern

3 Innere Medizin

3.32 Blutgasanalyse und Elektrolyte [I]

Blutgasanalyse

Normwerte (arteriell)

- pH: 7,35–7,45
- pO_2: 65–100 mmHg
- pCO_2: 32–45 mmHg
- Bicarbonat (HCO_3) 22–26 mmol/l
- Base Excess: -2 bis + 2 mmol/l
- Weitere: Hämoglobin, Elektrolyte (Natrium, Kalium, Kalzium, Chlorid), Blutzucker, Laktat

Vorgehen beim Interpretieren einer BGA

1. pH-Veränderung

- **Azidose:** pH ↓
- **Alkalose:** pH ↑
- **Cave:** Bei vollständiger Kompensation ist pH normal, bei partieller Kompensation ist pH-Grenzwert geringfügig unter-/überschritten.

2. Ursache für pH-Veränderung

- pH-Veränderung und Ursache der Veränderung müssen logisch zusammenpassen
- **Respiratorisch:** CO_2-Veränderung (CO_2 ist sauer), CO_2 ↑ führt zu Azidose, CO_2 ↓ führt zu Alkalose
- **Metabolisch:** Bicarbonat-Veränderung (Bicarbonat ist alkalisch), Bicarbonat ↑ führt zu Alkalose, Bicarbonat ↓ führt zu Azidose

3. Kompensation

- CO_2 und Bicarbonat verändern sich in gleiche Richtung, d. h. beide sind hoch oder beide sind niedrig
- **Respiratorisch kompensiert:** Bicarbonat ist ↑ (+ alkalisch), als Kompensation steigt CO_2 (+ sauer zum Ausgleich der Alkalose), bzw. Bicarbonat ist ↓ (- alkalisch), als Kompensation sinkt CO_2 (- sauer zum Ausgleich der Azidose)
- **Metabolisch kompensiert:** CO_2 ist ↑ (+ sauer), als Kompensation steigt Bicarbonat (+ alkalisch zum Ausgleich der Azidose), bzw. CO_2 ist ↓ (- sauer), als Kompensation sinkt Bicarbonat (- alkalisch zum Ausgleich der Alkalose)
- Sonderfall: kombinierte Störung, d. h. sowohl pCO_2 als auch Bicarbonat sind schuld an pH-Veränderung und verändern sich in gegensätzliche Richtung

BGA-Veränderungen

- **Respiratorische Partialinsuffizienz:** pO_2 ↓
- **Respiratorische Globalinsuffizienz:** pO_2 ↓ und pCO_2 ↑

3 Innere Medizin

3.32 Blutgasanalyse und Elektrolyte [II]

Blutgasanalyse *(Forts.)*

BGA-Veränderungen *(Forts.)*

- **Alkalose/Azidose:**

	Respiratorische Azidose	Respiratorische Alkalose	Metabolische Azidose	Metabolische Alkalose
1. pH	↓ (Azidose)	↑ (Alkalose)	↓ (Azidose)	↑ (Alkalose)
2. Ursache	pCO_2 ↑ (+ sauer) bei Hypoventilation (weniger CO_2 wird abgeatmet)	pCO_2 ↓ (- sauer) bei Hyperventilation (mehr CO_2 wird abgeatmet)	Bicarbonat ↓ (- alkalisch) bei Diarrhö oder Niereninsuffizienz (Bicarbonatverlust)	Bicarbonat ↑ (+ alkalisch) bei Erbrechen (Verlust von saurer Magensäure/HCl)
3. Kompensation	Bicarbonat auch ↑ (+ alkalisch zum Ausgleich der Azidose)	Bicarbonat auch ↓ (- alkalisch zum Ausgleich der Alkalose)	CO_2 auch ↓ (- sauer zum Ausgleich der Azidose)	CO_2 auch ↑ (+ sauer zum Ausgleich der Alkalose)

Elektrolytveränderungen

1 Kalium

	Hyperkaliämie (Kalium > 5,5 mmol/l)	Hypokaliämie (Kalium < 3,5 mmol/l)
Ursache	• Niereninsuffizienz, NSAR • ACE-Hemmer • Azidose	• Erbrechen, Diarrhö • Laxanzien, Schleifendiuretika, Thiazide, Insulin • Alkalose
Klinik	• Bradykarde HRS • Hyperreflexie • Muskelschwäche	• Tachykarde HRS • Obstipation • Hyporeflexie • Muskelschwäche
Therapie	• Schnell, aber reversibel (bringen Kalium in Zelle): Glukose-Insulin-Infusion i. v., Natriumbicarbonat i. v., β-2-Sympathomimetika inhalativ (Salbutamol) • Membranstabilisierung/Schutz vor Rhythmusstörungen: Kalziumglukonat i. v. • Kaliumelimination (eigentliche Therapie): Furosemid, Kationenaustauscherharze (Hemmung der Kaliumresorption im Darm), Dialyse	• Kalium > 3 mmol/l: Kalium oral (Kalinor-Brausetabletten 40 mmol/Tablette) • Kalium < 3 mmol/l: Kalium i. v. (max. 20 mmol/h; **Cave:** Gefahr von Herzrhythmusstörungen)

3 Innere Medizin

3.32 Blutgasanalyse und Elektrolyte [III]

Elektrolytveränderungen *(Forts.)*

2 Natrium

	Hypernatriämie (Natrium > 145 mmol/l)	Hyponatriämie (Natrium < 135 mmol/l)
Ursache	• Hypovolämisch bei Wasserverlust mit Aufkonzentrierung: Exsikkose, Diarrhö, Diabetes insipidus • Hypervolämisch bei Na-Überschuss:: Meerwasser, iatrogen durch zu viel NaCl-Infusionen	• Hypovolämisch bei Natriumverlust: Erbrechen, Diarrhö • Hypervolämisch bei Wasserüberschuss mit Verdünnungseffekt: SIADH, Polydipsie
Klinik	Neurologische Symptome: Übelkeit/Erbrechen, Vigilanzstörung, Krampfanfälle	Neurologische Symptome: Übelkeit/Erbrechen, Vigilanzsstörung, Krampfanfälle
Therapie	• **Cave:** langsame Senkung, da sonst Hirnödem (max. Senkung: 10 mmol/24 h) • Hypovolämisch: halbisotone Lösungen (z. B. NaCl 0,45 %) zur Kompensation des Volumendefizits • Hypervolämisch: Furosemid mit 5-prozentiger Glukose als Träger ohne Natrium	• **Cave:** langsamer Anstieg, da sonst zentrale pontine Myelinolyse (max. Anstieg: 10 mmol/24 h) • Hypovolämisch: isotone Kochsalzlösung (NaCl 0,9 %) • Hypervolämisch: Trinkmengenbeschränkung, ggf. vorsichtig Schleifendiuretika • Bei SIADH: Tolvaptan (ADH-/Vasopressin-Antagonist)

3 Kalzium

	Hyperkalzämie (ionisiertes Kalzium > 1,35)	Hypokalzämie (ionisiertes Kalzium < 1,15)
Ursache	• Primärer Hyperparathyreoidismus (PTH ↑, PTH stellt Kalzium parat) • Paraneoplastisch (Tumor bildet Parathormon-related Peptide) • Osteolysen bei Knochenmetastasen oder multiplem Myelom (Kalzium wird aus Knochen freigesetzt)	• Hypoparathyreoidismus (PTH ↓, PTH stellt kein Kalzium parat) • Hyperventilation: zu viel CO_2 wird abgeatmet → respiratorische Alkalose mit zu wenig Protonen/H-Ionen im Blut → an Proteine (Albumin) gebundene H-Ionen werden freigesetzt, um pH zu erniedrigen → Kalzium bindet an freie Bindungsstellen der Proteine (Umverteilung) → Hypokalzämie
Klinik	• Verminderte neuromuskuläre Erregbarkeit: Muskelschwäche, Paresen • Bradykarde HRS	• Tetanie mit gesteigerter neuromuskulärer Erregbarkeit: Kribbelparästhesien perioral und akral, Spasmen (Pfötchenstellung, Spitzfußstellung), Hyperreflexie • QT-Zeit-Verlängerung mit HRS
Therapie	• Forcierte Diurese: Volumen plus Furosemid • Ggf. Bisphosphonate (Komplexbildung mit Kalzium)	• Bei Symptomen (Tetanie, HRS): Kalzium i. v. • Ohne Symptome: Kalzium oral • Bei Hyperventilation: beruhigen, CO_2-Rückatmung über Tüte

3 Innere Medizin

3.33 Sepsis [I]

Definition

- **Sepsis:** lebensbedrohliche Organdysfunktion plus mutmaßliche Infektion (Nachweis einer Infektion ist für Diagnose nicht zwingend, Verdacht ist ausreichend)
- **Kriterien der Organdysfunktion:** Anstieg SOFA-Score oder qSOFA-Score ≥ 2
  - **SOFA-Score** (Sequential Organ Failure Assessment): relevante Organdysfunktionen von ZNS (Glasgow Coma Scale), Kreislauf (mittlerer arterieller Druck), Lunge (Horovitz-Quotient: PaO_2/FiO_2), Leber (Bilirubin), Niere (Kreatinin), Thrombozytenzahl
  - **qSOFA-Score:** vereinfachte Beurteilung ohne apparative Diagnostik („quick“)
    - ZNS: Vigilanzminderung (1 Punkt)
    - Kreislauf: systolischer Blutdruck < 100 mmHg (1 Punkt)
    - Lunge: Atemfrequenz > 22/min (1 Punkt)
- **Septischer Schock** (Maximalform): Sepsis plus Katecholaminpflichtigkeit bei Hypotonie (mittlerer arterieller Druck < 65 mmHg oder systolischer Blutdruck < 90 mmHg trotz adäquater Volumengabe) plus Laktat > 2 mmol/l (korreliert mit Sepsisschwere)
- **SIRS (Systemic Inflammatory Response Syndrome):**
  - Systemische inflammatorische Reaktion des Körpers auf einen unspezifischen Reiz (Infektion, Polytrauma, Verbrennung, OP)

- Keine zwingende Voraussetzung für die Diagnose Sepsis (alte Definition), unterstützt aber die Verdachtsdiagnose; Sepsis ist die häufigste SIRS-Ursache
- Mind. zwei der folgenden Punkte müssen erfüllt sein:
  - Herzfrequenz > 90/min
  - Atemfrequenz > 20/min
  - Temperatur > 38 °C bzw. < 36 °C
  - Leukozyten > 12.000/µl bzw. < 4000/µl
- **Bakteriämie:** alleiniger Erregernachweis im Blut (mind. zwei Blutkulturpaare, jeweils anaerob + aerob)

Ätiologie

- Häufigste Infektionsorte: Lunge, Harnwege, Abdomen
- Häufigste Erreger: *E. coli*, *Staphylococcus aureus*, Streptokokken
- **Pathophysiologie:** Erregerbestandteile (v. a. Bakterien: DNA, Endotoxine, Lipopolysaccharide) im Blut → überschießende proinflammatorische Immunantwort (Freisetzung von Interleukinen, TNF-α) → systemische Entzündungsreaktion → proinflammatorische Organschäden → Endotheldysfunktion mit Vasodilatation (durch Freisetzung von NO) und Kapillarleck → Verschiebung von Volumen in extravasalen Raum → Ödeme, Kreislaufversagen (septischer Schock) → intravasale Aktivierung des Gerinnungssystems → Mikrothromben → Mikrozirkulationsstörung mit Organschädigung → Verbrauch von Gerinnungsfaktoren → Blutungen → disseminierte intravasale Gerinnung (DIC, Verbrauchskoagulopathie)

3 Innere Medizin

3.33 Sepsis [II]

Klinik

- **Leitsymptome nach qSOFA-Score** (Vigilanzminderung, systolischer Blutdruck < 100 mmHg, Atemfrequenz > 22/min)
- Weitere Symptome: Fieber, Schüttelfrost, Zentralisation (kalte Akren, marmorierte kühle Haut), Ödeme
- **Symptome nach Fokus:**
  - Pneumonie: Dyspnoe, Husten, Fieber
  - Pyelonephritis: Dysurie, Flankenschmerzen, Fieber
  - Akutes Abdomen/Peritonitis: Bauchschmerzen, Fieber

Diagnostik

Anamnese

Ätiologie/Risikofaktoren (Infektfokus bekannt oder Z. n. Infektion, Fremdkörper wie Venenverweilkanüle, ZVK, Blasenkatheter), Klinik

KU

- **Vitalparameter:** qSOFA-Score (Vigilanz, Blutdruck, Atemfrequenz), Temperatur, Sättigung
- **Infektfokussuche:** Lunge (Rasselgeräusche), Abdomen (bretthartes Abdomen), Niere (Nierenlagerklopfschmerz)

Labor

- **Entzündungsparameter:** Leukozytose, CRP ↑ (hinkt 6–12 h hinterher), Prokalzitonin ↑ (spezifisch für systemische bakterielle Infektion, empfindlichster Verlaufsparameter), Interleukin-6 ↑ (schneller als CRP und Prokalzitonin)
- **Zeichen der Organdysfunktion:** Leber (Bilirubin, GOT, GPT ↑), Niere (Kreatinin, Harnstoff ↑), Thrombozyten ↓ (frühzeitiger Hinweis auf septischen Schock), Laktat ↑ (Zelluntergang), DIC (Thrombozyten ↓, Antithrombin III ↓, Fibrinogen ↓, im Verlauf D-Dimer ↑)
- **Blutkulturen mit Antibiogramm** (steril an zwei verschiedenen Orten, mind. zwei Paare, jeweils anaerob und aerob, zuerst anaerob befüllen; Abnahme im Fieberanstieg und vor Antibiose): direkter Erregernachweis, ggf. Anpassung der Antibiose nach Erreger und Antibiogramm
- **U-Status und Urinkultur:** Fokussuche Harnwege/Niere (HWI/Pyelonephritis)

3 Innere Medizin

3.33 Sepsis [III]

Diagnostik *(Forts.)*

Apparativ

- Rö-Thorax: Fokussuche Lunge (Pneumonie)
- Abdomensonografie: Fokussuche Abdomen, Fokussuche Urogenitaltrakt
- Ggf. weitere Fokussuche: TTE (Endokarditis), Lumbalpunktion (Meningitis) etc.

Therapie

Intensivmedizinische Überwachung

1 Antibiose und Fokussanierung

- **Kalkulierte Antibiose mit Breitbandantibiotika:** Piperacillin/Tazobactam oder Meropenem i.v., bei V.a. MRSA Vancomycin oder Linezolid i.v., ggf. Anpassung an Antibiogramm
- Entfernung von Fremdmaterial (z.B. Blasenkatheter), chirurgische Sanierung (z.B. Abszessspaltung)

2 Kreislaufstabilisierung

- **Volumen:** kristalloide Vollelektrolytlösung (Ringer, Jonosteril)
- **Katecholamine:** Noradrenalin (stimuliert α-1-Adrenozeptoren: Vasokonstriktion → erhöht peripheren Gefäßwiderstand → erhöht Blutdruck), Zielwert für mittleren arteriellen Blutdruck > 65 mmHg

3 Supportiv

- Sauerstoffgabe: Zielwert für Sättigung > 90 % (beim gesunden Jungen kritisch < 85 %), ggf. Beatmung
- Thromboseprophylaxe: niedermolekulares Heparin (Clexane), bei eingeschränkter Nierenfunktion unfraktioniertes Heparin
- Stressulkusprophylaxe: PPI (Pantoprazol)
- Blutzuckereinstellung: auch bei Nichtdiabetikern Gefahr der hyperglykämischen Entgleisung, daher erhöhter Insulinbedarf
- Ernährung: wenn möglich enteral (Gefahr der Zottenatrophie)

3 Innere Medizin

3.33 Sepsis [IV]

Weitere Informationen

Prognose

Letalität bei Sepsis 10 %, Letalität bei septischem Schock 60 %

Komplikationen

Disseminierte intravasale Koagulopathie (DIC, Verbrauchskoagulopathie)

- Definition: erworbene Koagulopathie mit intravasaler Aktivierung der Blutgerinnung, führt zu thrombotischen Mikrozirkulationsstörungen sowie zu einem gesteigerten Verbrauch von Gerinnungsfaktoren und Thrombozyten und in der Folge zu Blutungen
- Ätiologie: Sepsis (Bakterientoxine, v. a. gramnegativ), Schock (Mikrozirkulationsstörungen), OP an thrombokinasereichen Organen (Lunge, Prostata, Pankreas, Plazenta)
- Diagnose: Thrombozyten ↓ (Frühzeichen), Fibrinogen ↓, Antithrombin III ↓, im Verlauf D-Dimere ↑ (durch Hyperfibrinolyse und damit Entstehung von Fibrinmonomeren), PTT ↑, INR ↑

- Therapie:
  - In Frühphase (Gerinnungsaktivierung kann noch verhindert werden): Heparin
  - Bei manifester DIC (erhöhte Blutungsneigung durch Verbrauch): Substitution mit FFP (enthält Gerinnungsfaktoren), Fibrinogen, Antithrombin III und Thrombozyten
  - Nach abgelaufener DIC (reaktive Gerinnungsaktivierung): Heparin
  - Immer auch Behandlung der zugrundeliegenden Erkrankung

3 Innere Medizin

3.34 COVID-19 [I]

Definition

Infektionskrankheit der Atemwege, die durch das **Severe Acute Respiratory Syndrome Coronavirus 2 (SARS-CoV-2)** ausgelöst wird; erstmals 2019 („COVID-19") in China beschrieben, anschließend Übergang in globale Pandemie

Ätiologie

- Erreger: SARS-CoV-2 (membranumhüllter RNA-Virus aus der Familie der Coronaviren, im Verlauf der Pandemie Entstehung von Virusvarianten [Alpha, Beta usw.] durch Mutationen)
- Übertragungsweg: v.a. **aerogen/Tröpfcheninfektion** über infektiöse Partikel aus Atemwegen
- Inkubationszeit: 2–14 Tage (Ø 5 Tage)

Klinik

- Häufige Symptome: **Husten, Fieber, Abgeschlagenheit, Verlust von Geruchs- und Geschmackssinn, Dyspnoe** (bei schwerem Verlauf mit Pneumonie)
- Variable Symptomausprägung von asymptomatisch bis hin zu schwerem Verlauf mit respiratorischer Insuffizienz

Diagnostik

Anamnese

Kontakt zu Infizierten, Klinik

Labor

Virusnachweis aus tiefem Nasen- oder Rachenabstrich

- Antigen-Schnelltest: Screening, Nachweis von Virusproteinen, Ergebnis nach 15 min
- **PCR-Test:** Goldstandard, Nachweis der Virus-RNA, Ct-Wert als Maß für Viruskonzentration

Apparativ

Bei schwerem Verlauf mit Dyspnoe

- Rö-Thorax: Nachweis einer atypischen, interstitiellen Pneumonie
- CT-Thorax: bipulmonale multilokuläre Milchglastrübungen und Konsolidierungen mit subpleuraler Betonung, später fibrotische Einlagerungen

Therapie

- Milder Verlauf: ambulant, symptomatisch
- Schwerer Verlauf: Vitalzeichen überwachen, ggf. stationäre Aufnahme, ggf. Sauerstoffgabe, bei respiratorischer Insuffizienz intensivmedizinische Überwachung und maschinelle Beatmung, ggf. Gabe von Glukokortikoiden

3 Innere Medizin

3.34 COVID-19 [II]

Weitere Informationen

Risikofaktoren für schwere Verläufe

Alter ≥ 60 Jahre, chronische Vorerkrankungen, Immundefizienz

Komplikationen

- Acute Respiratory Distress Syndrome (ARDS)
- Thromboembolische Ereignisse
- **Long-COVID-Syndrom** (Symptomatik > 4 Wochen; > 12 Wochen: Post-COVID-Syndrom; sehr heterogen, u.a. Fatigue, Konzentrationsstörung, Dyspnoe)

Prävention

- Verhaltensregeln „AHA + L + A“: Abstand halten (mind. 1,5 m), Hygieneregeln beachten (Händedesinfektion, Husten in Armbeuge), Alltagsmaske tragen, regelmäßiges Lüften, digitale Kontaktverfolgung in Corona-Warn-App
- **COVID-19-Impfung:**
  - Impfung kann vor schweren Krankheitsverläufen schützen und die Gefahr von Long-COVID verringern, nicht aber eine Infektion verhindern
  - Impfstoff enthält bzw. kodiert für Spike-Protein des Virus (wird für Bindung des Virus an die Wirtszelle benötigt)
- Grundimmunisierung: 2 Impfstoffdosen im Abstand von 3–6 Wochen; eine Auffrischungsimpfung („Booster“) im Abstand von 6 Monaten empfohlen, ggf. zweite Auffrischungsimpfung nach weiteren 6 Monaten

4 Chirurgie

4.1 Schädel-Hirn-Trauma (SHT) [I]

Definition

Traumaeinwirkung auf den Schädel, mit kurzzeitiger neurologischer Klinik, ggf. mit Hirnverletzung; Haupttodesursache bei Männern < 45 J.
Einteilung:

- **Offen oder geschlossen**
  - Offen: Dura mater ist verletzt
  - Geschlossen: Dura mater ist nicht verletzt
- **Nach Schweregrad bzw. GCS** (→ K121):
  - Leichtes SHT (90 %): 13–15
  - Mittelschweres SHT (5 %): 9–12
  - Schweres SHT (5 %): ≤ 8
- Veraltet: Commotio cerebri/Gehirnerschütterung, Contusio cerebri/Gehirnprellung, Compressio cerebri/Gehirnquetschung

Ätiologie

Sturz (50 %), Verkehrsunfälle (25 %)

Klinik

- Allgemeine Hirndruckzeichen: Kopfschmerz, Übelkeit/Erbrechen, Vigilanzstörung
- Neurologische Ausfälle
- Obere Einklemmung: ipsilaterale Pupillenerweiterung/Anisokorie (N. oculomotorius im Tentoriumschlitz, oberhalb Kleinhirn)
- Untere Einklemmung: Kreislauf- und Ateminsuffizienz (Medulla oblongata im Foramen magnum)

Diagnostik

Anamnese

Ätiologie/Risikofaktoren (Trauma), Klinik

KU

- **Vigilanz:** wach, somnolent (schläfrig, aber leicht erweckbar), soporös (tief schläfrig und schwer erweckbar), komatös (nicht erweckbar)
- Neurologische Untersuchung (Hirnnerven, Hirnstammreflexe wie z. B. Kornealreflex, Kraft, Motorik, Sensibilität und Reflexe)

4 Chirurgie

4.1 Schädel-Hirn-Trauma (SHT) [II]

Diagnostik *(Forts.)*

- **Glasgow Coma Scale (GCS):** beste Reaktion Augen öffnen (4), Sprache (5), Motorik (6), max. 15 Punkte (am besten) bis min. 3 Punkte (am schlechtesten)

Punktzahl	Augen öffnen	Sprache	Motorik
6			Befolgt Aufforderungen
5		Orientiert	Gezielte Schmerzabwehr
4	Spontan	Desorientiert	Ungezielte Schmerzabwehr
3	Auf Aufforderung	Wortsalat	Beugesynergismen auf Schmerzreiz
2	Auf Schmerzreiz	Laute	Strecksynergismen auf Schmerzreiz
1	Keine Reaktion	Keine Reaktion	Keine Reaktion

Apparativ

CCT nativ: Ausschluss Blutung (akutes Blut ist hyperdens), Ausschluss Hirnödem (verstrichene Gyri und Sulci, Mittellinienshift), bei Verletzung der Dura intrakranielle Lufteinschlüsse, Frakturausschluss und Beurteilung des kraniozervikalen Übergangs im zusätzlichen CT der HWS; Kontrolle nach 4–8 h und bei Verschlechterung der Klinik (verzögerte Entwicklung von Hirnödem und Blutung)

Therapie

Hirndrucksenkung

- Bei leichtem SHT stationäre Beobachtung für 24 h
- Bei mittelschwerem und schwerem SHT intensivmedizinische Überwachung und Hirndrucksenkung (Ziel ICP < 20 mmHg)
- Kausal: z. B. Trepanation bei Hirnblutung
- Symptomatisch:
  - Oberkörperhochlagerung (30°)
  - Analgosedierung
  - Osmotherapie (Mannitol, hypertone Kochsalzlösung 10 %)
  - Hyperventilation (CO_2 wird abgeatmet, geringer CO_2-Gehalt → Vasokonstriktion)
  - Hypothermie (34 °C)
  - Dexamethason nur bei Hirntumor/Metastasen, in Studien nicht prognoseverbessernd nach SHT, sondern höhere Komplikationsrate

4 Chirurgie

4.1 Schädel-Hirn-Trauma (SHT) [III]

Weitere Informationen

DD: Intrakranielle Blutung

Epidurales Hämatom

- **Ätiologie:** meist traumatisch nach SHT, arterielle Blutung (Ruptur der A. meningea media) mit Einblutung zwischen Schädelknochen und Dura mater
- **Klinik:** typisches symptomfreies Intervall nach Bewusstseinsverlust (durch erst steigenden intrakraniellen Druck), Hirndruckzeichen, kontralaterale Hemisymptomatik, ipsilaterale Mydriasis durch Druckläsion des N. oculomotorius
- **Diagnostik:** CCT nativ, bikonvex hyperdense Raumforderung, scharf abgegrenzt (durch Verwachsungen der Dura mit Schädelkalotte), oft begleitende Kalottenfraktur
- **Therapie:** sofortige operative Trepanation, Überlebenschance 70 %

Subdurales Hämatom

- **Ätiologie:** akut nach SHT oder chronisch nach Bagatelltrauma (hohes Alter, Hirnatrophie bedingt Zug auf Brückenvenen, Gerinnungshemmung), venöse Blutung (Einriss einer Brückenvene) mit Einblutung zwischen Dura mater und Arachnoidea
- **Klinik:** akut (Progredienz innerhalb von Stunden) mit Hirndruckzeichen, kontralateraler Hemisymptomatik, ipsilateraler Mydriasis durch Druckläsion des N. oculomotorius; chronisch (Verlauf über 2 Wochen) mit Kopfschmerzen und psychomotorischer Verlangsamung
- **Diagnostik:** CCT nativ, die Suturen bzw. Schädelnaht überschreitende sichelförmige Blutung, akut hyperdens, chronisch hypodens
- **Therapie:** bei neurologischen Ausfällen, großer Raumforderung oder Mittellinienverlagerung Trepanation oder Kraniotomie; sonst engmaschige Kontrollen, Hirndrucksenkung, Normalisierung der Gerinnung (bei Marcumar: PPSB plus Vitamin K)

4 Chirurgie

4.1 Schädel-Hirn-Trauma (SHT) [IV]

Weitere Informationen *(Forts.)*

DD: Intrakranielle Blutung *(Forts.)*

Subarachnoidalblutung (SAB)

- **Ätiologie:** nicht traumatisch mit spontaner Aneurysmaruptur (v. a. an A. communicans anterior lokalisiert, ⅔ in Ruhe), traumatisch nach SHT
- **Klinik:** plötzlicher Vernichtungskopfschmerz, Hirndruckzeichen, Vigilanzminderung, Meningismus, ggf. fokal neurologisches Defizit
- **Diagnostik:** CCT nativ mit hyperdensem Blut in basalen Zisternen und Sulci, ggf. CT-Angio (Goldstandard nach negativem nativem CCT) mit Aneurysma-Nachweis und ggf. KM-Austritt (bei aktiver Blutung), ggf. Lumbalpunktion (nur wenn CCT nicht eindeutig) mit 3-Gläser-Probe (Blut in drittem Röhrchen spricht für SAB) plus Zentrifugation (gelblicher Überstand/Bilirubin spricht für SAB)
- **Therapie:** intensivmedizinische Überwachung, Analgosedierung, Stabilisierung der Vitalparameter (Blutdruck < 160 mmHg, Normoglykämie, Normothermie < 37,5 °C), Nimodipin (Kalziumblocker) zur Vasospasmusprophylaxe, ggf. Aneurysmaversorgung mittels Coiling (schmaler Aneurysmahals/Radiologie) oder Clipping (breiter Aneurysmahals/Neurochirurgie)

- **Komplikationen:** Rezidivblutung (< 24 h), Hydrozephalus (Blut verklebt Subarachnoidalräume), Vasospasmen mit Ischämien (Tag 4–14), Herzrhythmusstörungen (erhöhter Sympathikotonus, auffälliges EKG plus Troponin), hohe Letalität (15 % versterben vor Krankenhaus)

Intrazerebrale Blutung (ICB)

- **Ätiologie:** spontan bei arterieller Hypertonie (typische Lokalisation Basalganglien, Thalamus, Kleinhirn, Pons), Amyloidangiopathie oder Antikoagulation, traumatisch nach SHT
- **Klinik:** plötzlich auftretende Symptomatik mit fokal neurologischem Defizit je nach Lokalisation (Hemiparese, Vigilanzminderung)
- **Diagnostik:** CCT nativ, hyperdense Blutung intrazerebral, ggf. blutiger Ventrikeleinbruch
- **Therapie:** intensivmedizinische Überwachung, Analgosedierung, Stabilisierung Vitalparameter (Blutdruck < 140 mmHg), Normalisierung der Gerinnung (ggf. Vitamin K, PPSB), Hirndrucksenkung

4 Chirurgie

4.2 Polytrauma [I]

Definition

Gleichzeitig entstandene Traumata mehrerer Körperregionen, bei denen eine oder die Kombination mehrerer lebensbedrohlich ist

Diagnostik und Therapie

Indikation für Schockraumaufnahme

- Hochgeschwindigkeitstrauma (Auto, Motorrad), Tod eines Fahrzeuginsassen, Herausschleudern aus Fahrzeug, Verkehrsunfall mit Fußgänger oder Fahrradfahrer
- Sturz aus >5 m Höhe, Einklemmen oder Verschüttung, Explosion

Vorgehen im Schockraum

- **Advanced Trauma Life Support (ATLS):** Primary Survey, Secondary Survey, Definitive Care
- Team aus Chirurgie, Anästhesie, Radiologie

Primary Survey (CPR, ABCDE-Regel, FAST, MS-CT, Notfallinterventionen)

Vorgehen beim leblosen Patienten:

1. Eigenschutz
2. Ansprechen und Anfassen, Überprüfung der Atmung (sehen, hören, fühlen) für max. 10 s

3. Notruf (112 oder klinikinterner „Herzalarm")
4. Bei normaler Atmung stabile Seitenlage und auf Notarzt warten, bei fehlender Atmung CPR starten
   - **Basic Life Support (BLS):** Defibrillator holen lassen, Herzdruckmassage und Beatmung 30 : 2 (30 × drücken: Druckpunkt in Mitte des Brustkorbs, Frequenz 100/min, Drucktiefe 5 cm, komplett entlasten; 2 × beatmen: Kopf überstrecken, 1 s beatmen, Erfolgskontrolle ist sichtbares Heben des Brustkorbs), Defibrillator anbringen, sobald verfügbar
   - **Advanced Life Support (ALS):**
     - **Kammerflimmern und pulslose ventrikuläre Tachykardie:** 1 × Defibrillation (biphasisch 150 J, monophasisch 360 J) → 2 min CPR → Rhythmuskontrolle → nach dritter erfolgloser Defibrillation 1 mg Adrenalin plus einmalig Amiodaron 300 mg, dann alle 3–5 min 1 mg Adrenalin
     - **Asystolie und pulslose elektrische Aktivität:** 2 min CPR und 1 mg Adrenalin, sobald i.-v.-Zugang vorhanden, dann alle 3–5 min 1 mg Adrenalin → Rhythmuskontrolle → nach zweiter Rhythmuskontrolle Atemwegssicherung (Larynxtubus, keine Unterbrechung der Herzdruckmassage, Intubation nur bei Erfahrenen) → nach dritter Rhythmuskontrolle reversible Ursachen ausfindig machen („4Hs": Hypoxie [Beatmung], Hypovolämie [Volumen, Blutstillung], Hypothermie [Erwärmen], Hyper-/Hypokaliämie [Elektrolytausgleich] und „HITS": Herzbeuteltamponade [Punktion], Intoxikation [Antidot], Thromboembolie Lunge/Herz [Heparinisierung/Lyse, Herzkatheter], Spannungspneumothorax [Thoraxdrainage])
5. Postreanimationsphase: Stabilisierung nach ABCDE-Schema

4 Chirurgie

4.2 Polytrauma [II]

Diagnostik und Therapie *(Forts.)*

Vorgehen im Schockraum *(Forts.)*
Primary Survey *(Forts.)*
Vorgehen beim nichtleblosen Patienten

- **ABCDE-Schema** (Treat first what kills first!)
  - **Airways:**
    - Mundraum/Atemwege frei? Fremdkörper? Atemgeräusche?
    - Freimachen bzw. Freihalten der Atemwege: Kopf reklinieren, Esmarch-Handgriff (kleiner Finger in Kieferwinkel, Daumen auf Kinn, Unterkiefer nach ventrokranial schieben), ggf. Absaugen, ggf. Wendel-Tubus (Nase) oder Güdel-Tubus (Mund), ggf. Intubation
    - Bei V. a. Trauma HWS-Immobilisation („Stiffneck")
  - **Breathing:**
    - Inspektion „hören/sehen/fühlen", Zyanose, Sättigung, AF, Auskultation Lunge, Thoraxexkursion
    - Sauerstoffgabe, ggf. Beatmung, ggf. Thoraxdrainage (Pneumothorax, Hämatothorax)

- **Circulation:**
  - Blässe, Rekapillarisierungszeit (normal < 2 s), Pulse, Blutdruck, HF, Auskultation Herz, EKG, Blutungs-Check (Kopf, Brust, Bauch, Becken, Beine)
  - Ggf. Blutungen stillen (Kompressionsverband, Beckenzwinge), i.-v.-Zugang, Blutgruppe/Kreuzblut, Volumen
- **Disability:**
  - Blutzucker, Vigilanz, GCS, Pupillenreaktion, fokal neurologisches Defizit
  - Ggf. Glukose bei Hypoglykämie oder Insulin bei Hyperglykämie
- **Exposure und Environment:**
  - Entkleiden unter Wahrung der Körpertemperatur, Bodycheck (weitere sichtbare Verletzungen?)
- Regelmäßige Re-Evaluation mit erneutem ABCDE-Schema

4 Chirurgie

4.2 Polytrauma [III]

Diagnostik und Therapie *(Forts.)*

Vorgehen im Schockraum *(Forts.)*

Primary Survey *(Forts.)*

Vorgehen beim nichtleblosen Patienten *(Forts.)*

- **Focused Assessment with Sonography for Trauma (FAST):**
  - Erfolgt zeitgleich zu ABCDE-Schema
  - Standardisierte Sonografie zum Aufspüren von freier Flüssigkeit in Perikard (Herzbeuteltamponade), Morrison-Pouch (zwischen Leber und rechter Niere), Koller-Pouch (zwischen Milz und linker Niere), Douglas-Raum (hinter Harnblase) und den Pleurarezessus (Pleuraerguss/Hämatothorax)
  - Ggf. Notfalleingriffe: Entlastungspunktion Herzbeutel, Laparotomie, Thoraxdrainage
- **Mehrschicht-Spiral-CT (MS-CT, Traumaspirale):**
  - Innerhalb von 15 min
  - Ganzkörper-CT (Nativ-CCT, dann i. v. KM-Gabe mit CT von Thorax, Abdomen, Becken und Extremitäten) zur Suche nach Blutungen, Rupturen, Frakturen

Secondary Survey (Re-Evaluation)

- Re-Evaluation des ABDCE-Schemas und der bisherigen Therapie
- Kontroll-CCT nach 60 min

Definitive Care (Stabilisierung, Versorgung von Verletzungen)

- Endgültige Versorgung im OP oder auf Intensivstation
- OP-Phase I: Versorgung akut lebensbedrohlicher Erkrankungen (Notfalllaparotomie, Notfallthorakotomie, Notfallkraniotomie, Beckenzwinge; ggf. schon im Schockraum)
- Phase der Kreislaufstabilisierung
- OP-Phase II: Versorgung weiterführender Verletzungen (z. B. Frakturen)

4 Chirurgie

4.3 Beckenfraktur [I]

Definition

AO-Klassifikation:
- **Typ A:** Abrissfraktur Beckenrand oder Fraktur des vorderen Beckenrings, vertikal stabil (Kraftübertragung auf Femur) und rotationsstabil (bei rotatorischen Bewegungen der Beine)
- **Typ B:** Fraktur des vorderen und partiell des hinteren Beckenrings, rotationsinstabil, vertikal stabil (z. B. „open book“: Symphysensprengung mit partieller Fraktur des hinteren Beckenrings)
- **Typ C:** Fraktur des vorderen und des kompletten hinteren Beckenrings, vertikal instabil und rotationsinstabil (z. B. Fraktur des vorderen Beckenrings und des hinteren Beckenrings mit kompletter Durchtrennung von hinteren stabilisierenden Strukturen, z. B. ISG)

Ätiologie

Schwere Krafteinwirkung: Verkehrsunfall, Sturz aus großer Höhe, Verschüttung, vorwiegend Patienten mit Polytrauma (➜ K124)

Klinik

- Stauchungs- und Bewegungsschmerz
- Beinlängendifferenz, Beckenschiefstand
- Hämatom
- Ggf. Zeichen eines hämorrhagischen Schocks

Diagnostik

Anamnese
Ätiologie/Risikofaktoren (Unfallhergang), Klinik

KU
- Vitalparameter: Blutdruck, Herzfrequenz, Sättigung
- Prüfung der Beckenstabilität: Hand auf die Spina iliaca anterior superior, Druck Richtung Unterlage, bei Instabilität federnder Widerstand
- pDMS der unteren Extremitäten
- Innere Verletzungen: DRU (Blut am Fingerling bei Darmperforation), Inspektion Genitale (Harnröhrenverletzung), abdominelle Untersuchung (Peritonitis bei Harnblasenperforation)

4 Chirurgie

4.3 Beckenfraktur [II]

Diagnostik *(Forts.)*

Labor

Hb, Hkt, Gerinnung, Blutgruppenbestimmung/Kreuzblut (massiver Blutverlust möglich)

Apparativ

- Röntgen Beckenübersichtsaufnahme zur ersten Einschätzung
- CT Becken mit 3D-Rekonstruktion: detaillierte Darstellung des Skeletts, zudem Ausschluss einer akuten Verletzung von Weichteilen und inneren Organen

Therapie

Typ A (stabile Fraktur)
Konservativ mit Bettruhe, Analgesie, Thromboseprophylaxe und schmerzadaptierter Physiotherapie

Typ B und C (instabile Fraktur) und Komplikationen (Blutung, Organperforation)
- Bei massiver Blutung bereits im Notarztwagen Beckengurt, Vakuummatratze oder Tuchumschlingung, anschließend im Schockraum Anlage von Beckenzwinge (Selbsttamponade der Blutung) oder Fixateur externe (vorübergehende Stabilisierung), ggf. Notfall-OP zur Blutstillung
- Definitive Osteosynthese (Platte, Schraube) nach Kreislaufstabilisierung

Weitere Informationen

Komplikationen
- Hämorrhagischer Schock
- Verletzung von Harnröhre, Blase und Darm

4 Chirurgie

4.4 Pneumothorax [I]

Definition

- **Pneumothorax:** Luft im Pleuraspalt → Verlust des Unterdrucks → Kollaps der Lunge
- **Spannungspneumothorax:** Ventilmechanismus (Luft geht in Pleuraspalt, aber nicht wieder raus), obere Einflussstauung: venöser Rückfluss zum Herzen eingeschränkt, Verdrängung der kontralateralen Lunge → Kreislaufinsuffizienz und Ateminsuffizienz

Ätiologie

- **Traumatischer Pneumothorax (offen oder geschlossen):**
  - Unfall: stumpfes oder penetrierendes Trauma
  - Iatrogen: ZVK (v. a. in Vena subclavia), Schrittmacherimplantation, Portimplantation, mechanische Beatmung
- **Spontanpneumothorax:**
  - Primär/idiopathisch: Lungengesunde (v. a. junge schlanke, große Männer, Raucher)
  - Sekundär: Lungenerkrankte (COPD, Lungenemphysem)

Klinik

- Leitsymptom: akuter stechender atemabhängiger Thoraxschmerz, Dyspnoe, Tachykardie
- Bei Spannungspneumothorax: Kreislaufschock (Hypotonie, Tachykardie), Zyanose

Diagnostik

Anamnese
Ätiologie/Risikofaktoren, Klinik

KU
- Vitalparameter: HF, RR, AF, Sättigung
- Inspektion: asymmetrische Thoraxexkursion (betroffene Thoraxhälfte hinkt nach)
- Auskultation und Perkussion: fehlendes Atemgeräusch mit hypersonorem Klopfschall auf betroffener Seite (DD Hämatothorax: hyposonor)
- Spannungspneumothorax: obere Einflussstauung/gestaute Jugularvenen

Apparativ
- Rö-Thorax in zwei Ebenen in Exspiration (bessere Darstellung der Pleura visceralis, da Lungengewebe dichter dargestellt wird): Pneulinie, vermehrte Strahlentransparenz (dunkler), Abbruch der Gefäßzeichnung
  - Bei Spannungspneumothorax: Mediastinalshift nach kontralateral, Zwerchfelltiefstand auf betroffener Seite
  - Bei traumatischem Pneumothorax auf Begleitverletzungen (v. a. Rippenfrakturen) und Hautemphysem achten
- Ggf. CT-Thorax (bei Unklarheiten im Rö-Thorax, im CT ist die viszerale Pleuralinie sicher abgrenzbar)

4 Chirurgie

4.4 Pneumothorax [II]

Therapie

- Stationäre Aufnahme
- Oxygenierung: Sauerstoffgabe (4–6 l/min), Oberkörperhochlagerung
- **Thoraxdrainage:**
  - Zugänge:
    - Monaldi: 2. ICR MCL, Notfallposition bei Pneumothorax
    - Bülau: 3.–5. ((long divis)) ICR vordere bis mittlere Axillarlinie („B wie Brustwarze“), bei Pneumothorax und Hämatothorax
    - Platzierung abhängig von Defekt: bei Luft apikal nahe Pleurakuppel, bei Flüssigkeit kaudal
    - Spannungspneumothorax: Notentlastung am Unfallort durch Punktion im 2. ICR MCL und Anlage eines Tiegel-Ventils (Nadel plus Fingerling bzw. Handschuh mit Löchern)
  - Durchführung:
    1. Lokalanästhesie
    2. Hautinzision
    3. Stumpfe Präparation der Brustwand am Oberrand der Rippe (Gefäße und Nerven „verstecken sich“ am Unterrand)

4. Stumpfes Verdrängen der Interkostalmuskulatur (mit Finger oder Schere)
5. Stumpfes Eröffnen des Pleuraraums
6. Drainage ohne Trokar mit Kornzange in Pleuraspalt eingeführt
7. Anschluss an Wasserschloss unter Sog von etwa −20 mmHg einführen (Schloss verhindert Eindringen von Luft in Pleuraraum)
8. Anlage einer Tabaksbeutelnaht (verhindert Lufteintritt beim Zug der Drainage)
9. Fixierung des Drainageschlauchs an Thoraxwand
10. Lagekontrolle: Rö-Thorax, inspektorisch beschlägt die Drainage
11. Nach 3–7 d Ziehen der Drainage in Exspiration (Druck im Pleuraspalt ist in Inspiration negativer, sodass Luft in Pleuraspalt gesaugt werden würde) → vor und nach Entfernen Rö-Thorax-Kontrolle: vor dem Ziehen Thoraxdrainage für wenige Stunden abklemmen, dann Rö-Thorax-Kontrolle (Nachweis: Lunge bleibt ohne Sog der Thoraxdrainage entfaltet), dann erneute Rö-Thorax-Kontrolle einige Stunden nach Ziehen → auf „Fisteln" der Thoraxdrainage achten: atemabhängiges Blubbern des Wasserschlosses spricht dafür, dass bei jedem Atemzug Luft aus der Lunge in den Pleuraspalt entweicht (persistierendes Pleuraleck), dann darf Thoraxdrainage nicht abgeklemmt werden, da Gefahr des Spannungspneumothorax

4 Chirurgie

4.4 Pneumothorax [III]

Therapie *(Forts.)*

- Ggf. operative Versorgung mittels videoassistierter Thorakoskopie:
  - Resektion Bullae
  - Chemische Pleurodese mittels Talkum (löst Entzündungsreaktion aus) bzw. elektrische oder mechanische Pleurodese (Anrauen der Pleura parietale), sodass Pleura viszerale mit Pleura parietale verwächst, zur Rezidivprophylaxe
  - Versorgung einer dislozierten Rippenfraktur
- Bei kleinem Pneumothorax häufig selbstständige Resorption der Luft (konservativer Therapieversuch möglich)

Weitere Informationen

DD
Thoraxschmerz (→ K255)

Komplikationen
- Respiratorische und v. a. kardiale Insuffizienz
- Rezidivpneumothorax (30 %)

Sonderformen
- Spitzenpneumothorax (apikal)
- Mantelpneumothorax (schmaler Saum zwischen Lunge und Brustkorb)

4 Chirurgie

4.5 Milzruptur [I]

Definition

- **Einzeitige Milzruptur:** Verletzung der Milzkapsel und des Milzparenchyms → akute intraabdominelle Blutung
- **Zweizeitige Milzruptur:** Milzparenchymverletzung bei intakter Milzkapsel → subkapsuläres Hämatom → symptomfreies Intervall (wenige Tage) → Zerreißung der Kapsel durch Zunahme des Hämatoms mit akuter intraabdomineller Blutung

Ätiologie

- Meist durch stumpfes Bauchtrauma oder linksseitiges Thoraxtrauma (mit Frakturen der unteren Rippen)
- Häufigstes abdominelles Trauma bei Patienten mit Polytrauma (➜ K124)

Klinik

- **Einzeitige Milzruptur:** Leitsymptom hämorrhagischer Schock und Schmerzen im linken Oberbauch, ggf. mit Einstrahlung in die linke Schulter (Kehr-Zeichen, Head-Zone: Übertragung von Schmerzen aus einem Organ auf ein fest definiertes Hautareal, das von derselben Spinalwurzel versorgt wird)
- **Zweizeitige Milzruptur:** Trauma plus beschwerdefreies Intervall über einige Tage bis Wochen plus plötzlich hämorrhagischer Schock und Schmerzen im linken Oberbauch

Diagnostik

Anamnese
Ätiologie/Risikofaktoren (Trauma), Klinik

KU
- Vitalparameter: Schockindex (Puls: systolischer Blutdruck > 1 bzw. Puls > systolischer Blutdruck)
- Inspektion: ggf. Hämatom bzw. Prellmarke im linken Oberbauch, Hautblässe bei Schock
- Palpation: Druckschmerz im linken Oberbauch, Abwehrspannung bei Ruptur, vergrößert tastbare Milz bei Hämatom

4 Chirurgie

4.5 Milzruptur [II]

Diagnostik *(Forts.)*

Labor

Hb, Hkt, Blutgruppe plus Kreuzblut (Verträglichkeit Blut Patient mit Blut Konserve) → Hb-/Hämatokrit-Abfall tritt erst verzögert bei akuter Blutung ein, da der Abfall erst durch den kompensatorischen Einstrom von Gewebeflüssigkeit stattfindet

Apparativ

- **Abdomensonografie:**
  - Hämatom innerhalb der Milz oder subkapsulär
  - Freie intraabdominelle Flüssigkeit an Prädilektionsstellen: Koller-Pouch (links, zwischen Milz und Niere), Morison-Pouch (rechts, zwischen Leber und Niere), Douglas-Raum (zwischen Rektum und Uterus)
- CT mit KM: unscharf abgrenzbare Milz mit Hämatom und KM-Austritt (letzteres bei aktiver Blutung)

Therapie

Akut

- Schocktherapie (Intensivstation, Volumen, Katecholamine, EK und FFP)
- Therapie nach Schweregrad der Milzruptur
  - **Typ I (subkapsuläres Hämatom):** konservativ mittels stationärer Überwachung, Bettruhe und engmaschiger Sonografiekontrollen (Hämatom wird resorbiert oder Kapselriss)
  - **Typ II/III (oberflächlicher bzw. tiefer Parenchymriss mit Kapselriss):** milzerhaltende OP mittels medianer Laparotomie mit Übernähung und Fibrinkleber oder partielle Milzresektion
  - **Typ IV/V (Organzerreißung bzw. Hilusabriss mit Kapselriss):** mediane Laparotomie mit Splenektomie

4 Chirurgie

4.5 Milzruptur [III]

Therapie *(Forts.)*

Nachbehandlung nach Splenektomie

- **ASS:** bis Thrombozyten <500.000/µl (passagere Thrombozytose durch fehlenden Abbau in der Milz, die Leber übernimmt langsam Funktion, Gefahr von Thromboembolien)
- **Postsplenektomie-Syndrom (OPSI):** 2 Wochen postoperativ höchstes Risiko für OPSI v. a. durch Pneumokokken, daher zuerst prophylaktische Impfung gegen Pneumokokken → 4 Wochen postoperativ folgen Impfungen gegen Meningokokken und *Haemophilus influenzae B* (postoperativ keine adäquate Immunantwort, da bekapselte Pneumokokken, Meningokokken oder *H. influenzae* normalerweise durch spezielle Makrophagen in der Milz phagozytiert werden, zudem verminderte Bildung von Immunglobulinen [IgG, IgM] → daher Gefahr einer OPSI mit Sepsis und hoher Letalität)
- Prophylaktische Impfung gegen Influenza 4 Wochen postoperativ (da postoperativ keine adäquate Immunantwort): Influenzainfektion erhöht Risiko einer bakteriellen Superinfektion
- Bei Infektverdacht frühzeitige antibiotische Therapie
- Bei elektiver Splenektomie (z. B. Pankreasschwanzneoplasie) prophylaktische Impfungen 6 Wochen vor OP

Weitere Informationen

Howell-Jolly-Körperchen (DNA-Reste in jungen Erythrozyten): „Man kann entweder eine Milz haben oder Howell-Jolly-Körperchen, beides geht nicht" → wenn Howell-Jolly-Körperchen nach Splenektomie fehlen, spricht das für Vorliegen einer Nebenmilz (baut Erythrozyten ab)

DD

Akutes Abdomen (→ K256)

Komplikationen

- Lebensbedrohliche Blutung
- Verletzung von Nachbarorganen durch OP (intraperitoneal → Pankreasschwanz, Niere, Magen, Kolon)
- Subphrenischer Abszess (z. B. durch Pankreasfistel bei Verletzung am Pankreasschwanz)
- OPSI
- Thromboembolien

4 Chirurgie

4.6 Frakturlehre, Osteosyntheseverfahren [I]

Definition

Fraktur: Kontinuitätsunterbrechung eines Knochens

Ätiologie

- Traumatische Fraktur, Ermüdungsfraktur (Überbelastung)
- Pathologische Fraktur: spontane Fraktur ohne adäquates Trauma (bei Tumor, Metastasen, Osteoporose)
- Mehrfachfraktur bei 3–6 Fragmenten (komplex), Trümmerfraktur bei > 6 Fragmenten (komplex)

Klassifikation der AO

- **Stelle 1:** Körperregion
- **Stelle 2:** Position innerhalb der Körperregion (proximal, Schaft, distal)
- **Stelle 3:** Komplexität (A = einfach oder ohne Gelenkbeteiligung, B = keilförmige Fraktur oder partielle Gelenkbeteiligung, C = komplexe Fraktur oder vollständige Gelenkbeteiligung)
- **Stelle 4 und 5:** Schweregrad

Klinik

- **Sichere Frakturzeichen:** Achsenabweichung, offene Fraktur, Krepitation, Bildgebung
- **Unsichere Frakturzeichen:** Schwellung, Schmerzen, Funktionseinschränkung

Diagnostik

- Frakturzeichen, Hautmantel intakt (Tetanusschutz aktuell?), pDMS
- Röntgen, ggf. CT bei komplexer Fraktur, ggf. MRT bei Begleitverletzungen oder bei anhaltenden Beschwerden bei fehlendem Frakturnachweis im Röntgen (Haarnadel-Frakturen)

Therapie

- **Vorgehen:** achsengerechte Reposition nach Möglichkeit vor Ort (bei offener Fraktur steriles Abdecken, Antibiose, Tetanus) → Fixation durch Osteosynthese oder Gips (ggf. zweizeitig mit Fixateur externe bei Schwellung, offener Fraktur, Trümmerfraktur) → Ruhigstellung
- **Indikation konservativ:** nicht disloziert, geschlossen
- **Indikation operativ:** disloziert, offen, komplex (Mehrfragment/Trümmer)

4 Chirurgie

4.6 Frakturlehre, Osteosyntheseverfahren [II]

Osteosyntheseverfahren

- **Winkelstabile Plattenosteosynthese:** extramedulläre Schienung, Befestigung mit Kortikalis-Schraube (Kopf hat kein Gewinde, steht Platte über, bewirkt Adhäsion von Platte an Knochen) und winkelstabilen Schrauben (Kopf hat Gewinde, Fraktur wird überbrückt, Kraft wird über Platte umgeleitet)
- **Schraubenosteosynthese:** interfragmentäre Kompression durch Zugschraube (Gewinde nur an Schraubenspitze, greift in gegenüberliegende Kortikalis, bewirkt Kompression der Frakturfragmente)
- **Zuggurtungsosteosynthese:** Metallschlinge wandelt Zugkräfte in Druckkräfte um, wenn Fragmente von Muskelsehnen auseinandergezogen werden (Patella, Olecranon)
- **Kirschner-Drahtspickung:** intramedulläre Schienung, Fixierung von Knochenfragmenten kleiner Röhrenknochen (Mittelhandknochen)
- **Marknagel:** intramedulläre Schienung, z. B. Gammanagel bei Femurfraktur; dynamisch, bei Belastung zunehmende Kompression des Frakturspalts → sofortige Belastung

- **Dynamische Hüftschraube (DHS):** extramedulläre Schienung, dynamisch
- **Fixateur externe:** extrakorporale Schienung, Pins proximal und distal der Fraktur im Knochen verankert (winkelstabil, da Frakturzone überbrückt wird)
- **Fixateur interne:** intrakorporale Schienung, innerhalb des Körpers befestigte starre Halterung (winkelstabil)
- **Endoprothese:** Gelenkersatz

Weitere Informationen

- **Übungsstabil:** aktive und passive Bewegung ohne Belastung (Plattenosteosynthese)
- **Belastungsstabil:** aktive und passive Bewegung mit Belastung (Marknagel, DHS, Endoprothese)

Komplikationen

- **Komplikationen nach Fraktur:** Pseudarthrose, Osteomyelitis/Wundinfektion, Kompartment
- **Komplikationen nach Endoprothese:** Myositis ossificans, Lockerung, periprothetische Fraktur, Luxation, Protheseninfekt, Zement- bzw. Fettembolie
- **Allgemeine OP-Komplikationen:** Thromboembolie, Blutung, Wundinfektion, Verletzung Nerven, Gefäße und Nachbarstrukturen, Pseudarthrose (ausbleibende Frakturheilung nach 6 Monaten)

4 Chirurgie

4.7 Scaphoidfraktur [I]

Definition

Fraktur des Kahnbeins

Ätiologie

- Häufigste Fraktur der Handwurzelknochen
- Beim Sturz auf die ausgestreckte Hand
- Lokalisationshäufigkeit: mittleres Drittel > proximales Drittel > distales Drittel

Klinik

- Druckschmerz in der Tabatière (knöcherner Boden wird vom Scaphoid gebildet)
- Stauchungsschmerz im Daumen
- Schwellung und Bewegungsschmerz im Handgelenk

Diagnostik

Anamnese

Ätiologie/Risikofaktoren, Klinik

KU

- Druckschmerz über Tabatière
- Stauchungsschmerz am Daumen
- Bewegungseinschränkung
- pDMS-Überprüfung

Apparativ

- **Röntgen des Handgelenks in Kahnbeinquartettserie** (in vier Ebenen): zarte Frakturlinie wird in zwei Ebenen häufig übersehen, daher erfolgt diese Spezialaufnahme
- **CT:** bei unauffälligem Röntgen und klinischem Verdacht
- **MRT:** bei unauffälliger Bildgebung und Beschwerdepersistenz, Knochenmarködem, Beurteilung des Bandapparats

4 Chirurgie

4.7 Scaphoidfraktur [II]

Therapie

MERKE

Die Blutversorgung des Scaphoids erfolgt von distal nach proximal, daher ist die Prognose der distalen Frakturen besser!

- **Nichtdislozierte Frakturen des mittleren und distalen Drittels:** Unterarmgips mit Einschluss des Daumengrundgelenks für 6 Wochen, anschließend übungsstabil für 4 Wochen
- **Fraktur des proximalen Drittels, Dislokation oder Luxation:** Schraubenosteosynthese mit Herbert-Schraube zur interfragmentären Kompression, direkt übungsstabil

Weitere Informationen

DD
- Distale Radiusfraktur
- Fraktur anderer Handwurzelknochen (V. a. Triquetrumfraktur)

Komplikationen

Pseudarthrose (Frakturspalt nach 6 Wochen nicht knöchern durchbaut): v. a. bei proximalen Frakturen wegen schlechter Blutversorgung; Therapie: operative Versorgung mit Spongiosaplastik, gefürchtet ist ein Kollaps der Handwurzel mit Instabilität im Karpalgelenk

4 Chirurgie

4.8 Radiusfraktur [I]

Definition

Bruch der Speiche, v. a. distal aufgrund Abstützreflex beim Sturz

Ätiologie

- Nach Unfallhergang!
- Colles-Fraktur (häufiger): Extensionsfraktur durch Abstützreflex mit Verkippung des distalen Fragments nach dorsoradial
- Smith-Fraktur (seltener): Flexionsfraktur mit Verkippung nach radiopalmar
- Häufigste Fraktur des Menschen (ca. ¼ aller Frakturen)

Klinik

- Schwellung bzw. Hämatom, Druckschmerz, Bewegungseinschränkung
- Colles-Fraktur: Bajonett-Stellung (radiale Abknickung), Fourchette-Stellung (dorsale Abknickung)

Diagnostik

Anamnese

Ätiologie/Unfallhergang, Klinik, Einnahme von Blutverdünnern, Tetanusschutz bei offenem Hautmantel

KU

- Hautmantel intakt, Frakturzeichen, pDMS, Bewegungsumfang
- Untersuchung angrenzender Knochen (der Tabatière z. B. bei Scaphoidfraktur)

Labor

Präoperative Gerinnungsparameter

Apparativ

- Röntgen von Unterarm in 2 Ebenen, einschließlich Handgelenk mit Handwurzelknochen, ggf. Ellenbogengelenk bei Klinik dort
- Ggf. CT bei komplexer Fraktur (z. B. mehrfragmentär oder Gelenkflächenbeteiligung im Vor-Röntgen)

4 Chirurgie

4.8 Radiusfraktur [II]

Therapie

- **Colles-Fraktur:**
  - Grundsätzlich konservativ (geschlossene Reposition in Bruchspaltanästhesie, Ruhigstellung in dorsaler Unterarmgipsschiene mit Daumeneinschluss für 6 Wochen)
  - OP nur, wenn disloziert, offen oder nicht gut reponierbar (Kirschner-Draht-Osteosynthese oder offen mit Plattenosteosynthese, Ruhigstellung in dorsaler Unterarmgipsschiene mit Daumeneinschluss für 6 Wochen)
- **Smith-Fraktur:** OP, da immer instabil (mit Plattenosteosynthese, Ruhigstellung in dorsaler Unterarmgipsschiene mit Daumeneinschluss für 6 Wochen)

Weitere Informationen

- **Komplikationen Radiusfraktur:** Scaphoidfraktur, Nervenschädigung (N. medianus, N. radialis), Pseudarthrose, CRPS
- **Galeazzi-Fraktur:** Fraktur von distalem Radiusschaft, Luxation Ulna aus distalem Radioulnargelenk und Riss Membrana interossea; Ätiologie: Sturz auf supinierten Arm; Therapie: OP
- **Monteggia-Fraktur:** Fraktur von proximalem Ulnaschaft, Luxation Radiusköpfchen (im Ellenbogengelenk) und Riss Membrana interossea; Ätiologie: Sturz auf pronierten Arm, Therapie: OP
- **Radiusköpfchenfraktur:** Fraktur des Radiusköpfchens im Ellenbogengelenk, Stauchungsfraktur bei Sturz auf Hand bei gestrecktem Ellenbogen; Therapie: konservativ, wenn nicht disloziert, sonst OP
- **Pronatio dolorosa/Chassaignac-Lähmung:** Radiusköpfchensubluxation; Ätiologie: Zug an ausgestrecktem, pronierten Arm beim Kind < 6. Lj. (Kindermädchen-Ellenbogen), keine Fraktur!; Therapie: Druck auf Radiuskopf, dann Supination und Streckung im Ellenbogen, keine Ruhigstellung erforderlich!

4 Chirurgie

4.9 Schultergelenksluxation [I]

Definition

- **Schultergelenksluxation:** vollständige Aufhebung der Artikulation zwischen Humeruskopf und Glenoid
- **Schultergelenkssubluxation:** Kontaktverlust zwischen Humeruskopf und Glenoid nur unter Belastung

Ätiologie

- **Häufigste Luxation** des Menschen (Gelenkpfanne zu klein für Humeruskopf, daher hohes Bewegungsausmaß), Jugendliche (Inzidenz 20 %), Männer häufiger betroffen
- **Traumatisch:**
  - **Vordere Luxation** (95 %, unter Proc. coracoideus): Sportunfall, Sturz auf den ausgestreckten abduzierten Arm
  - Hintere Luxation (3 %): Krampfanfall, Stromunfall
  - Untere Luxation (selten): Sturz auf ausgestreckten, hyperabduzierten bzw. elevierten Arm
- **Habituell:** bei Bindegewebsschwäche (z. B. Marfan-Syndrom)

Klinik

Schmerzhafte Luxationsstellung des betroffenen Arms (bei vorderer Luxation in Außenrotations- und Abduktionsstellung)

Diagnostik

Anamnese

Ätiologie/Unfallhergang, Klinik

KU

- pDMS, intakter Hautmantel, Frakturzeichen
- Leere Gelenkpfanne mit palpierbarer Mulde unter Akromion
- Humeruskopf disloziert tastbar

Apparativ

- Röntgen Schultergelenk in mind. zwei Ebenen: Beurteilung von Luxationsrichtung und Begleitläsionen (Fraktur, knöcherne Hill-Sachs-Delle)
  - Transglenoidale bzw. true-a.-p.-Aufnahme (überlagerungsfreie Sicht in den Gelenkspalt)
  - Transskapuläre bzw. Y-Aufnahme (Y aus Akromion, Coracoid und Scapula → stellt vor allem die anterior-posteriore Luxationsrichtung dar)
- **MRT:** Ausschluss einer Läsion von Knorpel, Bändern, Muskeln, Hill-Sachs-Delle und Bankart-Läsion

4 Chirurgie

4.9 Schultergelenksluxation [II]

Therapie

Konservativ

- Schnellstmögliche geschlossene Reposition in Analgosedierung (Risiko für Weichteilschaden steigt mit Dauer der Luxation)
- **Ablauf der Reposition:**
  - Gabe von Benzodiazepinen zur Muskelrelaxation (Achtung: Atemdepression!)
  - Langsam, kontrolliert und schonend, um iatrogene Verletzungen zu vermeiden
  - Zeichen einer erfolgreichen Reposition ist ein kurz auftretender Schmerz mit nachfolgender Schmerzbefreiung und spür-/hörbarem Schnappen
  - Nach Reposition: pDMS, Röntgen, Ruhigstellung in Gilchrist-Verband für 2 Wochen, keine Überkopfsportarten, keine Abduktion und Außenrotation für 6–12 Wochen

- **Schonende Repositionsverfahren nach Stimson oder Milch:**
  - **Reposition nach Stimpson:** Bauchlage, Schulter hängt über Liege, senkrechter Zug durch am Handgelenk befestigtes Gewicht (4–7 kg) für 30 min → Reposition durch zunehmende Muskelentspannung, alternativ senkrechter Zug am Arm durch Arzt und Verschiebung der Scapula nach kraniomedial (befördert Glenoid Richtung Humeruskopf)
  - **Reposition nach Milch:** Rückenlage, Arm im Ellenbogen gebeugt, passive Abspreizung, Außendrehung und Anhebung des Arms in Über-Kopf-Lage → dabei spontane Reposition, ggf. axialer Zug nach kranial („Patient gießt sich ein Glas Milch über den Kopf")

Operativ

- Indikation: bei erfolgloser geschlossener Reposition, bei Verletzung von Nerven, Knochen oder Knorpel, reduziert Reluxationsrisiko
- Verfahren: offene oder minimalinvasive Stabilisierung des Gelenks (z. B. Raffung der Gelenkkapsel, Bankart: Naht des Labrums, Hill-Sachs-Delle: Rotationsosteotomie mit Drehung der Delle weg vom Glenoid, um erneute Luxation zu verhindern)

4 Chirurgie

4.9 Schultergelenksluxation [III]

Weitere Informationen

Komplikationen

- Rezidivierende Luxation: bei 50 % der < 30-Jährigen, nach OP niedrigere Rezidivrate, durch gezieltes Training des M. subscapularis (Innenrotation) wird vordere Kapsel ventral stabilisiert zur Prophylaxe einer erneuten Luxation
- Dilatierte Gelenkkapsel mit Hyperlaxizität: positives Sulcus-Zeichen (Dellenbildung unter Akromion bei axialem Zug am Humerus)
- Schädigung von Bandstrukturen (in 55 %)
- **Bankart-Läsion:** Läsion des vorderen unteren knorpeligen Pfannenrandes, erhöhtes Rezidivrisiko
- **Hill-Sachs-Delle:** dorsolaterale Impression am Humeruskopf bei vorderer Luxation, erhöhtes Rezidivrisiko

- Läsion des N. axillaris im Rahmen der Schulterreposition (Sensibilitätsstörung Schulter, Lähmung des M. deltoideus)
- Rotatorenmanschettenruptur
- Kontraktur bei langer Ruhigstellung (Kapselschrumpfung)
- Omarthrose

4 Chirurgie

4.10 Klavikulafraktur

Definition und Ätiologie

- **Mittleres Drittel** (80 %): v. a. indirektes Trauma bei Sturz auf Schulter
- **Laterales Drittel** (15 %): v. a. direktes Trauma bei Schlag auf Schulter
- **Mediales Drittel** (nur 5 %, da durch Muskel-Band-Apparat geschützt)

Klinik

- Sichere Frakturzeichen: Achsenabweichung, offene Fraktur, Krepitation, radiologischer Nachweis
- Unsichere Frakturzeichen: Schwellung, Schmerzen, Funktionseinschränkung
- Spezifisch: Verkürzung des Schultergürtels (Muskelzug M. pectoralis), Klaviertastenphänomen bei lateraler Klavikulafraktur und Begleitruptur der korakoklavikulären Bänder (Muskelzug des M. sternocleidomastoideus)

Diagnostik

Anamnese: Ätiologie/Unfallhergang, Klinik

KU

pDMS, Bewegung, Druckschmerz, Hautmantel intakt? (Tetanusschutz aktuell?)

Apparativ

- Röntgen in 2 Ebenen a. p. und axial: Röntgenstrahl 30° von vorne unten: Beurteilung der Fragmentstellung bei Fraktur; zusätzlich Panorama-Aufnahme beider Klavikulae mit jeweils 5 kg Gewicht an beiden Unterarmen (Ausschluss AC-Gelenkluxation)
- Ggf. CT bei unklarem Befund oder komplizierten Frakturen (Trümmerfraktur)
- Ggf. MRT bei Verdacht auf Begleitverletzungen des Bandapparats bzw. der Muskulatur

Therapie

Konservativ

- Indikation: undislozierte, geschlossene Frakturen im medialen oder mittleren Drittel
- Verfahren: Gilchrist- oder Rucksackverband für 4 Wochen, dann Physiotherapie (Kapselverklebung/-schrumpfung mit „Frozen Shoulder" bei zu langer Ruhigstellung; bei Rucksackverband Plexus-brachialis-Schaden)

Operativ

- Indikation: offene Frakturen, dislozierte Frakturen, Frakturen des lateralen Drittels (instabil)
- Verfahren: Plattenosteosynthese (übungsstabil, frühe schmerzadaptierte Physiotherapie, nicht abstützen)

Weitere Informationen

Komplikationen: Fehlstellung, Pseudarthrose, Verletzung von Plexus brachialis oder Lunge bzw. Pleura, Plattenbruch

4 Chirurgie

4.11 AC-Gelenksprengung [I]

Definition

- **Rockwood I/Tossy I:** Überdehnung Lig. acromioclaviculare und Lig. coracoclaviculare
- **Rockwood II/Tossy II:** Ruptur Lig. acromioclaviculare und Überdehnung Lig. coracoclaviculare
- **Rockwood III/Tossy III:** Ruptur Lig. acromioclaviculare und Lig. coracoclaviculare (Pars trapezoidea, Pars conoidea) mit Luxation im Schultereckgelenk (bei Tossy III reißen alle drei Bänder)
- **Rockwood IV:** wie Tossy III, teilweise Abrissverletzung von M. deltoideus und M. trapezius, dadurch fehlender Muskelzug und Klavikula wird nach dorsal disloziert
- **Rockwood V:** wie Tossy III, vollständige Abrissverletzung von M. deltoideus und M. trapezius, dadurch fehlender Muskelzug und Klavikula wird nach kranial disloziert
- **Rockwood VI:** wie Tossy III, Klavikula disloziert unter Proc. coracoideus oder Akromion

Ätiologie

Traumatisch: Sturz auf Schulter bei adduziertem Arm (direkte Krafteinwirkung auf Akromion → Akromion wird dabei nach unten verlagert, wodurch die Klavikula nach oben luxiert)

Klinik

- Druckschmerz über AC-Gelenk
- Bewegungseinschränkung im Schultergelenk
- Hämatom bzw. Schwellung
- Ggf. sichtbare Stufenbildung
- Klaviertastenphänomen ab Tossy III: laterale Klavikula kann wie eine Klaviertaste nach unten gedrückt werden und federt beim Loslassen wieder hoch

4 Chirurgie

4.11 AC-Gelenksprengung [II]

Diagnostik

Anamnese
Ätiologie/Unfallhergang, Klinik

KU
pDMS, Bewegung, Druckschmerz, Hautmantel intakt? (Tetanusschutz aktuell?), Klaviertastenphänomen

Apparativ
Röntgen Schulter in 2 Ebenen
- Schulter a. p. plus Schulter axial (Ansicht von oben auf Schulter bei ausgestrecktem Arm) oder plus Y-Aufnahme Schulter (Y aus Akromion, Coracoid und Scapula)
- Befunde: Erweiterung des akromioklavikulären Gelenkspalts, Erweiterung des Abstands zwischen Proc. coracoideus und Akromion, ggf. Begleitverletzungen (Klavikulafraktur)

Therapie

Konservativ

- Indikation: Tossy I/II, evtl. Tossy III bei älteren Patienten
- Verfahren: Gilchrist-Verband oder Desault-Verband für 1–2 Wochen, Physiotherapie, Analgesie

Operativ

- Indikation: Tossy III (junge Patienten < 35 J., überwiegende Überkopfarbeit), Rockwood IV–VI
- Verfahren: Bandnaht plus Hakenplatte (liegt auf Klavikula, Haken verläuft unter Akromion → fixiert AC-Gelenk und entlastet genähte Bänder, eingeschränkte Abduktion), Gilchrist-Verband für 1 Woche, Physiotherapie (Platte gewährleistet Übungsstabilität), Entfernung Hakenplatte nach 3 Monaten

Weitere Informationen

Komplikationen

Plattenbruch (z. B. beim Abstützen)

4 Chirurgie

4.12 Humerusfraktur [I]

Definition

- **Humeruskopffraktur (Klassifikation nach Neer)**
  - Klasse I: min. Dislokation (90 % aller Humeruskopffrakturen; < 1 cm disloziert und Fragmentkippung < 45°)
  - Klasse II: Fraktur am Collum anatomicum
  - Klasse III: Fraktur am Collum chirurgicum (subkapitale Humerusfraktur, liegt unterhalb der beiden Tuberculi, am häufigsten)
  - Klasse IV: Abriss und ggf. Dislokation des Tuberculum majus
  - Klasse V: Abriss und ggf. Dislokation des Tuberculum minus
  - Klasse VI: Luxationsfrakturen
- **Humerusschaftfraktur:** am häufigsten im mittleren Drittel
- **Distale Humerusfraktur:** extraartikulär ohne Kondylenbeteiligung, intraartikulär unikondylär oder intraartikulär bikondylär

Ätiologie

- Direkt: Sturz auf Schulter
- Indirekt: Sturz auf ausgestreckten Arm oder Ellenbogen

Klinik

- Sichere Frakturzeichen: Achsenabweichung, offene Fraktur, Krepitation, radiologischer Nachweis
- Unsichere Frakturzeichen: Schwellung, Schmerzen, Funktionseinschränkung

Diagnostik

Anamnese
Ätiologie/Unfallhergang, Klinik

KU
pDMS, Bewegung, Druckschmerz, Hautmantel intakt? (Tetanusschutz aktuell?)

Apparativ
- Rö Humeruskopf: transglenoidal bzw. true-a. p. (überlagerungsfreie Sicht in den Gelenkspalt, Patient wird 30° zur Röntgenplatte gedreht) und transskapulär/Y-Aufnahme (Y aus Akromion, Coracoid und Scapula)
- Rö Humerusschaft und Ellenbogengelenk in zwei Ebenen bei Frakturen unterhalb des Humeruskopfs
- Ggf. CT bei komplexen Frakturen, ggf. MRT bei okkulten oder pathologischen Frakturen

4 Chirurgie

4.12 Humerusfraktur [II]

Therapie

Konservativ

- Indikation: gering dislozierte Humerusfrakturen, v. a. Humeruskopffraktur Kl. I nach Neer
- Verfahren: **Gilchrist-** oder Desault-Verband für 1 Woche (Immobilisation Schultergelenk u. Humerus), anschl. Rö-Kontrolle und bei weiterhin geringer Dislokation Physiotherapie mit Pendelbewegungen (Kapselverklebung/-schrumpfung mit „Frozen Shoulder" bei zu langer Ruhigstellung), dann Gilchrist-Verband für insges. 6 Wochen unter Physiotherapie, Analgesie

Operativ

- Indikation: offene oder dislozierte Frakturen, Begleitverletzungen (Nerven, Gefäße)
- Verfahren:
  - **Humeruskopf:** PHILOS-Plattenosteosynthese oder inverse Oberarmkopfprothese (Kugel in Gelenkpfanne bzw. Glenoid, Kugellager in Humerusschaft) bei Humeruskopfnekrose oder nahezu vollständiger Zertrümmerung des Humeruskopfs („Head Split")
  - **Humerusschaft:** Marknagel
  - **Distaler Humerus:** Plattenosteosynthese, bei Kindern Spickdrahtosteosynthese (minimal-invasiv, da perkutan und unkomplizierte Entfernung in Lokalanästhesie nach einigen Wochen, um Fehlwachstum zu vermeiden)

Weitere Informationen

- Bei Kindern am häufigsten suprakondyläre Humerusfraktur bei Sturz auf ausgestreckten Arm
- Juvenile Knochenzyste am häufigsten im Humerus lokalisiert, verursacht pathologische Humerusfraktur

Komplikationen

- **Humeruskopf: N.-axillaris-Läsion** (Sensibilitätsminderung Schulter), A.-axillaris-Läsion, Humeruskopfnekrose bei gestörter Blutversorgung (Endoprothesenversorgung), Einklemmung der langen Bizepssehne (Ansatz am Labrum supraglenoidale, zieht durch Gelenkkapsel)
- **Humerusschaft: N.-radialis-Läsion** (liegt im Sulcus nervi radialis am dorsalen Humerus → Fallhand plus Sensibilitätsausfall dorsaler Oberarm und Unterarm sowie an dorsaler Hand radial), A.-brachialis-Läsion
- **Distale Humerusfraktur: N.-ulnaris-Läsion** (liegt im Sulcus nervi ulnaris am Epicondylus humeri ulnaris → Krallenhand plus Sensibilitätsausfall dorsale und palmare Hand ulnar), **N.-radialis-Läsion, N.-medianus-Läsion** (Schwurhand, Abduktions- und Oppositionsschwäche im Daumen, Sensibilitätsausfall palmare Hand radial; bei Karpaltunnelsyndrom keine Schwurhand), A.-brachialis-Läsion

4 Chirurgie

4.13 Sprunggelenksfraktur (SGF) [I]

Definition

- **Außenknöchelfraktur:** Weber-Einteilung nach Lage der Außenknöchelfraktur zur Syndesmose (A = unterhalb, B = auf Höhe, C = oberhalb → Wahrscheinlichkeit, dass Syndesmose verletzt ist, steigt in Richtung Weber C an). Die Syndesmose ist eine bindegewebige Verbindung zwischen Fibula und Tibia.
- **Begleitverletzungen:**
  - **Bimaleoläre SGF:** Fraktur Fibula plus Tibia
  - **Trimaleoläre SGF:** Fraktur Fibula, Tibia sowie des Volkmann-Dreiecks (Hinterkante Tibia)
  - **Pilon-tibiale-Fraktur:** Fraktur der distalen Tibiagelenkfläche
  - **Sprunggelenkluxationsfraktur:** Bimaleoläre Fraktur mit Sprengung der Maleolengabel und Luxation des Talus
  - **Maisonneuve-Fraktur:** Proximale Fibulafraktur mit rupturierter Syndesmose und Zerreißung der Membrana interossea

Ätiologie

- **Supinationstrauma** (Umknicken nach außen): Weber A, Tibiafraktur
- **Pronationstrauma** (Umknicken nach innen): Weber B und C

Klinik

- Sichere Frakturzeichen: Achsenabweichung, offene Fraktur, Krepitation, radiolog. Nachweis
- Unsichere Frakturzeichen: Schwellung, Schmerzen, Funktionseinschränkung

Diagnostik

Anamnese: Ätiologie/Unfallmechanismus, Klinik

KU
pDMS, Druckschmerz an Innen-/Außenknöchel, Syndesmose u. Fibulaköpfchen, Frick-Stresstest (Dorsalextension, Außenrotation), Auftreten schmerzhaft? Hautmantel intakt? (Tetanusschutz?)

Labor
Präoperative Gerinnungsparameter

Apparativ
- Rö Sprunggelenk in zwei Ebenen
- Bei klinischem V. a. hohe Fibulafraktur (Druckschmerz am Fibulaköpfchen) oder Mittelfußfraktur (Druckschmerz am Metatarsale V) zusätzlich Rö des proximalen Unterschenkels bzw. Mittelfußes
- Sonografie der Syndesmose, ggf. MRT: Riss?

4 Chirurgie

4.13 Sprunggelenksfraktur (SGF) [II]

Therapie

- **Am Unfallort grobe Reposition** der Fehlstellung (Weichteilnekrose) und sterile Abdeckung bei beschädigtem Hautmantel
- **Nicht dislozierte Weber-A-Fraktur:** konservativ mit Unterschenkelgips in Neutralposition für 6 Wochen
- **Dislozierte Weber A, immer Weber B oder C** (Wahrscheinlichkeit der Syndesmosenruptur höher): OP mit Plattenosteosynthese
  - Bei Teilruptur der Syndesmose: Naht
  - Bei kompletter Ruptur Syndesmose: zusätzliche Fixierung mit Stellschraube für 6 Wochen (bricht schnell, daher nur Teilbelastung bis 20 kg, danach schmerzorientierte Vollbelastung), postoperative Ruhigstellung im Unterschenkelgips für 6 Wochen (Thromboseprophylaxe)
- Bei starker Schwellung, offener Fraktur und Trümmerbrüchen zweizeitiges Vorgehen mit Fixateur externe (Abschwellung), im Verlauf definitive Versorgung

Weitere Informationen

Komplikationen

- **Nervenschädigung:** Peroneusparese bei hoher Fibulafraktur mit Fußheberschwäche
- **Kompartmentsyndrom:** Motorik und Sensibilität beeinträchtigt, Puls kann schwach tastbar sein
- **Posttraumatische Arthrose**

4 Chirurgie

4.14 Vordere Kreuzbandruptur [I]

Definition

- Kreuzbänder stabilisieren das Kniegelenk, indem sie die Vor- und Rückschubbewegung sowie Rotationsbewegungen der Tibia gegenüber der Gelenkfläche des Femurs einschränken
- VKB verläuft von oben hinten nach unten vorne, HKB von oben vorne nach unten hinten

Ätiologie

Sportverletzung: Torsion im Kniegelenk (Flexions-Valgus-Außenrotationsverletzung, Verdrehtrauma mit fixiertem Unterschenkel), z. B. Skifahren (Patient bleibt mit Ski hängen)

Klinik

- Schmerzen und Schwellung am Knie
- Instabilitätsgefühl (Giving-way-Phänomen): Wegknicken des Kniegelenks bei geringfügiger Belastung

Diagnostik

Anamnese
Ätiologie/Unfallhergang, Klinik

KU
- pDMS, intakter Hautmantel, Frakturzeichen
- Positiver vorderer Schubladen-Test: Rückenlage, 90° Beugung im Kniegelenk, Unterschenkel wird gegenüber Oberschenkel nach vorne gezogen → harter Anschlag bedeutet intaktes Kreuzband (fehlender harter oder weicher Anschlag bei Ruptur)
- Positiver Lachmann-Test (sensitiver als Schubladen-Test): Rückenlage, 30° Beugung im Kniegelenk, Unterschenkel wird gegenüber Oberschenkel nach vorne gezogen → harter Anschlag bedeutet intaktes Kreuzband (prüft nur VKB)
- Tanzende Patella: Recessus suprapatellaris von kranial nach kaudal ausstreichen, mit anderer Hand auf Patella drücken → Gelenkerguss bei federndem Widerstand

Apparativ
- Sono Knie: Erguss bzw. Hämarthros?
- Röntgen in zwei Ebenen: Fraktur?
- MRT Knie: sichert Bandschaden!

4 Chirurgie

4.14 Vordere Kreuzbandruptur [II]

Therapie

- **Analgesie:** NSAR, Kühlung, Schonung, Thromboseprophylaxe
- Ggf. Punktion bei Hämarthros (hohe Infektionsgefahr)
- **Operativ durch Arthroskopie:** autologer Ersatz des Kreuzbands mit Sehne des M. semitendinosus und Patellarsehne (keine Kreuzbandnaht, da schlechtes funktionelles Ergebnis), alternativ M.-gracilis-Sehne
- **Postoperativ:** für 6 Wochen Kniegelenksorthese, die Streckung und Beugung im Kniegelenk um mehr als 90° verhindert, Physiotherapie (langsamer Aufbau des M. quadriceps zur zusätzlichen Stabilisierung), Thromboseprophylaxe, Verzicht auf stark kniebelastende Sportarten (Fußball, Joggen) für 6–8 Monate

Weitere Informationen

Komplikationen
- Gonarthrose
- Chronische Instabilität (deshalb immer OP-Indikation)

DD
- **Hintere Kreuzbandruptur (selten):** hinterer Schubladen-Test, „Gravity Sign“ (Rücklage, bei gebeugtem Knie und gebeugter Hüfte → Tibia fällt der Schwerkraft folgend nach dorsal ab, sichtbare Delle zwischen unterem Patellapol und Tibia); Therapie: wie vordere Ruptur
- **„Unhappy Triad“:** Kombination aus Ruptur von VKB, Innenband und Innenmeniskus (Innenband und Innenmeniskus sind miteinander verwachsen, zudem gleicher Unfallmechanismus)

4 Chirurgie

4.15 Proximale Femurfraktur [I]

Definition

Umfasst Hüftkopffrakturen, Schenkelhalsfrakturen, pertrochantäre Frakturen

Ätiologie

Häufig ältere Patienten nach Sturz auf das Hüftgelenk, begünstigt durch Osteoporose (v. a. postmenopausale Frauen, Metastasen)

Klinik

- **Verkürzung und Außenrotation des Beins** (bei Schenkelhalsfraktur als Adduktionsfraktur sowie pertrochantäre Fraktur durch Muskelzug der Mm. gluteus medius und minimus, da diese am Trochanter major ansetzen). Bei Schenkelhalsfraktur als Abduktionsfraktur keine Beinfehlstellung!
- Hämatom bzw. Schwellung, schmerzhafte Bewegungseinschränkung

Diagnostik

Anamnese
Ätiologie/Risikofaktoren (Sturz, alter Patient, Osteoporose, Metastasen, Unfall), Klinik

KU
- Sichere und unsichere Frakturzeichen
- **pDMS:** sensibel und motorisch N. ischiadicus (Sensibilität am Unterschenkel und Fuß; funktionelle Kniebeugung, Plantarflexion, Dorsalextension)
- Druckschmerz Trochanter major, Stauchungsschmerz, immobilisierende Schmerzen

Labor
Blutgruppe und Kreuzbrut, präoperative Gerinnung

Apparativ
- Rö Beckenübersicht und Hüfte in 2 Ebenen (Lauenstein-Aufnahme: Rückenlage, 45° Flexion und 45° Abduktion zur besseren Einsehbarkeit in das Hüftgelenk):
  - **Hüftkopffraktur:** Frakturlinie zieht durch Femurkopf
  - **Schenkelhalsfraktur:** Frakturlinie zieht durch Schenkelhals
  - **Pertrochantäre Femurfraktur:** Frakturlinie zieht durch Trochanter major oder minor
- Ggf. CT mit 3D-Rekonstruktion bei Trümmerfrakturen, Gelenkbeteiligung oder okkulten Frakturen

4 Chirurgie

4.15 Proximale Femurfraktur [II]

Therapie

- **Hüftkopffraktur:** OP innerhalb 6 h (Gefahr Hüftkopfnekrose) mit hüftkopferhaltenden Osteosyntheseverfahren z. B. Großfragmentschraube, Ultima Ratio TEP
- **Pertrochantäre Femurfraktur:** Gammanagel (dynamisch → bei Belastung zunehmende interfragmentäre Kompression des Frakturspalts → sofortige Belastungsstabilität), DHS (dynamisch, weniger invasiv als Gammanagel)
- **Schenkelhalsfraktur:**
  - **Konservativ bei Pauwels I, Garden I** (Abduktionsfraktur, stabil): Bettruhe, anschließend Physiotherapie, Thromboseprophylaxe
  - **OP ab Pauwels II, Garden II** (Adduktionsfraktur): innerhalb von 24 h (Gefahr der Hüftkopfnekrose) → bei jungen Patienten **Großfragmentschrauben** (instabil, brechen leicht) oder **DHS** (1. Wahl, stabil) → bei alten und immobilen Patienten **Duokopfprothese** (geringeres Bewegungsausmaß, weniger invasiv) → bei mobilen Patienten und/oder Coxarthrose **TEP** (zementiert bei älterem Patienten, da sofortige Vollbelastung möglich, nicht bei jüngerem Patienten, da Prothesenwechsel erschwert)

Weitere Informationen

Komplikationen

Infektion, Blutung, Wundheilungsstörung, Lockerung, Coxarthrose, Pseudarthrose, Hüftkopfnekrose (A. ligamenti capitis femoris, A. circumflexa femoris), Luxation (Flexion > 90°, Innenrotation, Adduktion über Mittellinie), Lungenembolie (Zement, Fett), hohe perioperative Letalität (hohes Alter, Komorbidität)

Klassifikation der Schenkelhalsfrakturen

- **Anatomisch:** medial ist intrakapsulär → 90 % Adduktionsfraktur (bei Sturz auf adduziertes Bein), 10 % Abduktionsfraktur (ist eingestaucht, stabil); lateral ist extrakapsulär
- **Pauwels:** Winkel zwischen Frakturlinie und Horizontale
  - Pauwels I: < 30°, stabil, konservativ
  - Pauwels II und III: > 30° bzw. > 50°, instabil, operativ
- **Garden:** Dislokation der Fragmente
  - Garden I: inkomplette Fraktur ohne Dislokation, konservativ
  - Garden II, III, IV: komplette Fraktur ohne bzw. mit teilweiser bzw. mit kompletter Dislokation, operativ

4 Chirurgie

4.16 Wirbelkörperfraktur [I]

Definition

Klassifikation für traumatische Frakturen:
Kombination aus Denis (beteiligte Strukturen nach dem Drei-Säulen-Modell) und AO (Verletzungsart)

Bezeichnung	Verletzungsart (AO)	Beteiligte Strukturen (Drei-Säulen-Modell)	Stabilität	Behandlung
Denis A	Kompressionsverletzung (Stauchen)	Vordere ⅔ des Wirbelkörpers	Stabil	Konservativ
Denis B	Distraktionsverletzung (Auseinanderziehen)	Hintere ⅓ des Wirbelkörpers	Instabil (Hinterkantenbeteiligung)	Operativ
Denis C	Rotationsverletzung (Drehen)	Wirbelbogen	Instabil (Hinterkantenbeteiligung)	Operativ

Ätiologie

- Pathologische Fraktur bei Osteoporose (➜ K157)
- Traumatische Fraktur
- Lokalisationshäufigkeit: thorakolumbaler Übergang (gute Beweglichkeit auf Kosten fehlender Stabilisierung) > BWS > HWS

Klinik

- Lokaler Druck-, Klopf- und Stauchungsschmerz
- Ggf. neurologische Ausfälle bis zu komplettem Querschnittssyndrom unterhalb der Läsion

Diagnostik

Anamnese
Ätiologie/Risikofaktoren, Klinik

KU
Klinik, Fehlstellung, Bewegungseinschränkung, Klopfschmerz über der Wirbelsäule, neurologische Ausfälle (Kraft, Motorik, Sensibilität und Reflexe)

4 Chirurgie

4.16 Wirbelkörperfraktur [II]

Diagnostik *(Forts.)*

Apparativ

- Röntgen a. p. und seitlich der gesamten Wirbelsäule: Kortikalisunterbrechung, Knochenfragmente, Höhenminderung der Wirbelkörper
- CT: schnell verfügbar zur Beurteilung der Hinterkantenstabilität und OP-Notwendigkeit
- Ggf. MRT zur genauen Beurteilung der Rückenmarkskompression

Therapie

Allgemein

Lagerung des Patienten mit Schaufeltrage plus Vakuummatratze bzw. Spineboard zum Transport in Klinik

Konservativ

- Indikation: **Denis A**
- Verfahren: Analgesie, schmerzadaptierte Mobilisation und Physiotherapie, operativ bei konservativ nicht beherrschbaren Schmerzen

Operativ
- Indikation: **Denis B, Denis C**
- Verfahren: Spondylodese (Wirbelkörperverblockung mit Fixateur interne, Ausräumung des Zwischenwirbelraums bzw. der Bandscheibe mit Ersatz durch Knochenspan aus Beckenkamm oder Titankäfig), bei osteoporotischer Fraktur Kyphoplastie (Ballon zum Aufrichten des Wirbelkörpers plus Auffüllung mit Knochenzement, rasche Schmerzfreiheit und Mobilisation, zur Prävention von Pneumonien und Thrombosen)

Weitere Informationen

Komplikationen
- Rückenmarksschädigung
- Posttraumatische Deformation der Wirbelsäule (Höhenminderung, Kyphose)

4 Chirurgie

4.17 Osteoporose [I]

Definition

- **Osteopenie:** T-Score zwischen –2,5 und –1
- **Osteoporose:** Knochenmassemangel mit **T-Score < –2,5** Standardabweichungen von der Norm (z. B. –3,5)
- **Manifeste Osteoporose:** Knochenmassemangel mit **T-Score < –2,5** Standardabweichungen von der Norm (z. B. –3,5) plus zusätzliche **Fraktur**

Ätiologie

- **Primär** (90 %)
  - **Typ I: postmenopausale** Osteoporose (ab 50 Lj., Östrogenabfall)
  - **Typ II: senile** Osteoporose (ab 70 Lj., Osteoblasteninsuffizienz)
  - Risikofaktoren: Alkohol, Rauchen, Kachexie
- **Sekundär** (10 %)
  - Glukokortikoide (Cushing-Schwelle 7,5 mg Prednisolon/Tag)
  - Immobilisation

Klinik

- Diffuse Rückenschmerzen, Kyphosierung/Gibbus der BWS, Minderung der Körpergröße
- **Pathologische Frakturen:** bei seniler Genese Oberschenkelhalsfrakturen, bei postmenopausaler Genese Wirbelkörperfrakturen

Diagnostik

Anamnese: Ätiologie/Risikofaktoren, Klinik

KU

- Kyphosierung der Wirbelsäule/Gibbus
- **Tannenbaumphänomen:** Hautfalten am Rücken durch Abnahme der Körpergröße

Labor

Labor unauffällig (Kalzium normal, Phosphat normal, AP normal oder leicht erhöht, PTH normal)

Apparativ

- **Röntgen a. p. und seitlich: vermehrte Strahlentransparenz**/Transparenzerhöhung (schwarz), **Wirbelkörperfrakturen** (Fisch-, Keil-, Plattwirbel)
- **Osteodensitometrie (DXA):** Messung der Knochenflächendichte in g/cm^3 von LWS, Femur und Femurhals; Bestimmung des **T-Scores** (Standardabweichung vom Mittelwert der Knochendichte eines gesunden 30-Jährigen)

4 Chirurgie

4.17 Osteoporose [II]

Therapie

Allgemein

- Minimierung der Risikofaktoren: Bewegung, Alkoholkarenz, Nikotinkarenz
- Substitution Vitamin D_3 und Kalzium
- Sturzgefahr reduzieren (Gehhilfen, keine sedierenden Medikamente)

Medikamentös

- Indikation: manifeste Osteoporose (T-Score < –2,5 plus Fraktur)
- Medikamente:
  - **Bisphosphonate (z. B. Alendronat):** hemmt Osteoklasten, senkt Kalziumspiegel, Einnahme im Stehen mit viel Wasser (Ösophagitis) und 30 min. vor dem Essen (Komplexbildung mit Kalzium), zuvor Zahnsanierung (verursacht Kiefernekrosen)
  - **Teriparatid:** rekombinantes PTH, max. 24 Monate (vermehrtes Auftreten von Osteosarkomen)
  - Denosumab: RANKL-AK, bindet am Osteoklastenrezeptor und stört Interaktion zu Osteoblasten

Weitere Informationen

DD

- Ossäre Metastasen (Lungenkarzinom → K219, Mammakarzinom → K172)
- Sekundärer Hyperparathyreoidismus
- Multiples Myelom (→ K67)

4 Chirurgie

4.18 Bandscheibenprolaps [I]

Definition

- **Bandscheibenprotrusion:** Vorwölbung des Gallertkerns (Nucleus pulposus) der Bandscheibe nach dorsal bzw. dorsolateral, ohne dass der äußere Faserring (Anulus fibrosus) reißt; Vorstufe des Bandscheibenprolaps, weniger komprimierend, da noch vom äußeren Faserring zurückgehalten
- **Bandscheibenprolaps:** Austritt des Gallertkerns (Nucleus pulposus) der Bandscheibe nach dorsal bzw. dorsolateral mit Riss im äußeren Faserring (Anulus fibrosus), hinteres Längsband (Lig. longitudinale posterius) kann hierbei intakt oder perforiert sein
  - **Mediolateral** (90 %): am hinteren Längsband (Lig. longitudinale posterius) vorbei, rutscht im Spinalkanal eine Ebene tiefer und komprimiert Spinalwurzel im Neuroforamen unterhalb der betroffenen Bandscheibe (z. B. Bandscheibenvorfall zw. LWK4/5 → Wurzelkompression L5)
  - **Lateral/foraminal:** am hinteren Längsband (Lig. longitudinale posterius) vorbei, komprimiert Spinalwurzel im Neuroforamen oberhalb der betroffenen Bandscheibe (z. B. Bandscheibenvorfall zw. LWK4/5 → Wurzelkompression L4)
  - **Medial:** durch das posteriore Längsband (Lig. longitudinale posterius) hindurch, komprimiert Myelon bzw. alle Spinalnerven unterhalb der betroffenen Bandscheibe, Spinalwurzel

darüber wird entweder komprimiert (sehr selten, wenn Protrusion zusätzlich leicht lateral) oder nicht komprimiert (Protrusion nur medial; z. B. Bandscheibenvorfall zw. LWK4/5 → Wurzelkompression L5 bis S5, ggf. zusätzlich L4)

- **Diskussequester:** abgerissener Teil des Nucleus pulposus befindet sich im Spinalkanal ohne Kontakt zum eigentlichen Nucleus pulposus
- **Lumbago/Hexenschuss:** akute oder chronische Rückenschmerzen im LWS-Bereich, die nicht ausstrahlen (am häufigsten muskulärer Hartspann)
- **Zervikobrachialgie/Lumboischialgie:** Schmerzen im HWS- bzw. LWS-Bereich, die in die entsprechende Extremität segmental ausstrahlen (nach Bandscheibenprolaps)
- **Radikulopathie:** Symptome, die sich aus einer Wurzelkompression ergeben (Ausfall Kraft, Motorik, Sensibilität, Reflexe im betroffenen Segment sowie Schmerzen)

Ätiologie

- **Degeneration der Bandscheibe** (Bandscheibe wird avaskulär und Anulus fibrosus anfälliger für Risse), sehr selten traumatisch
- Am häufigsten **lumbaler Bandscheibenprolaps** (v. a. LWK4/5, LWK5/SWK1), da starke Belastung am Übergang der max. beweglichen LWS zum max. fixierten Sakrum
- Vor allem Männer **30–50 J.** (selten ab 50, da abnehmender Wassergehalt im Körper und damit abnehmender Expansionsdruck des Nucleus pulposus)

4 Chirurgie

4.18 Bandscheibenprolaps [II]

Diagnostik

Anamnese
Ätiologie/Risikofaktoren, Klinik

KU

- Schmerzen am Ort der betroffenen Bandscheibe plus bei Wurzelkompression akut einschießende ausstrahlende Schmerzen einseitig in betroffenes Segment mit ggf. Ausfall von Kraft, Motorik, Sensibilität und Reflexen einseitig im betroffenen Segment (→ Tab. Rückseite)
- Akutes Nachlassen der Schmerzen bei Progredienz der Parese ist Warnzeichen für ein nervales Absterben
- Sonderformen:
  - **Conus-medullaris-Syndrom**
    - Anatomie: der Conus medullaris ist das kaudale Ende des Rückenmarks auf Höhe von LWK 1/2, enthält die Fasern S3 bis S5
    - Klinik: keine Paresen der unteren Extremität, **Blasen-/Mastdarmstörung, Impotenz, Reithosenanästhesie** (Innenseite Oberschenkel, Genitalien, Anus), **fehlender Analreflex**

Betroffenes Segment	Kraft, Motorik (Kennmuskel)	Reflexe	Sensibilität
C6	**M. biceps brachii,** M. brachioradialis (Armbeugung, Supination)	Bizepssehnenreflex, Brachioradialisreflex (auch Radiusperiostreflex)	Radialer Unterarm bis **Daumen**
C7	**M. triceps brachii** (Armstreckung)	Trizepssehnenreflex	Medialer Unterarm bis **Mittelfinger**
L4	**M. quadriceps femoris,** M. iliopsoas (Beugung Hüfte, Streckung Knie)	Patellarsehnenreflex	**Oberschenkel außenseite, Knie, Unterschenkel innenseite** (wie Hände in Hosentasche)
L5	M. extensor hallucis longus, M. tibialis anterior (**Fußhebung**)	Tibialis-posterior-Reflex (Supination)	Ventraler Unterschenkel, Fußrücken, **Großzehe**
S1	M. triceps surae (**Fußsenkung**)	Achillessehnenreflex	Lateraler Unterschenkel, **lateraler Fußrand,** Kleinzehe

4 Chirurgie

4.18 Bandscheibenprolaps [III]

Diagnostik *(Forts.)*

KU *(Forts.)*

- **Cauda-equina-Syndrom**
  - Anatomie: Cauda equina = Faserbündel aus sensomotorischen Nervenwurzeln kaudal des Rückenmarks, beginnt ab LWK 2, enthält die Fasern **L2 bis S5**
  - Klinik: **schlaffe Paresen, Sensibilitätsstörungen und fehlende Reflexe der unteren Extremität, fehlender Kremasterreflex** (L1/2, bei Bestreichen der Innenseite Oberschenkel hebt sich der ipsilaterale Hoden)
- Können isoliert oder kombiniert (Konus-Kauda-Syndrom, meist nur durch sehr große Raumforderungen) auftreten

Apparativ

- **MRT (Mittel der 1. Wahl):** bei Schmerzausstrahlung und/oder neurologischen Ausfällen, ggf. sichtbarer Diskusprolaps (Vorwölbung von Bandscheibenmaterial in Spinalkanal)
- Röntgen: wenn Trauma nicht sicher auszuschließen
- CT: wenn MRT nicht zeitnah verfügbar oder Trauma nicht sicher auszuschließen

Therapie

Konservativ

- Indikation: Rückenschmerzen ohne/mit milder radikulärer Symptomatik
- Verfahren: Bewegung bzw. Physiotherapie, Analgesie nach WHO-Stufenschema (Ibuprofen, Tilidin, Oxycodon), periradikuläre (um Nervenwurzel herum) Injektion von Lokalanästhetikum (Ropivacain) und/oder von Glukokortikoiden

Operativ

- **Absolute Indikation:** Konus-Kauda-Syndrom, Blasen-/Mastdarmstörung, höhergradige oder progrediente Paresen (Kraftgrad ≤ 3/5)
- Relative Indikation: Versagen der konservativen Therapie
- Verfahren: **mikrochirurgische offene Nukleotomie** (Entfernung des Gallertkerns über kleinen Hautschnitt mithilfe eines OP-Mikroskops, Faserring bleibt erhalten, kein Platzhalter bzw. Cage nötig)

Weitere Informationen

DD

Lumbago, Wirbelkörperfraktur, Metastasen, Spondylodiszitis

Komplikationen

Persistierende Wurzelschädigung, Wurzeltod

4 Chirurgie

4.19 Arthrose (Koxarthrose, Gonarthrose) [I]

Definition

Arthrose: degenerative, nichtentzündliche Erkrankung des Gelenkknorpels, Alter > 60 J.

Ätiologie

- **Primär/idiopathisch:** hohes Alter, Adipositas, Gelenkfehlstellung bzw. Fehlbelastung (z. B. Coxa bzw. Genu valgum/varum)
- **Sekundär:** Morbus Perthes, Epiphysiolysis capitis femoris, Hüftgelenksdysplasie, Kreuzbandruptur, Meniskusläsion, Z. n. Gelenkfraktur

Klinik

- Frühe Leitsymptome: Anlauf-, Belastungs-, Ermüdungsschmerz, Schmerz bei Gelenkendstellung, Schmerzausstrahlung (Knieschmerzen bei Koxarthrose)
- Späte Leitsymptome: Dauerschmerz, Nachtschmerz, Bewegungseinschränkung
- Aktivierte Arthrose: entzündliche Episode des Gelenks mit Kardinalzeichen der Entzündung
- Koxarthrose: Schmerz in Leiste und über Trochanter major, eingeschränkte Innenrotation, Schonhinken, v. a. Schmerzen bei Aufwärtsbewegung
- Gonarthrose: Schmerzen im Knie, v. a. Schmerzen bei Abwärtsbewegung

Diagnostik

Anamnese

Ätiologie/Risikofaktoren (Alter), Klinik

KU

- **Koxarthrose:**
  - Inspektion: Entzündungszeichen bei aktivierter Arthrose, Messung der schmerzfreien Gehstrecke
  - Palpation Hüfte: Leistendruckschmerz, Trochanterklopfschmerz, Stauchungsschmerz
  - Funktionstests: **eingeschränktes Bewegungsausmaß, Drehmann-Zeichen** (Innenrotationsschwäche → schmerzhafte Innenrotation, bei Flexion in der Hüfte macht das Bein eine Ausweichbewegung in die Außenrotation), **Vierer-Zeichen** (Außenrotations- und Abduktionsschwäche → Ferse wird auf kontralaterales Knie gelegt, pathologisch: Abstand von Knie zu Unterlage > 20 cm), **Thomas-Handgriff** (Hüftbeugekontraktur → bei Flexion des gesunden Beins hebt sich das kontralaterale Bein von der Unterlage, eine Hand liegt unter der LWS zum Ausgleich der LWS-Lordose)

4 Chirurgie

4.19 Arthrose (Koxarthrose, Gonarthrose) [II]

Diagnostik *(Forts.)*

KU *(Forts.)*

- **Gonarthrose:**
  - Inspektion: Entzündungszeichen bei aktivierter Arthrose, Mikulicz-Linie (mechanische Achse durch Mitte aller Gelenke der unteren Extremität, d. h. Hüft-, Knie-, Sprunggelenk; bei X-Beinen bzw. **Genu valgum** liegt die Mikulicz-Linie lateral des Kniegelenks, bei O-Beinen bzw. **Genu varum** medial des Kniegelenks), Messung der schmerzfreien Gehstrecke
  - Palpation: **tanzende Patella** (Ergusspalpation)
  - Funktionstest: **eingeschränktes Bewegungsausmaß, Zohlen-Zeichen** (Retropatellarthrose)

Apparativ

- Rö Hüfte: Beckenübersicht sowie nach Lauenstein (axial; bei 45° Flexion und 45° Abduktion)
- Rö Knie: a. p., seitlich (Patella tangential) sowie stehende Aufnahme zur Beurteilung der mechanischen Achse

- Allgemeine Arthrosezeichen: Gelenkspaltverschmälerung, subchondrale Sklerose (Knochenverdickung unterhalb Knorpel), Geröllzysten (lokale Knochennekrosen), Osteophyten bzw. Exophyten (horizontaler Knochenanbau zur Verbreiterung der Gelenkfläche)

Therapie

Konservativ

Viel Bewegung mit wenig Belastung (Schwimmen, Radfahren), Physiotherapie, Schmerztherapie nach WHO, Gehstock auf gesunder Seite (beim Auftreten wird Stock belastet und krankes Bein entlastet), Pufferabsätze (dämpft axiale Stöße)

Operativ

Indikation: abhängig vom Leidensdruck des Patienten, nach Ausschöpfung konservativer Maßnahmen

- **Operative Versorgung bei Koxarthrose:**
  - **Hüft-TEP:** kompletter Hüftgelenkersatz mit Ersatz des Femurkopfs und der Hüftpfanne; indiziert bei totaler Gelenkdestruktion oder Schenkelhalsfraktur plus Koxarthrose
  - **Duokopfprothese:** Ersatz des Femurkopfs unter Belassung der Hüftpfanne; indiziert bei totaler Gelenkdestruktion bei älteren, immobilen Patienten >75 J. (weniger invasive Operation, da die Pfanne nicht gefräst werden muss, aber geringeres Bewegungsausmaß, da die arthrotisch veränderte Hüftpfanne verbleibt) oder bei Schenkelhalsfraktur ohne Koxarthrose

4 Chirurgie

4.19 Arthrose (Koxarthrose, Gonarthrose) [III]

Therapie *(Forts.)*

Operative Therapie *(Forts.)*

- **Operative Versorgung bei Gonarthrose:**
  - **Ungekoppelte Knieprothese:** Ersatz von femoralem und tibialem Gleitlager mit Einlage einer Kunststoffgleitfläche; indiziert bei Gonarthrose mit suffizientem Bandapparat ohne Rotationsfehlstellung; als Hemischlittenprothese bzw. unikondyläre Prothese (einseitiger Ersatz von Femur- und Tibiagleitfläche bei Arthrose nur einer Gelenkfläche eines Knies) oder als Doppelschlittenprothese bzw. bikondyläre Prothese (kompletter Ersatz des femoralen und tibialen Gleitlagers bei Arthrose beider Gelenkflächen eines Knies), ggf. tryikondyläre Prothese (zusätzlich Ersatz der Patellarückfläche bei Retropatellararthrose)
  - **Gekoppelte Prothese:** wie bikondyläre Prothese mit komplettem Ersatz von femoralem und tibialem Gleitlager, allerdings sind Femur- und Tibiaprothese tiefer im Knochen verankerte Stielprothesen, die über eine bewegliche Achse miteinander verbunden sind; indiziert bei Gonarthrose mit Insuffizienz des Bandapparats und Rotationsfehlstellung

  - **Zementierte versus unzementierte Prothese:** zementiert bei älteren Patienten, da sofortige Vollbelastung möglich; unzementiert bei jüngeren Patienten, da sonst Prothesenwechsel erschwert (Haltbarkeit einer Prothese 10–15 J.)
  - **Postoperative Thromboseprophylaxe:** nach Hüftprothese für 4 Wochen, nach Knieprothese für 2 Wochen

Weitere Informationen

- **Umstellungsosteotomie (valgisierend oder varisierend):** Durchtrennung des Knochens mit anschließender Osteosynthese und Achsenkorrektur, indiziert bei Varus- oder Valgusfehlstellung mit drohender Arthrose (aber nur, wenn noch keine Arthrose besteht)
- **Morbus Perthes:**
  - **Definition:** idiopathische aseptische Hüftkopfnekrose, Kinder zw. 4 und 8 J.
  - **Klinik:** Schonhinken, Leistenschmerz mit Ausstrahlung ins Knie, eingeschränkte Innenrotation
  - **Diagnostik:** Röntgen nach Lauenstein zeigt unzureichende Überdachung des Femurkopfs durch das Acetabulum, da der Femurkopf nach lateral abrutscht (unzureichendes „Containment“)
  - **Therapie:** intertrochantäre Varisierungsosteotomie
  - **DD Coxitis fugax:** selbstlimitierende Hüftentzündung nach verschleppten viralen Atemwegsinfekten, keine Therapie notwendig, heilt spontan aus

4 Chirurgie

4.19 Arthrose (Koxarthrose, Gonarthrose) [IV]

Weitere Informationen *(Forts.)*

- **Epiphysiolysis capitis femoris:**
  - **Definition:** Lockerung und dorsokaudale Abkippung der Hüftkopfepiphyse ohne Trauma, in 50 % sind beide Hüftgelenke betroffen, übergewichtige Jungen zw. 12 und 16 J.
  - **Klinik:** Leisten- oder Knieschmerzen mit Schonhinken, verkürztes Bein in Außenrotationsstellung, schleichend oder akut
  - **Diagnostik:** eingeschränkte Innenrotation, Drehmann-Zeichen positiv, Röntgen mit Beckenübersicht und nach Lauenstein zeigt eine Abkippung der Epiphyse nach dorsokaudal
  - **Therapie:** immer operativ mittels Fixation mit Spickdrähten, ggf. Korrekturosteotomie bei zu starker Abkippung

Komplikationen

- Zement- bzw. Fettembolie während der Implantation
- Protheseninfektion
- Protesenlockerung
- Periprothetische Fraktur
- Myositis ossificans: Weichteilverknöcherung, einmalige prä- oder postoperative Bestrahlung mit 7 Gy, alternativ postoperativ NSAR (Indometacin) für mind. 7 d
- Prothesenverschleiß
- Hüftgelenksluxation: anfangs keine Flexion > 90° und keine Außenrotation (d. h. Beine nicht überschlagen und kein Schneidersitz)

4 Chirurgie

4.20 Verbrennungen [I]

Definition

Gewebeschädigung durch Hitzeeinwirkung → ab 52 °C Denaturierung von körpereigenen Proteinen (Koagulationsnekrose) → Endothelschaden mit Kapillarleck, Freisetzung von Entzündungsmediatoren → Flüssigkeits- und Eiweißverlust mit Ödembildung → Volumenmangelschock

Ätiologie

Brand, Strahlung, Strom, Verbrühung

Klinik

9er-Regel nach Wallace: Kopf 1 × 9 % → Arme 2 × 9 % → Oberschenkel 2 × 9 % → Unterschenkel mit Fuß 2 × 9 % → Rumpf 4 × 9 % → Genitale 1 % (Kinder haben großen Kopf 2 × 9 %)

MERKE

Letale Grenze bei Erwachsenen > 50 %, bei Kindern > 60 % der KOF, Ausbildung einer Verbrennungskrankheit und eines Schocks bei Erwachsenen > 15 %, bei Kindern > 10 % der KOF!

Verbrennungsgrad	Eindringtiefe	Symptome	Prognose
I	Oberste Epidermis	Schmerz, Rötung	Abheilung ohne Narben
IIa	Epidermis und obere Dermis	Schmerz, Rötung, Blasen	Abheilung ohne Narben
IIb	Epidermis und tiefe Dermis	Wenig Schmerzen (Nervenenden z. T. verbrannt), Blasen	Narbenbildung bzw. Kontraktur
III	Cutis (Epidermis und Dermis) sowie Subcutis	Keine Schmerzen (Nervenenden vollständig verbrannt), Nekrose	Keine Spontanheilung, Heilung nur mit Hauttransplantat
IV	Cutis, Subcutis sowie Muskel und Knochen	Verkohlung	Amputation

4 Chirurgie

4.20 Verbrennungen [II]

Diagnostik

Anamnese
Ätiologie/Risikofaktoren, Klinik

KU
- Vitalparameter: Herzfrequenz, Blutdruck (Schockindex), Atemfrequenz, Sauerstoffsättigung
- Inspektion: Patient komplett inspizieren, unter Wahrung der Körpertemperatur
- 9er-Regel nach Wallace, Abschätzung Verbrennungsgrad → Nadelstichprobe (ab Grad IIb verminderte Schmerzempfindung; ➜ K166)

Labor
- Hoher Hkt (Flüssigkeitsverlust), niedriges Gesamteiweiß
- Bei V. a. auf Superinfektion/Sepsis Entzündungszeichen, Blutkulturen, Wundabstriche

Apparativ
Laryngo-Bronchoskopie bei V. a. Inhalationstrauma (Glottisödem)

Therapie

Akut

- Löschen, Ersticken der Flammen
- **Entfernen verbrannter Kleidung** (sofern möglich), **Kühlung** mit sauberem kaltem Wasser (20 °C) für 10 min, bei Verbrennungen < 30 % der KOF (Gefahr des Auskühlens bei flächenhaften Verbrennungen > 30 % KOF)
- **Steriles Abdecken** mit metallbeschichteten Tüchern (klebt nicht an Wunden)
- **Intubation** und O_2 ab > 30 % KOF oder bei Inhalationstrauma (Glottisödem)
- Zwei großlumige Zugänge, Volumensubstitution mit kristalloider Lösung (Ringer) nach **Parkland-Formel:** 4 ml pro verbrannten % x kg KG für erste 24 h (Kinder 6 ml/% x kg KG)
- **Analgesie**
- **Transport in Verbrennungszentrum:** bei Verbrennung 2. Grades > 20 %, Verbrennung 3. Grades > 10 %, bei Kindern und Senioren, Verbrennungen der Hände und Füße, am Gesicht und Genitale, Inhalationstrauma

4 Chirurgie

4.20 Verbrennungen [III]

Therapie *(Forts.)*

Im Krankenhaus

- **Tetanusprophylaxe**
- Versorgung der Verbrennungen nach Grad (➜ K166):
  - **Verbrennung 1. und 2. Grades** (ambulant und konservativ): Abtragung von Brandblasen, antiseptische Salbe, Fettgaze
  - **Verbrennung 3. und 4. Grades** (stationär und operativ): Intensivstation, initiale Stabilisierung der Vitalparameter, Wundsäuberung, Spalthauttransplantation, Entlastungsschnitte bei zirkulären Verbrennungen (wegen Gefahr von Durchblutungsstörungen und Kompartmentsyndrom; am Thorax wegen eingeschränkter Atmung notwendig)

Weitere Informationen

Inhalationstrauma: Toxisches Ödem der Lunge und Atemwege, Diagnostik über Fiberbronchoskopie (Rußspuren, grau-weißliche Verfärbung der Atemwege);
Therapie: Intubation und Beatmung mit 100 % O_2, Kontrollbronchoskopie nach 48 h

Komplikationen

- Wundinfektion mit Sepsis (50 % Todesfälle)
- Verbrennungskrankheit (Schock durch Hypovolämie und Freisetzung von Entzündungsmediatoren und Toxinen mit Multiorganversagen)

Prognose

Prognose nach Herzog: verbrannte KOF plus Alter → < 100 Überleben wahrscheinlich, > 100 Überleben unwahrscheinlich

4 Chirurgie

4.21 Schilddrüsenkarzinom [I]

Definition

	Ursprungsgewebe	Metastasierung	Tumormarker	5-JÜR
Papilläres Karzinom (60 %)	Differenziert aus Thyreozyten	„lym-pho-gen" („pa-pil-lär")	Thyreoglobulin (Verlaufskontrolle)	> 90 %
Follikuläres Karzinom (30 %)		„hä-ma-to-gen" („fol-li-ku-lär") in Lunge und Knochen		Ca. 60 %
Anaplastisches Karzinom (5 %)	Undifferenziert aus Thyreozyten	Lymphogen und hämatogen, schnelles lokal infiltratives Wachstum	Kein Tumormarker	Wenige Monate
Medulläres Karzinom (5 %)	Aus C-Zellen		Kalzitonin (Tumorsuche und Verlaufskontrolle)	Ca. 50 %

Ätiologie

- Ionisierende Strahlung
- Genetisch bei medullärem Karzinom: Auftreten im Rahmen eines MEN2 (medulläres Schilddrüsenkarzinom, Phäochromozytom, primärer Hyperparathyreoidismus)

Klinik

- **Kaum Frühsymptome,** ggf. derber, nicht verschieblicher schmerzloser Schilddrüsenknoten
- Spätsymptome bei Infiltration: rasche Zunahme des Halsumfangs, Dysphagie (Ösophagus), Stridor (Trachea), Heiserkeit (N. recurrens), Horner-Syndrom (Grenzstrang), obere Einflussstauung (V. cava)

4 Chirurgie

4.21 Schilddrüsenkarzinom [II]

Diagnostik

Anamnese
Ätiologie/Risikofaktoren, Klinik

KU
Ggf. derber, schmerzloser Schilddrüsenknoten und/oder zervikale Lymphadenopathie

Labor
- Schilddrüsenfunktionsparameter: meist euthyreote Stoffwechsellage (TSH, fT3 und fT4 sind normalwertig)
- Tumormarker: Thyreoglobulin (nur zur Verlaufskontrolle bei follikulärem und papillärem Karzinom), Kalzitonin (zur Diagnostik und Verlaufskontrolle bei medullärem Karzinom)
- Ausschluss eines primären Hyperparathyreoidismus (MEN2): Kalzium ↑, Phosphat ↓

Apparativ

- **Schilddrüsensonografie** (Goldstandard): malignomverdächtig ist ein **unregelmäßig begrenzter, echoarmer Knoten > 1 cm,** ggf. mit Mikroverkalkungen (typisch für papilläres Karzinom), engmaschige sonografische Kontrollen bei kaltem Knoten < 1 cm
- **Szintigrafie** (bei Malignitätsverdacht in der Sonografie): malignomverdächtig ist ein **kalter Knoten** (verringerter Technetium-Uptake)
- **Feinnadelaspirationszytologie** (bei Malignitätsverdacht in der Sonografie und Szintigrafie): Gewebeentnahme aus auffälligem Knoten mit Histologie
- **Staging** (LK, Metastasen): Rö-Thorax, Abdomensonografie, CT/MRT von Hals und Thorax, Knochenszintigrafie
- **Laryngoskopie:** ggf. Abklärung einer Heiserkeit (Paramedianstellung der Stimmlippen bei Rekurrensparese), Laryngoskopie ist vor jeder Schilddrüsen-OP notwendig (forensisch, ggf. Rekurrensschädigung während Operation)

4 Chirurgie

4.21 Schilddrüsenkarzinom [III]

Therapie

MERKE

Immer Kombinationsbehandlung aus OP + Radiojodtherapie oder Bestrahlung!

- **Bei allen Karzinomen: immer radikale Thyreoidektomie mit lokaler Lymphadenektomie** (zentrale LK immer, laterale LK nur bei Metastasen), Ausnahme: bei papillärem Mikrokarzinom <1 cm ist eine Hemithyreoidektomie ausreichend
- **Bei differenziertem (papillär, follikulär) Karzinom** (nehmen am Jodstoffwechsel teil): anschließend **Radiojodtherapie** zur Destruktion von postoperativem Tumorrestgewebe und okkulten Metastasen (^{123}Jod ist ein Gammastrahler, zur Diagnostik)
- **Bei undifferenziertem Karzinom** (nehmen nicht am Jodstoffwechsel teil): anschließend **adjuvante perkutane Strahlentherapie,** ansonsten palliative Chemotherapie
- Palliative Strahlentherapie beim anaplastischem Karzinom sowie bei nicht R0-resezierten differenzierten (papillär, follikulär) Karzinomen

- **Postoperative Substitutionstherapie:** nach radikaler Thyreoidektomie **immer Substitution mit L-Thyroxin,** bei papillärem und follikulärem Karzinom hochnormale Dosis von L-Thyroxin zur TSH-Suppression (TSH stimuliert das Wachstum von restlichem Tumorgewebe und Metastasen bei differenzierten Karzinomen)
- Nachsorge mittels KU, TSH, Tumormarkern und Sonografie

Weitere Informationen

Radiojodtherapie: erfolgt mit ^{131}Jod (Betastrahler, lokal destruktiv, zur Diagnostik wird der Gammastrahler ^{123}Jod verwendet), keine Gabe von L-Thyroxin vor Radiojodtherapie (die für die Radiojodtherapie notwendige Jodspeicherung erfolgt nur bei erhöhtem TSH, L-Thyroxin würde TSH supprimieren und die Aufnahme von radioaktivem Jod verhindern), keine Gabe von Jod vor Radiojodtherapie (kein Amiodaron, kein Kontrastmittel; Schilddrüse ist sonst für Wochen mit Jod gesättigt und kann kein radioaktives Jod aufnehmen)

DD

Schilddrüsenzyste, Struma multinodosa, autonomes Adenom (heißer Knoten), Lymphom

Komplikationen postoperativ

Rekurrensparese (N. recurrens verläuft hinter Schilddrüse, Logopädie bei einseitiger Parese), **Hypoparathyreoidismus mit Hypokalzämie** durch Entfernung der Nebenschilddrüsen (Kribbelparästhesien, Pfötchenstellung, Substitution von Kalzium und Vitamin D), **Nachblutung** mit Gefahr der Kompression der Atemwege (Revisions-OP)

4 Chirurgie

4.22 Mammakarzinom [I]

Definition

- **Häufigste Krebserkrankung der Frau,** etwa jede 8. Frau in Deutschland erkrankt an einem Mammakarzinom, Häufigkeitsgipfel um 60. Lj.
- **Nichtinvasive Karzinome/Vorläuferkarzinome** (10 %, Basalmembran ist nicht durchbrochen):
  - **Duktales Carcinoma in situ (DCIS):** vom Milchgangepithel ausgehend, bildet Mikrokalk, Übergang in invasives Karzinom innerhalb von ca. 10 Jahren
  - **Lobuläre intraepitheliale Neoplasie (LIN):** von Drüsenläppchen ausgehend, häufig multizentrisch, Übergang in invasives Karzinom innerhalb von ca. 25 J.
- **Invasive Karzinome** (90 %):
  - **Invasives duktales Karzinom bzw. NST** (80 %): vom Milchgangepithel ausgehend, unifokal
  - **Invasives lobuläres Karzinom** (10 %): von Drüsenläppchen ausgehend, multizentrisch

Ätiologie

- 95 % sporadisch, 5 % hereditär
- Risikofaktoren:
  - **Hormonell: Östrogenexposition über langen Zeitraum**
    - frühe Menarche und späte Menopause
    - Nullipara
    - Hormonersatztherapie in der Postmenopause ohne Gestagenschutz
  - **Hereditär: Mutationen im BRCA1- oder BRCA2-Gen**
    - Autosomal-dominante Vererbung, erhöhtes Krebsrisiko und früheres Erkrankungsalter
    - 80-prozentiges Risiko für Mammakarzinom, zusätzlich erhöhtes Risiko für Ovarialkarzinom (bei BRCA1 ca. 60 %, bei BRCA2 ca. 30 %)

4 Chirurgie

4.22 Mammakarzinom [II]

Klinik

- **Lokale Veränderungen** (Symptome meist erst in fortgeschrittenen Stadien)
  - **Palpabler Knoten,** 55 % im **oberen äußeren Quadranten**
  - **Axilläre LK-Vergrößerung**
  - Hautveränderungen: Orangenhaut/Spannungsgefühl (Lymphödem), Hauteinziehung, Mammillenretraktion, Mammillensekretion, Asymmetrie
- **Spätsymptome:**
  - Exulzerationen
  - Metastasen: Skelettschmerzen und pathologische Frakturen (Knochen), Reizhusten (Lunge), neurologisches Defizit (Gehirn)
- **Metastasierung:**
  - **Frühe lymphogene Metastasierung: axillär,** supraklavikulär, infraklavikulär, parasternal
  - Hämatogen: **Lunge, Leber, Skelett, Gehirn**

Diagnostik

Anamnese

Ätiologie/Risikofaktoren (Familienanamnese, lange Östrogenwirkung), Klinik

KU

- Inspektion sowie Palpation beider **Brüste im Seitenvergleich,** zusätzlich Inspektion bei Elevation der Arme (Jackson-Test, demaskiert Hauteinziehungen)
- Lymphogene Metastasen: Inspektion sowie Palpation der axillären, periklavikulären **LK im Seitenvergleich**
- Hämatogene Metastasen: Auskultation Lunge, Palpation Leber, Abklopfen der Wirbelsäule, neurologische Untersuchung, gynäkologische Untersuchung bei erhöhtem Risiko für Ovarialkarzinom

Labor

Nachweis einer BRCA1-/BRCA2-Mutation bei jungen Patientinnen oder positiver Familienanamnese

4 Chirurgie

4.22 Mammakarzinom [III]

Diagnostik *(Forts.)*

Apparativ

- **Mammografie (Goldstandard):**
  - Beurteilung von **Lokalisation und Größe eines Knotens**
  - Je nach Dichte des Brustdrüsengewebes ist die Aussagekraft sehr hoch (bei überwiegend fetthaltiger Brust, alte Patientinnen) oder sehr niedrig (bei dichtem Drüsengewebe, bei jungen Patientinnen)
  - **Malignomverdächtige Zeichen: unscharf begrenzte inhomogene** Raumforderung, radiäre Ausläufer **(Spikulae), gruppierte, eher kleine Mikroverkalkungen** (Carcinoma in situ)
  - **Benigne Zeichen** (z. B. Fibroadenom, Zyste): glatte Begrenzung, homogen, Aufhellungsring um Prozess (Halozeichen), diffuser Mikrokalk oder eher grobschollige Verkalkungen
  - Bei multizentrischem Befund → Mamma-MRT

- **Sonografie:**
  - Beurteilung von Lokalisation, Größe und **LK**
  - Bei dichtem Drüsengewebe junger Patientinnen und Restbrustbeurteilung aller Patientinnen (da Mammografie die gesamte Brust nicht erfassen kann)
- **Biopsie** (meist Stanz- oder Vakuumbiopsie unter Bildgebung):
  - **Grading** (Differenzierungsgrad zu Normalgewebe): G1 = gut differenziert, G3 = schlecht differenziert
  - Rezeptorstatus: **Östrogen- und Progesteronrezeptor** (Östrogen und Progesteron wirken wachstumsfördernd auf Karzinom), **HER2/neu** (wenn positiv, höherer Malignitätsgrad)
  - Tumorproliferationsmarker: **Ki-67** (je höher, desto höher Teilungsgeschwindigkeit)
- **Staging:**
  - Immer **Rö-Thorax** (Lungenmetastasen), bei Auffälligkeiten CT
  - Immer **Abdomensonografie** (Lebermetastasen), bei Auffälligkeiten CT
  - Bei Knochenschmerzen Skelettszintigrafie (Knochenmetastasen)
  - Bei neurologischen Auffälligkeiten cMRT (Hirnmetastasen)

4 Chirurgie

4.22 Mammakarzinom [IV]

Therapie

MERKE

BET, adjuvante Bestrahlung und ggf. Hormontherapie (bei positivem Östrogen-/Progesteronrezeptor) sowie ggf. Antikörper (bei positivem HER2/neu) zudem ggf. Chemotherapie (je nach Histologie, Alter, LK)

Operativ

BET plus Sentinel-Lymphonodektomie

- Ziel ist R0-Resektion, bei R+ immer Nachresektion
- Präoperative Szintigrafie der Lymphabflusswege (Bildgebung) plus intraoperative blaue Farbstoffinjektion zum Auffinden des Sentinel-LK („Wächter“, erster LK, in den der Tumor drainiert)
  - Bei positivem LK-Schnellschnitt erfolgt eine Axilladissektion (Mitnahme von mind. 10 LK zur pathologischen Untersuchung)
  - Bei negativem LK-Schnellschnitt nur Entnahme der Sentinel-LK
- KI gegen BET: Ablehnung einer anschließenden Bestrahlung durch Patientin, generelle Inoperabilität der Patientin, inflammatorisches Mammakarzinom, multizentrisches Karzinom, keine R0-Resektion möglich

- Mastektomie: bei KI gegen BET oder Rezidiv im vorbestrahlten Gebiet

Bestrahlung

Adjuvante Strahlentherapie: immer nach BET; reduziert Lokalrezidivrisiko und verbessert Überleben (BET plus Bestrahlung ist gleichwertig zur Mastektomie)

Medikamentös

- **AK-Therapie:** bei HER2/neu-positivem Tumor, **Trastuzumab** für 1 Jahr (simultan zur Chemotherapie)
- **Hormontherapie:** bei hormonpositivem Tumor (Östrogen, Progesteron), prämenopausal Hormontherapie mit **Tamoxifen** für 5 Jahre, postmenopausal **Tamoxifen** 2,5 Jahre plus anschließend **Aromatasehemmer (Anastrozol)** für 2,5 Jahre

Chemotherapie

Bei Risikofaktoren: HER2/neu positiv, Triple negativ (Östrogen, Progesteron und HER2/neu negativ), Ki-67 > 10 %, Alter < 35 Jahre, **LK-Befall**

Sonstiges

- Bei primärer Inoperabilität neoadjuvante Chemotherapie mit anschließender OP
- Bei Fernmetastasen palliative Bestrahlung oder Chemotherapie

4 Chirurgie

4.22 Mammakarzinom [V]

Weitere Informationen

- **Sonderformen des Mammakarzinoms:**
  - **Inflammatorisches Mammakarzinom** (Lymphangiosis der Haut): Schwellung, Rötung und Verhärtung der gesamten Brust (DD Mastitis: schmerzhaft, Besserung auf Antibiotika), Therapie mittels neoadjuvanter Chemotherapie plus radikaler Mastektomie, sehr schlechte Prognose
  - **Morbus Paget** (Infiltration von Mamille und umgebender Haut): ekzematös-schuppige Hautveränderungen von Mamille, Carcinoma in situ oder invasiv, zytologische Untersuchung durch Abschaben der Mamille, Therapie mittels BET plus adjuvanter Bestrahlung (es gibt außerdem den extramammillären Morbus Paget der Vulva und eine gleichnamige Erkrankung des Skelettsystems)
  - **Brustkrebsfrüherkennung: Mammografie alle 2 Jahre für Frauen zwischen 50 und 70 J.,** intensiviert bei BRCA1/2 (ab 25 J. Tastuntersuchung plus Sonografie plus MRT, Mammografie ab 30 J. mind. jährlich, beidseitige Adnexektomie ab 40 J. nach abgeschlossener Familienplanung empfohlen)

- **Prognosefaktoren: axillärer LK-Status ist der wichtigste Prognosefaktor** (bei positiven LK erhöhte Wahrscheinlichkeit einer hämatogenen Metastasierung und eines Lokalrezidivs), **Triple-negativ ist der schlechtester Prognosefaktor** (Rezidivrisiko innerhalb der ersten drei Jahre am höchsten)
- **Mastektomie:** einfache Mastektomie (Brustdrüse mit Mamille plus Pektoralisfaszie) vs. modifizierte radikale Mastektomie (Brustdrüse mit Mamille plus Pektoralisfaszie plus axilläre LK) vs. radikale Mastektomie (Brustdrüse mit Mamille plus Pektoralismuskel plus axilläre LK); Verfahren je nach TNM-Status
- **Möglichkeiten der Brustrekonstruktion:** Silikonimplantate, mobilisierte gestielte Muskel-Fett-Haut-Plastiken (z. B. Latissimus-dorsi-Lappen), freie Lappenplastik
- **Neue Nomenklatur:** invasiv duktales Karzinom wird nach der neuen Klassifikation als nicht-spezifischer Typ (NST) bezeichnet
- **TNM-Stadien:** T1 < 2 cm, T2 2–5 cm, T3 > 5 cm, T4 Infiltration von Haut oder Brustwand oder inflammatorisches Mammakarzinom

4 Chirurgie

4.23 Ösophaguskarzinom [I]

Definition

Bösartige Neubildung des Ösophagus. Zervikal: 9–18 cm ab Zahnreihe, intrathorakal 18–40 cm; letzteres wird gedrittelt

Ätiologie

- 50 % Plattenepithelkarzinom: Rauchen/Alkohol (V. a. Männer ab 40 J.), oberes und mittleres Drittel
- 50 % Adenokarzinom: Reflux, v. a. unteres Drittel (Z-Linie) über Barett-Metaplasie als Präkanzerose

Klinik

- **Keine Frühsymptome!**
- Leitsymptome: Dysphagie/Globusgefühl, Appetitlosigkeit/Übelkeit, ungewollter Gewichtsverlust
- Bei Infiltration: Heiserkeit (Rekurrensparese), Husten (Fistel, Aspirationspneumonie)
- Frühe lymphogene Metastasierung: supraklavikuläre/mediastinale LK (oberhalb Trachealbifurkation), zoeliakale LK (unterhalb Trachealbifurkation)
- Späte hämatogene Metastasierung: Lunge (oberhalb Trachealbifurkation), Leber (unterhalb Trachealbifurkation), Skelett

Diagnostik

Anamnese
Ätiologie/Risikofaktoren (Noxen? Reflux?), Klinik

KU
Abdomen-Untersuchung: oft unspezifischer Befund

Labor
Oft unspezifisch

Apparativ
- ÖGD mit Biopsie
- Staging: Sonografie Abdomen (Leber), Endosonografie (Infiltrationstiefe, lokale LK), KM-CT Hals/Thorax/Abdomen (Infiltrationstiefe, LK, Leber, Lunge), Skelettszintigrafie (Skelett)

4 Chirurgie

4.23 Ösophaguskarzinom [II]

Therapie

- **Stadium I:** Tcis oder T1 (Submukosa), N0 → **kurativ:** endoskopische Mukosektomie
- **Stadium II:** T2 (Muscularis propria), N0 → **kurativ:** offene Resektion mit Magenhochzug oder Darminterponat, Ausnahme oberes Drittel: alleinige/definitive Radiochemotherapie (wenig Sicherheitsabstand, Ziel ist Funktionserhalt, sonst Laryngektomie)
- **Stadium III:** T3 (Adventitia), T4 (Nachbarorgane) oder N+ → **kurativ:** oberes Drittel wie Stadium II, Rest neoadjuvante Radiochemotherapie mit Cisplatin/5-FU (Downsizing, Senkung Lokalrezidivrate), dann offene Resektion mit Magenhochzug oder Darminterponat
- **Stadium IV:** M1 (ferne LK, Lunge/Leber/Skelett) oder lokal stark fortgeschritten → **palliativ** Radiochemotherapie/supportive Therapie: hochkalorische Ernährung (PEG oder i. v.), Brachytherapie, Laser-Endoskopie zur Reduktion der Tumormasse, Stent-Implantation, Bougierung
- **Residualtumor/keine R0-Resektion → kurativ:** adjuvante Radiochemotherapie

Weitere Informationen

- **DD Dysphagie:** Ösophagusdivertikel, Mediastinaltumor (Lymphom, Thymom, Seminom, Struma), Achalasie
- **Frühe Infiltration** von Nachbarorganen aufgrund fehlender Tunica serosa in den zervikalen und thorakalen Abschnitten des Ösophagus
- Suche nach **Zweittumor** (Bronchialkarzinom, Larynxkarzinom) wegen Noxen (Alkohol, Nikotin)
- Adenokarzinom des unteren Ösophagusdrittels wird inzwischen als eigene Entität (Adenokarzinom des gastroösophagealen Übergangs, AEG) bezeichnet

4 Chirurgie

4.24 Magenkarzinom [I]

Definition

Bösartige Neubildung des Magens; Inzidenz abnehmend aufgrund *Helicobacter-pylori*-Eradikationstherapie; beide Geschlechter gleich häufig betroffen

Ätiologie

- **Exogen:** nitratreiche Nahrung/geräucherte Speisen, Alkohol, Nikotin
- **Endogen:** *H.-pylori*-Infektion (Typ-B-Gastritis/Ulcus ventriculi), Typ-A-Gastritis
- **Gastroösophagealer Übergang:** Reflux → Adenokarzinom (90 %, Sonderfall Siegelringkarzinom); Rauchen und Alkohol → Plattenepithelkarzinom

Klinik

- **Keine Frühsymptome!**
- Gewichtsabnahme/Appetitlosigkeit/Fleischaversion, Oberbauchschmerzen, Teerstuhl bei Magenblutung/Anämie (tumorbedingt und/oder tumorblutungsbedingt)
- **Metastasierung:** früh lymphogen große/kleine Kurvatur und paraaortal, per continuitatem ins Peritoneum und Nachbarorgane, Abtropfmetastasen ins Ovar und Douglas, hämatogen in Leber, Lunge, Skelett und Gehirn

Diagnostik

Anamnese
Ätiologie/Risikofaktoren, Klinik

KU
Klinik, Abdomen-Untersuchung, DRU (Blut am Fingerling?)

Labor
- Anämie
- Tumormarker CA72-4 zur Verlaufsdiagnostik

Apparativ
- ÖGD mit Biopsie
- Staging: Endosonografie des Magens (T und N), Abdomensonografie (M Leber und Peritoneum), CT-Thorax und Abdomen (M und N), Laparoskopie bei unklarem Bildbefund

4 Chirurgie

4.24 Magenkarzinom [II]

Therapie

- **Auf Mukosa begrenzter Tumor** (durchbricht Basalmembran, Metastasierung möglich): **kurativ** → endoskopische Resektion
- **Tumor überschreitet Mukosa, keine Fernmetastasen → kurativ**
  - **Gastrektomie mit LAD:** Standardverfahren, Resektion von Magen, Omentum minus/majus LK-Kompartiment I (kleine/große Kurvatur) und II (Abgänge Tr. coeliacus), ggf. LK-Kompartiment III (paraaortal) bei LK-Befall, ggf. Splenektomie bei pathologischen LK im Milzhilus oder infiltrierendem Tumor, ggf. distale Ösophagusresektion bei Kardia- oder Funduskarzinom; Passageherstellung durch Y-Roux-Anastomose (Jejunumbeginn wird vom Duodenum getrennt und an Ösophagus genäht, Duodenumende an distales Jejunum genäht; Vorteil: guter Schutz vor Gallenreflux und resultierenden Komplikationen wie Ulkus od. Karzinom)
  - **Subtotale Gastrektomie mit LAD:** bei Karzinomen des unteren Magendrittels sowie vom intestinalen Typ des mittleren Drittels: ⅘-Resektion Magen, LAD wie oben, Passageherstellung durch Y-Roux an Restmagen
  - **Bei lokal fortgeschrittenem Tumor perioperative Radiochemotherapie:** Downsizing, dann Resektion, ECF-Schema (Epirubicin, Cisplatin, 5-FU)
- **Fernmetastasen oder inoperabler Tumor: palliativ** → Chemo wie oben, Passageerhalt (PEG, Stent, Endolaser)

Weitere Informationen

Komplikationen

- **Dumping-Syndrom:**
  - Frühdumping 20 min nach Essen → hypovolämischer Schock (schnelle/unverdünnte Nahrungspassage in Dünndarm zieht Wasser ins Lumen) → kleine Mahlzeiten
  - Spätdumping nach 1–3 h mit Hypoglykämie (überschießende Insulinausschüttung nach Essen) → mehrere kleine Mahlzeiten am Tag, langkettige Kohlenhydrate
- **Vitamin-B_{12}-Mangel** (kein „Intrinsic Factor“, da in Magen produziert): Substitution

DD

Ulkus, Refluxösophagitis, MALT-Lymphom, Sarkom, GIST

Prognose

60 % bei Diagnosestellung nicht mehr kurativ therapierbar

Grading nach Laurén

- Intestinaler Typ (häufiger): drüsig differenziert/klar begrenzt → geringerer Sicherheitsabstand
- Diffuser Typ (seltener) → Infiltrativ mit diffuser Ausbreitung/schlecht begrenzt → großer Sicherheitsabstand, frühe Metastasierung

4 Chirurgie

4.25 Pankreaskarzinom [I]

Definition

- Dritthäufigster Tumor des Gastrointestinaltrakts (nach Kolon- und Magenkarzinom), Männer und Frauen zwischen 60–80 J. gleich häufig betroffen
- Lokalisation am häufigsten im Pankreaskopf (70 %)
- Am häufigsten duktales Adenokarzinom der exokrinen Pankreas (95 %)

Ätiologie

Risikofaktoren:
- Rauchen
- Alkohol
- Chronische Pankreatitis
- Langjähriger Diabetes mellitus Typ 2

Klinik

MERKE

Ein schmerzloser Ikterus ist hochverdächtig auf einen malignen Prozess der Gallenwege, des Pankreas oder der Papillenregion!

- **Keine Frühsymptome!**
- Leitsymptom: **schmerzloser Verschlussikterus** (bei Pankreaskopfkarzinom) mit braunem Urin und entfärbtem Stuhlgang
- B-Symptomatik, Oberbauchschmerzen, unspezifische Rückenschmerzen (retroperitoneale Lage vor Wirbelsäule, Infiltration Plexus solaris), Hyperkoagulabilität mit TVT
- Metastasierung:
  - **Früh lymphogen:** peripankreatisch, zoeliakal (Kopf), lienal (Cauda)
  - **Früh hämatogen:** häufig Leber (Pfortader), selten Lunge, Skelett, Gehirn
  - Per continuitatem: Peritonealkanzerose

4 Chirurgie

4.25 Pankreaskarzinom [II]

Diagnostik

Anamnese
Ätiologie/Risikofaktoren, Klinik

KU
- Inspektion: **schmerzloser Sklerenikterus** bzw. Hautikterus mit Kratzspuren
- Abdominelle Untersuchung: **Courvoisier-Zeichen** (prallelastische, schmerzlose Gallenblase), ggf. Gummibauch bei Begleitpankreatitis

Labor
- **Cholestaseparameter:** Bilirubin, AP, γ-GT, Transaminasen
- Begleitpankreatitis: Amylase, Lipase
- Endokrine Pankreasfunktion: Blutzucker
- Tumormarker CA 19-9 (nur Verlaufskontrolle)
- Vor OP: Gerinnung, Blutgruppe/Kreuzblut

Apparativ

- **Abdomensonografie oder Endosonografie:** Raumforderung Pankreas, erweiterter DHC
- **CT-Abdomen mit KM:** unscharfe hypodense Raumforderung mit geringer KM-Aufnahme (hypovaskularisiert)
- **Globale MRT-Diagnostik mit KM** (MRT-Abdomen plus MRCP plus MR-Angiografie): nahezu beweisend ist das „Double-Duct-Sign“ (erweiterter Ductus pancreaticus und Ductus choledochus durch Raumforderung im Pankreaskopfbereich), v. a. zur OP-Planung
- Feinnadelpunktion: nicht bei kurativem Ansatz (Impfmetastasen), bei palliativem Ansatz zwingend (DD Metastase eines anderen Primarius)
- **Staging: Endosonografie, CT/MRT mit KM, Rö-Thorax, Skelettszintigrafie**

4 Chirurgie

4.25 Pankreaskarzinom [III]

Therapie

Kurativ

- Indikation: **resektabel** (keine Infiltration von Truncus coeliacus, A. mesenterica superior, Ummauerung V. mesenterica superior oder Pfortader < 180°), **keine Peritonealkarzinose, keine Fernmetastasen** (v. a. Leber); endgültige Entscheidung über Resektion nach intraoperativem Befund
- **1. OP:**
  - **Pyloruserhaltende partielle Duodenopankreatektomie (PPPD)**
    - Indikation: **Pankreaskopfkarzinom, 1. Wahl bei fehlender Infiltration des Duodenums,** funktioneller Vorteil (Pylorus und kleines Stück Duodenum bleiben erhalten, Nahrungsportionierung noch möglich)
    - Resektion: Pankreaskopf, Großteil Duodenum, Gallenblase und Großteil des DHC, Lymphadenektomie (entlang Lig. hepatoduodenale, enthält Pfortader, A. hepatica communis, DHC und entlang A. hepatica propria bis zum Truncus coeliacus, mind. 10 LK)
    - Rekonstruktion: Pankreatikojejunostomie und Duodenojejunostomie, biliodigestive Anastomose (Verbindung DHC-Rest und Jejunum); alles wird ans Jejunum genäht!

- **Partielle Duodenopankreatektomie („Whipple-OP")**
  - Indikation: **Pankreaskopfkarzinom, Mittel der Wahl bei Infiltration des Bulbus duodeni**
  - Resektion: Pankreaskopf, distaler Magen, Duodenum, Gallenblase und Großteil DHC, Lymphadenektomie (wie oben)
  - Rekonstruktion: biliodigestive Anastomose (Verbindung DHC-Rest + Jejunum), Pankreatikojejunostomie, Omega-Anastomose (Ω: Magenrest wird an Jejunum genäht, Braun-Fußpunktanastomose zwischen Jejunumschlingen; Vorteil von Fußpunkt ist der gute Schutz vor Gallenreflux in Magen und daraus resultierenden vermeidbaren Komplikationen wie Ulkus oder Magenkarzinom)
- **Weitere Verfahren:**
  - Pankreaskarzinom der Kauda: Pankreaslinksresektion mit Splenektomie
  - Pankreaskarzinom des Korpus und bei Tumorrest an Resektionsrand: totale Duodenopankreatektomie (vollständige Pankreasresektion mit Splenektomie)

• **2. Adjuvante Chemotherapie:**
- **Immer nach OP!**
- Beginn 4–8 Wochen nach OP
- **Gemcitabin oder 5-FU und Folinsäure** über 6 Monate (Folinsäure verstärkt Wirkung von 5-FU)
- Ggf. Radiochemotherapie mit Capecitabin zum Downstaging, dann OP

4 Chirurgie

4.25 Pankreaskarzinom [IV]

Therapie *(Forts.)*

Palliativ

- Indikation: nicht resektabler Tumor, Fernmetastasen
- Verfahren zur Symptomkontrolle:
  - Chemotherapie: **Gemcitabin** als Monotherapie bei schlechtem AZ, **FOLFIRINOX (5-FU + Folinsäure, Irinotecan, Oxaliplatin)** bei gutem AZ
  - Bei Schmerzen: WHO-Stufenschema, Coeliacusblock
  - Bei Tumor-Cholestase: ERCP mit Stent, biliodigestive Anastomose (Abfluss der Galle über hochgezogene Dünndarmschlinge)
  - Bei Tumor-Passagestörung: Gastroenterostomie (Anastomose zwischen Magen und Jejunum), PEG-Sonde
- Exokrine Insuffizienz: Pankreasenzyme (Lipase, Amylase, Protease; Kreon®)
- Endokrine Insuffizienz: Insulin

Weitere Informationen

Komplikationen

- Choledochusstenose
- Magenausgangsstenose
- Pankreopriver Diabetes (Typ 3, → K30)
- Verbrauchskoagulopathie (Thrombokinase/Faktor-X-reiches Organ)

Prognose

- **5-JÜR < 2 %**
- 30-Tage-Letalität nach OP < 10 % (Anastomoseninsuffizienz, Pankreasfistel, Pankreatitis)

4 Chirurgie

4.26 Appendizitis [I]

Definition

Entzündung des Wurmfortsatzes (Appendix vermiformis), **häufigste Ursache des akuten Abdomens,** Häufigkeitsgipfel 10.–30. Lj.

Ätiologie

Obstruktion und Entleerungsstörung des Appendix durch Kotsteine mit anschließender Entzündung

Klinik

- Zunächst viszeraler (diffuser) Schmerz epigastrisch oder periumbilikal, dann Schmerzwanderung mit somatischem (gut lokalisierbarem) **Schmerz im rechten Unterbauch**
- Vegetativ: Übelkeit/Erbrechen, Stuhlverhalt
- Fieber

Diagnostik

Anamnese
Ätiologie/Risikofaktoren, Klinik

KU
- Axillo-rektale Temperaturdifferenz > 1 °C
- Druckschmerzpunkte:
  - **McBurney-Punkt** („B wie Bauchnabel"): Schmerz bei Druck auf lateralen Drittelpunkt zwischen rechter Spina iliaca anterior superior und Bauchnabel
  - **Lanz-Punkt:** Schmerz bei Druck auf rechten lateralen Drittelpunkt zwischen beiden Spinae iliacae anteriores superiores
  - **Blumberg-Zeichen:** kontralateraler Loslassschmerz (Druck links, nach Loslassen Schmerz rechts)
  - **Rovsing-Zeichen** („R wie retrograd"): Schmerz im rechten Unterbauch bei retrogradem Ausstreichen des Kolonrahmens
  - **Psoas-Zeichen:** Schmerz im rechten Unterbauch beim Beugen des rechten Beins gegen Widerstand (bei retrozäkaler Lage der Appendix)
  - **Erschütterungsschmerz:** Schmerz im rechten Unterbauch bei Springen auf rechtem Bein
  - **Douglas-Schmerz:** schmerzhafte DRU (peritoneale Reizung)

4 Chirurgie

4.26 Appendizitis [II]

Diagnostik *(Forts.)*

Labor

- **Entzündungszeichen:** Leukozytose, CRP-Erhöhung
- Bei Frauen immer β-HCG in Blut/Urin zum Ausschluss einer EUG (gynäkologisches Konsil)

Apparativ

Sonografie: Wandverdickung im Längsschnitt, **Kokarden-Phänomen** (verdickte Wandschichten in ringförmigem Verlauf sichtbar) im Querschnitt, freie Flüssigkeit um Appendix und im Douglas-Raum (bei Perforation)

Therapie

MERKE

Klinischer Verdacht auf eine Appendizitis rechtfertigt eine operative Therapie!

- **Offen konventionell:** Wechselschnitt (McBurney-Position, schräger Schnitt wg. schräg verlaufender Bauchmuskulatur, klassische Appendizitisnarbe) od. mediane Laparotomie (bei V. a. Perforation)
- **Laparoskopisch:** Vorteil ist neben einer kleineren Wunde die zusätzliche diagnostische Laparoskopie der gesamten Bauchhöhle inklusive des inneren Genitales (bei Frauen)

Weitere Informationen

DD

- HWI (➜ K101)
- Gynäkologische Erkrankung (Adnexitis, EUG)
- Morbus Crohn (➜ K232)
- **Meckel-Divertikel:** Bei V. a. Appendizitis, aber intraoperativ unauffälliger Appendix, Ileum immer auf Meckel-Divertikel untersuchen (Überrest des embryonalen Ductus omphaloentericus als Verbindung zwischen Dottersack und Darm, am Ileum 30–100 cm oral der Ileozökalklappe, Rückbildung in 6. SSW, bei 1% der Menschen)

Komplikationen

- **Perforation** (plötzliche Schmerzreduktion und im Verlauf Peritonitis mit bretthartem Abdomen; Notfall-Laparotomie, Spülung und Drainage, Antibiose)
- **Perityphlitischer Abszess** (Abszess in Umgebung der Appendix durch gedeckte Perforation; Notfall-Laparotomie, Abszessausräumung und Drainage, Antibiose)
- Postoperativ Appendixstumpfinsuffizienz
- Postoperativ Bridenileus

4 Chirurgie

4.27 Aortenaneurysma [I]

Definition

- **Aneurysma:** Erweiterung des Gefäßdurchmessers auf mind. das 1,5-Fache
- **Aortenaneurysma:** Aussackung aller Schichten der Gefäßwand der Aorta (Aneurysma verum)
- **Aneurysmaformen:**
  - Aneurysma verum: Aussackung aller Schichten der Gefäßwand, spindelförmig/fusiform oder sackförmig/sacciform
  - Aneurysma falsum: entsteht durch Gefäßwandverletzung
    - Aneurysma spurium (um das Gefäß): Einblutung ins umliegende Gewebe nach iatrogener Perforation der Gefäßwand (inguinaler Zugang)
    - Aneurysma dissecans (im Gefäß): Einriss in die Intima mit Wühlblutung zwischen Intima und Media sowie Ausbildung eines falschen Lumens
- Thorakal (selten) oder abdominell (suprarenal 10 %, **infrarenal > 90 %**)

Ätiologie

- **Arteriosklerose** und ihre Risikofaktoren führen zum Intimaschaden (v. a. Rauchen, arterielle Hypertonie)
- **Marfan-Syndrom** (autosomal-dominant vererbte Bindegewebsschwäche)

Klinik

- Meist asymptomatisch oder unspezifisch, oft Zufallsbefund → hochakut erst bei Ruptur oder Dissektion „on top“!
- **Leitsymptome:** thorakaler Druckschmerz/Rückenschmerz, Abdomen-/Flankenschmerz → Klinik beim Aortenaneurysma erst bei Umfangszunahme, Ruptur oder Dissektion!

Diagnostik

Anamnese
Ätiologie/Risikofaktoren, Klinik

KU
- Ggf. pulsierender Tumor sichtbar oder tastbar
- Auskultatorisches Strömungsgeräusch über Aneurysma (Verwirbelungen)

Apparativ
- Sono: erweitertes Aortenlumen > 3 cm, Verwirbelungen im Duplex (Flussbeurteilung)
- Angio-CT (KM): erweitertes hyperdenses Aortenlumen > 3 cm, häufig randständiges hypodenses thrombotisches Material

4 Chirurgie

4.27 Aortenaneurysma [II]

Therapie

- **Konservativ:** Eliminierung kardiovaskulärer Risikofaktoren, u. a. systolischer Blutdruck < 130 mmHg
- **Chirurgisch/interventionell**
  - Konventionell offen: Rohr- oder Y-Prothese unter ECMO (extrakorporale Membranoxygenierung)
  - Endovaskulär über Kathetersystem: endovaskuläre Aortenreparatur mit Stentprothese (EVAR), v. a. bei älteren, multimorbiden Patienten (KI: eingeschränkte Nierenfunktion wegen KM, Kinking/Knickwinkel > 60°, ausgeprägte femoroiliacoaortale Kalzifikationen)
  - Thorakal: asymptomatisch bei Durchmesser > 5,5 cm oder Zunahme > 0,5 cm/Jahr oder nach Abwägung bei Akutsymptomen (hohes OP-Risiko, da u. a. mehrere arterielle ZNS-Abgänge intraoperativ passager abgeklemmt werden)
  - Abdominell: asymptomatisch bei Durchmesser > 5 cm oder Zunahme > 1 cm/Jahr oder bei Symptomen immer dringlich OP innerhalb 24 h

Weitere Informationen

Komplikationen

- Dissektion
- Ruptur (Vernichtungsschmerz und hypovolämischer Schock, zusätzlich Kontrastmittelaustritt im CT, je größer der Durchmesser, desto größer das Rupturrisiko)
- Aortointestinale Fistel mit GI-Blutung nach Stenting
- Embolie aus Aneurysma

4 Chirurgie

4.27 Aortenaneurysma [III]

Weitere Informationen *(Forts.)*

Komplikation Aortendissektion

- **Klassifikation nach Stanford:** Stanford A betrifft A. ascendens unabhängig von Beginn und Ausdehnung, Stanford B ab distal der A. subclavia sinistra
- **Klinik:** akuter Vernichtungsschmerz thorakal/abdominell, nach kaudal wandernd bei Fortschreiten der Dissektionsmembran!
- **Diagnostik:** Angio-CT mit KM → Dissektionsmembran und falsches Lumen, arterielle Gefäßverlegung?
- **Therapie:**
  - Symptomatisch: Analgosedierung, Sauerstoff, Blutdrucksenkung → Entlastung der Gefäßwand (Senkung Rupturgefahr)
  - Chirurgisch:
    - Standford A auf jeden Fall operieren wg. schwerwiegenden Komplikationen → Kunststoffprothese
    - Standford B „bloß nicht sofort“ operieren, elektiv! → hohes OP-Risiko, ggf. EVAR

- **Komplikation:** Arterienverlegung!
  - Stanford A: Myokardinfarkt (Koronararterien), Aortenklappeninsuffizienz, Herzbeuteltamponade mit Schock, Schlaganfall (Karotiden)
  - Stanford B: Mesenterialinfarkt, Nierenversagen, akute Querschnittslähmung (Rückenmarksarterien)
- **Prognose:** Hohe 30-d-Letalität!

MERKE

Abdominelles Aneurysma und Stanford **A**-Aortendissektion → „**A**uf jeden Fall dringlich operieren!" (< 24 h)

4 Chirurgie

4.28 Mesenterialinfarkt [I]

Definition

Akuter Verschluss einer Mesenterialarterie mit kritischer Sauerstoff-Minderversorgung des Darms mit Infarzierung und Nekrose! Ischämiezeit des Darms beträgt nur 6 h!

Ätiologie

- Embolie (VHF/Endokarditis) oder Thrombose bei arteriosklerotischer Plaqueruptur
- In 90 % **A. mesenterica superior** betroffen (steiler Abgang aus Aorta abdominalis) mit Gefahr der Ischämie von Jejunum, Ileum und Kolon – letzteres bis zur linken Flexur (Cannon-Böhm)!

Klinik

- **Stadienhafter Verlauf!**
- **Initialstadium (0–6 h):** Diffuser kolikartiger Bauchschmerz, aber weiches Abdomen ohne Abwehrspannung – unspezifisch Übelkeit/Erbrechen, Durchfall
- Latenzstadium (6–12 h), sog. **„fauler Frieden“:** Nachlassen der Schmerzen wegen Darmwandnekrose → Blut im Stuhl
- Spätstadium (> 12 h): Unerträglicher Bauchschmerz, akutes Abdomen mit Abwehrspannung (Durchwanderungsperitonitis), paralytischer Ileus, hämorrhagische Durchfälle mit Schock

Diagnostik

Anamnese

Ätiologie/Risikofaktoren (Kardiovaskuläre Risikofaktoren), Klinik

KU

Abdominelle Untersuchung: **stadienabhängiger Befund!** Weiches oder bretthartes Abdomen, normale oder fehlende Darmgeräusche! DRU normal, mit Blut am Fingerling oder hämorrhagische Durchfälle!

Labor

- **Laktat** ↑ (Ischämieparameter des anaeroben Stoffwechsels), metabolische Laktatazidose, LDH ↑ (Zellzerfall)
- Leukozytose, CRP ↑
- Ggf. Abfall von Hb und Hkt (Spätstadium)

4 Chirurgie

4.28 Mesenterialinfarkt [II]

Diagnostik *(Forts.)*

Apparativ

- **Angio-CT mit KM** (alternativ Angiografie unter radiologischer Interventionsbereitschaft)
  - **Direkte Zeichen der Mesenterialischämie:** Abbruch des KM im Lumen der A. mesenterica superior, hochgradige Kalzifikationen im Abgangsbereich.
  - **Indirekte Zeichen der Mesenterialischämie:** Dilatierte und dreigeschichtete Darmschlingen (Darmwandödem), Gas-Flüssigkeits-Spiegel (paralytischer Ileus), freie Luft intraabdominell (Perforation)

Therapie

- **Notfall-Laparotomie** mit Embolektomie oder Bypass-Anlage, bei Darmwandnekrosen Resektion des betroffenen Abschnitts und Anastomosierung
- Symptomatisch: **Volumensubstitution und Antibiose** (Ciprofloxacin plus Metronidazol, wegen Keimverschleppung aus Darm bei OP oder aufgrund Durchwanderungsperitonitis)

Weitere Informationen

Komplikationen

- Peritonitis
- Perforation
- Sepsis (➜ K114)
- Multiorganversagen

DD

Akutes Abdomen (➜ K256)

Prognose

Behandlungszeitpunkt entscheidend, Letalität bis zu 80 %!

4 Chirurgie

4.29 Ileus [I]

Definition

Darmpassagestörung durch **Darmverschluss** (mechanischer Ileus) oder **Darmlähmung** (paralytischer Ileus)

Ätiologie

- **Mechanisch:** Briden/Verwachsungen, Tumor/Fremdkörper (Kotsteine, Gallensteine), entzündliche Lumenverengung (Morbus Crohn), inkarzerierte Herniation/Invagination/Volvulus
- **Paralytisch:** entzündlich (Peritonitis, Appendizitis), reflektorisch (postoperativ nach Abdomeneingriff, Wirbelkörperfraktur mit retroperitonealem Hämatom), metabolisch (Diabetes, Hypokaliämie), medikamentös (Opiate), vaskulär (Mesenerialinfarkt), Endstadium mechanischer Ileus

Klinik

- **Übelkeit, schwallartiges Erbrechen, evtl. Miserere (Koterbrechen), Wind- und Stuhlverhalt**
- Mechanischer Ileus: kolikartige Bauchschmerzen, paralytischer Ileus: kaum Bauchschmerzen
- Ggf. Peritonismus mit Abwehrspannung

Diagnostik

Anamnese

Ätiologie/Risikofaktoren (Vor-Operationen, Opiate, CED, Tumorleiden), Klinik

KU

- Inspektion: abdominelle Narben, sichtbare Ursachen (Hernien)
- **Auskultation! Mechanisch:** hochgestellte, metallisch klingende DG; **paralytisch:** fehlende DG über 3 min, sog „Totenstille"
- Perkussion: oft tympanitischer Klopfschall (Luft/Normalbefund)
- Palpation: gebläht, ggf. Druckschmerz/Abwehrspannung
- DRU: Ampulle leer, häufig schmerzhaft (peritoneale Reizung)

Labor

Je nach Genese: Entzündungszeichen bei CED, Hypokaliämie, unspezifisch bei Briden

Apparativ

- **Sono-Abdomen:** ödematös verdickte Darmwand, erweiterte und aufgestaute Darmschlingen, Pendelperistaltik bei mechanischem Ileus (durch Passagehindernis werden peristaltische Wellen reflektiert), fehlende Peristaltik bei paralytischem Ileus, Ausschluss Perforation (freie Flüssigkeit)

4 Chirurgie

4.29 Ileus [II]

Diagnostik *(Forts.)*

Apparativ *(Forts.)*

- **Röntgen-Abdomenübersicht (im Stehen bzw. in Linksseitenlage):** aufgestaute und erweiterte – sog. „stehende" – Darmschlingen mit Spiegelbildung (Flüssigkeit und Kot setzen sich ab, Gas steigt nach oben → im Rö-Bild zentral gelegen: Dünndarm, in Projektion über Kolonrahmen: Dickdarm), Ausschluss Perforation (freie Luft), wenn unklar/Pat. instabil → CT-Abd. (Kalibersprung?)
- **Gastrografinpassage** (KM oral und rektal): DD mechanisch → KM-Abbruch vs. paralytisch → kein KM-Abbruch, Gastrografin wirkt stark abführend! Nur bei paralytischer Genese anwenden!

Therapie

- **Allgemein:** Flüssigkeits- und Nahrungskarenz, Flüssigkeit i. v./ggf. Kalium, Magensonde (Darmentlastung/Aspirationsschutz), ggf. abführende Maßnahmen (Mikro-Klysma)

MERKE

Peristaltikanregende Medikation ist beim mechanischem Ileus kontraindiziert! → Symptomverstärkung! Keine orale Medikation (Erbrechen!), Opiate vermeiden (hemmen Darmmotilität!)

- **Mechanisch:**
  - **Spasmolyse:** Buscopan i. v. (anticholinerg → verschlechtert Demenz, Delir, Parkinson und Glaukom), Metamizol i. v.
  - **Notfall-Laparotomie** mit Wiederherstellung der Darmpassage je nach Ursache (Bridenlösung/Adhäsiolyse, Darmteilresektion bei Tumor) → falls Passage nicht wiederherstellbar, Stoma-Anlage!
- **Paralytisch:**
  - Prokinetika: Erythromycin i. v. (Antibiotikum!), Neostigmin i. v. (AChE-Hemmer), MCP i. v.
  - Kausale Therapie der Ursache, z. B. Hypokaliämie ausgleichen!

Weitere Informationen

DD

Akutes Abdomen (➜ K256)

Komplikationen

Peritonitis, Perforation, Sepsis (➜ K114)

Prognose

Letalität 5–25 % (höher bei Tumorleiden!), jeder mechanische Ileus geht am Ende in einen paralytischen Ileus über!

4 Chirurgie

4.30 Weichteilinfektion [I]

Allgemeines

MERKE

Fünf Kardinalzeichen einer Entzündung: Rubor (Rötung), **Calor** (Überwärmung), **Tumor** (Schwellung), **Dolor** (Schmerz), **Functio laesa** (Funktionseinschränkung)

- **Risikofaktoren für lokale Weichteilinfektionen:** Immunschwäche, Immunsuppression (Glukokortikoide), Diabetes mellitus, Durchblutungsstörungen (pAVK), Stase (Varikosis)
- **Komplikationen einer Weichteilinfektion:** lokale Ausbreitung der Infektion, Lymphangitis (Entzündung der Lymphbahn mit streifenförmiger Rötung im Verlauf), Lymphadenitis (Entzündung des LK mit druckschmerzhafter LK-Schwellung), systemische Beteiligung mit Fieber, Entzündungszeichen und Sepsis

MERKE

Therapiegrundsatz: „Ubi pus, ibi evacua" – „Wo Eiter ist, dort entleere ihn"!

- Immer Suche nach der Eintrittspforte, Tetanusschutz, wenn Hautmantel nicht intakt!

Übersicht wichtigste Weichteilinfektionen

Follikulitis, Furunkel und Karbunkel

- Definition:
  - **Follikulitis:** Infektion des **Haarfollikelausgangs,** verursacht follikuläre Pusteln
  - **Furunkel:** Infektion des ganzen Haarfollikels mit zentraler Einschmelzung, verursacht harten Nodus
  - **Karbunkel:** konfluierende Furunkel, verursacht harten Nodus
- Erreger: *Staphylococcus aureus*
- Diagnostik: Blickdiagnose, Entzündungsparameter, ggf. Abstrich mit Antibiogramm
- Therapie: **topische Antiseptika (Octenisept®),** bei ausgeprägten Befunden insbesondere im Gesicht (Gefahr Sinus-cavernosus-Thrombose) immer Antibiose i. v. (Cephazolin, bei Penicillinallergie Clindamycin, wegen guter Gewebegängigkeit), Spaltung erst bei Abszessbildung

4 Chirurgie

4.30 Weichteilinfektion [II]

Übersicht wichtigste Weichteilinfektionen *(Forts.)*

Abszess

- Definition: **abgekapselte eitrige Gewebseinschmelzung in nicht präformierter Körperhöhle,** verursacht Entzündungszeichen plus prallelastische Schwellung, ggf. fluktuierend (hin und her schwappend)
- Erreger: *Staphylococcus aureus*
- Diagnostik: Blickdiagnose, Entzündungsparameter, ggf. Abstrich mit Antibiogramm, ggf. Bildgebung (Sonografie, KM-CT/MRT bei tiefem Abszess, typisch ist eine randständige KM-Aufnahme)
- Therapie: **immer Abszessspaltung plus Spülung mit Octenisept plus ggf. Antibiose i.v.** (Cephazolin, bei Penicillinallergie Clindamycin) bei Fieber oder ausgeprägtem Befund, bei tiefem Abszess CT-gesteuerte Drainage oder offene Ausräumung plus immer Antibiose

Phlegmone

- Definition: **eitrige, sich diffus ausbreitende Infektion der Weichteile,** verursacht unscharf begrenzte, flächige, teigige Rötung mit Druckschmerz und Überwärmung
- Erreger: *Staphylococcus aureus* **bzw. hämolysierende Streptokokken der Gruppe A,** häufig Mischinfektionen
- Diagnostik: Blickdiagnose, Entzündungsparameter, ggf. Abstrich mit Antibiogramm, ggf. Bildgebung (Sonografie)
- Therapie: **chirurgische Sanierung plus Antibiose i. v.** (Cephazolin, bei Penicillinallergie Clindamycin)

Erysipel

- Definition: **bakterielle Infektion der Haut, die sich entlang der Lymphgefäße und des Interstitiums ausbreitet,** Eintrittspforten sind insbesondere kleine Verletzungen (Rhagaden, Fußpilz), macht **scharf begrenzte, flammenförmige Rötung der Haut, LK-Schwellung, Fieber mit Schüttelfrost;** v. a. in Gesicht und an Beinen
- Erreger: **β-hämolysierende Streptokokken**
- Diagnostik: Blickdiagnose, Entzündungsparameter
- Therapie: Kühlung und Hochlagerung, **Antibiose i. v. (Penicillin G,** bei Penicillinallergie Clindamycin)

4 Chirurgie

4.30 Weichteilinfektion [III]

Übersicht wichtigste Weichteilinfektionen *(Forts.)*

Nekrotisierende Fasziitis

- Definition: **nekrotisierende, tiefe (subfasziale) Weichteilinfektion mit hyperakutem, lebensbedrohlichem Verlauf (in wenigen Stunden),** häufig nach Bagatelltrauma oder Bissen, Letalität 30 %, verursacht starke Schmerzen, teigige Schwellung, rotbläuliche Verfärbung, rasch progrediente subkutane Nekrose mit Zerstörung von angrenzenden Strukturen (Faszien und Muskulatur), Prädilektionsstellen sind Extremitäten, Gesicht und Genitale (Fournier-Gangrän)
- Erreger: **β-hämolysierende Streptokokken der Gruppe A,** meist Mischinfektion, toxinbedingte Mikrothromben und Nekrose
- Diagnostik: Klinik, Entzündungsparameter, Blutkultur/Abstrich mit Antibiogramm, CT/MRT für Tiefenausdehnung
- Therapie: **intensivmedizinische Aufnahme,** Volumen, Katecholamine, **schnellstmöglich radikales chirurgisches Débridement mit Abtragen von Nekrosen und Spülung,** Amputation als Ultima Ratio, häufig Redébrediment nach 24 h, VAC-Pumpe (entfernt Exsudat, reduziert Ödem, fördert Durchblutung und Granulationsgewebe), anschließend Defektdeckung, **Antibiose i.v.** (Meropenem oder Piperacillin/Tazobactam, jeweils plus Clindamycin)

- **DD Gasbrand**
  - Erreger: ***Clostridium perfringens*** (grampositives Stäbchen, obligat anaerober Sporen- und Toxinbildner, ubiquitär vorhanden, insbesondere im Boden, aber auch Teil der Darmflora)
  - Klinik: sich rasch ausbreitende Entzündung, ödematös geschwollene Haut, süßlich-fauliges Wundsekret, **Hautkrepitation,** Fieber, Sepsis, Schock
  - Diagnostik: Klinik, Abstrich mit Antibiogramm, **Röntgen mit Muskelfiederung durch Gaseinschlüsse**
  - Therapie: **intensivmedizinische Betreuung,** Volumen, Katecholamine, **sofortige chirurgische Sanierung und ggf. Amputation einer befallenen Extremität, Antibiose i.v.** (Meropenem oder Piperacillin/Tazobactam jeweils plus Clindamycin), anschließend Defektdeckung; **Letalität bei adäquater Therapie bis zu 50 %,** unbehandelt bis zu 100 %

4 Chirurgie

4.31 Kompartmentsyndrom [I]

Definition

Erhöhter Gewebedruck führt bei geschlossenem Weichteil- und Faszienmantel zu einer **verminderten Gewebeperfusion,** daraus resultieren Weichteil- sowie neuromuskuläre Schäden (normaler Gewebedruck < 10 mmHg, **Kompartmentdruck > 30 mmHg**)

Ätiologie

- **Kompression von außen:**
  - Enger Gips/Verband
  - Druckbedingt bei Lagerung
- **Kompression von innen:**
  - Blutung/Hämatom nach Fraktur
  - Ödem
  - **Ischämisches Reperfusionsödem** (Ödem entsteht nach Reperfusion durch Einschwemmen angesammelter Metabolite und erhöhte Kapillarpermeabilität v. a. bei Verschlüssen > 6 h) **im Rahmen eines Tourniquet-Syndroms** (akut lebensbedrohliche Komplikation der therapeutischen Revaskularisation nach längerem thromboembolischem Gefäßverschluss)

Klinik

- Am häufigsten **Unterarm und Unterschenkel (v. a. Tibialis-anterior-Loge)** durch zahlreiche und straffe faszienumhüllte Muskellogen betroffen
- Leitsymptom: **stark schmerzhafte und bretthart gespannte Muskulatur,** Schwellung, **Störung von Motorik und Sensibilität, Pulse i. d. R. erhalten** (fehlende Pulse erst bei schwerem Kompartmentsyndrom, die Vasa nervorum der Nerven sind klein und fein und werden bereits bei kleinen Drücken komprimiert, daher initialer Ausfall von Motorik und Sensibilität)
- **Sonderform Tibialis-anterior-Syndrom** (N. peroneus/fibularis profundus wird komprimiert): **Zehenheberschwäche, Sensibilitätsstörung im 1. Zwischenzehenraum**

4 Chirurgie

4.31 Kompartmentsyndrom [II]

Diagnostik

MERKE

Kompartmentsyndrom ist eine klinische Diagnose!

Anamnese

Ätiologie/Risikofaktoren (Fraktur, Hämatom, Reperfusion), Klinik

KU

- Inspektion: **gespannte Haut, Schwellung, Druckschmerz**
- pDMS: **Störung von Motorik und Sensibilität,** Puls kann erhalten sein

Labor

Zeichen des Zellzerfalls: LDH, Myoglobin, CK

Apparativ

- Ursachenabklärung: Sonografie (Hämatom ?)
- Dopplersonografie bei nicht palpablen peripheren Pulsen
- Ggf. Messung des Gewebedrucks mit Messfühler

Therapie

Operativ

Gewebe- und Faszienspaltung (Dermatofasziotomie) innerhalb von 6 h mit anschließender offener Wundbehandlung und VAC-Versiegelung

Weitere Informationen

Komplikationen

- Muskel- und Weichteilnekrosen
- Nervenläsion
- Rhabdomyolyse
- Crush-Niere (akutes myoglobinurisches Nierenversagen, forcierte Diurese mit mind. 6 l Flüssigkeit i. v. und Furosemid i. v.)
- Rebound-Kompartmentsyndrom (> 6 h nach operativer Reperfusion durch erhöhte Kapillarpermeabilität)

4 Chirurgie

4.32 Leistenhernie [I]

Definition

- Jede Hernie besteht aus einem **Bruchsack** mit **Bruchinhalt,** der an einer **Bruchpforte** austritt und von einer **Bruchhülle** umgeben ist.
- Häufigkeit: indirekte > direkte Leistenhernie
- Hauptsächlich bei **Männern** (wegen Schwachstelle durch Descensus testis im Leistenkanal)

Ätiologie

- **Direkte (mediale) Leistenhernie** „DR MED WIRD ERWORBEN“
  - Meist **ältere Männer**
  - Lokalisation: oberhalb des Leistenbandes, **medial der Vasa epigastrica,** innere Bruchpforte ist **muskelarmes Hesselbach-Dreieck,** äußere Bruchpforte ist **äußerer Leistenring,** Hernie steht senkrecht zur Bauchwand und hat keinen Bezug zum Funiculus spermaticus
  - **Immer erworben:** intraabdominelle Druckerhöhung (Adipositas, chronischer Husten, Heben schwerer Gegenstände), Bindegewebsschwäche (Alter, angeboren)
- **Indirekte (laterale) Leistenhernie** „LIA: LATERAL, INDIREKT, ANGEBOREN“
  - Meist **Kinder und junge Männer**
  - Lokalisation: oberhalb des Leistenbandes, **lateral der Vasa epigastrica,** innere Bruchpforte ist **innerer Leistenring,** äußere Bruchpforte ist **äußerer Leistenring,** Hernie läuft parallel zur Bauchwand, verläuft im Leistenkanal **innerhalb des Funiculus spermaticus (kann bis ins Skrotum reichen)**
  - **Angeboren** (Vorwölbung in nicht obliterierten Processus vaginalis testis, dieser ist Leitstruktur beim Descensus testis) oder erworben

4 Chirurgie

4.32 Leistenhernie [II]

Klinik

- **Schwellung in der Leiste,** ggf. bis ins Skrotum
- **Bei Inkarzeration starke Schmerzen und Ileussymptomatik**

Diagnostik

Anamnese

Ätiologie/Risikofaktoren, Klinik

KU

- **Palpation des Leistenkanals in stehender Position:** durch Skrotalhaut bis zum äußeren Leistenring palpieren, **Hustenanprall bei Hernie,** bei Frauen nicht tastbar
- **Auskultation von Leiste und Skrotum:** ggf. Darmgeräusche
- **Repositionsversuch:** wenn nicht reponibel, zeitnah Sonografie
- Immer beide Seiten untersuchen, da häufig asymptomatische Hernie der Gegenseite

Apparativ

- Sonografie zur Darstellung des Bruchinhalts (je nach Inhalt elektive OP vs. Notfall-OP)
- Ggf. MRT bei unklarem Befund

Therapie

Watchful Waiting

Indikation: bei Männern mit asymptomatischer und nicht größenprogredienter Hernie

Operativ

- **Indikation:**
  - Bei **symptomatischen oder größenprogredienten** Hernien
  - Bei allen Hernien der **Frau** (da eine Schenkelhernie nicht sicher auszuschließen ist, diese klemmt in 30 % ein)
  - Bei **Kindern**
- **OP-Verfahren:**
  - **Prinzip: Reposition des Bruchsacks und Verstärkung der Hinterwand des Leistenkanals**
  - **Wahl des OP-Verfahrens:** minimalinvasiv bei Frauen und bei beidseitigen Hernien beim Mann, minimalinvasiv oder offen bei einseitiger Hernie beim Mann

4 Chirurgie

4.32 Leistenhernie [III]

Therapie *(Forts.)*

Operativ *(Forts.)*

- **OP-Verfahren *(Forts.)***
  - **Offen:**
    - **Nach Shouldice („twice"):** Hautschnitt mit Eröffnung des Peritoneums, **Doppelung der Fascia transversalis** und Fixierung von M. obliquus internus und M. transversus am Leistenband mit nichtresorbierbarer Naht
    - **Nach Lichtenstein („kommt etwas rein"):** Hautschnitt mit Eröffnung des Peritoneums, Einlage eines **nichtresorbierbaren Kunststoffnetzes** mit Fixierung am M. obliquus internus und am Leistenband
  - **Minimalinvasiv:**
    - Allgemeines Prinzip: immer Netzeinlage zwischen Peritoneum und Bauchwand
    - **TAPP (transabdominelle präperitoneale Plastik):** laparoskopisch, Eröffnung des Peritoneums und Netzeinlage **von intraperitoneal** vor das Peritoneum
    - **TEP (totale extraperitoneale Plastik):** Netzeinlage **von extraperitoneal** durch Fascia transversalis vor das Peritoneum, Peritoneum wird nicht durchtrennt

- **Verhalten nach OP:** allgemein körperliche Schonung für 8–10 d, bei offenen Verfahren Schonung für 2–6 Wochen, bei minimalinvasiven Verfahren raschere Belastung möglich
- **OP-Komplikationen:**
  - Rezidiv (bis 10 %)
  - Verletzung des Ductus deferens (ischämische Orchitis, Hodenatrophie)
  - Nervenverletzung mit chronischen Leistenschmerzen (N. ilioinguinalis, R. genitalis des N. genitofemoralis)
  - Netzschrumpfung mit Leistenbeschwerden
  - Netzdislokation
  - Arrosion benachbarter Organe (Darmfisteln, Blasenfisteln)

4 Chirurgie

4.32 Leistenhernie [IV]

Weitere Informationen

- **Schenkelhernie/Femoralishernie**
  - Selten, **ältere Frauen** (da breiteres Becken und damit größere Lacuna vasorum)
  - Lokalisation: verläuft **unterhalb des Leistenbandes im Canalis femoralis** (enthält Binde- und Fettgewebe), innere Bruchpforte ist **Lacuna vasorum** medial der V. femoralis, äußere Bruchpforte ist **Hiatus saphenus/Fossa ovalis** (Venenstern in Leiste)
  - Ätiologie: immer erworben, **Inkarzeration in 30 % (aufgrund enger Bruchpforte)**
  - Klinik: Schwellung unterhalb des Leistenbandes (bei adipösen Patienten schwer zu tasten), Schmerzen mit Ausstrahlung in Oberschenkel
  - Therapie: **immer OP (aufgrund häufiger Inkarzeration)**

DD

- Hydrozele
- Varikozele
- Tumor
- Lymphom
- Inguinale LK-Metastase

Komplikationen

Inkarzeration (Einklemmung von z. B. Darm in Bruchpforte mit Darmischämie, Darmnekrose und Peritonitis, Notfall-OP mit ggf. Darmresektion, Darmischämiezeit 6 h, Letalität 20 %)

4 Chirurgie

4.33 Refluxkrankheit [I]

Definition

- **Gastroösophagealer Reflux:** Rückfluss von Mageninhalt in Speiseröhre
- **Gastroösophageale Refluxkrankheit (GERD):** Symptomatik und/oder histologische Veränderungen der Speiseröhrenschleimhaut (Magensäure → Ösophagitis und Barrett-Metaplasie):
  - **NERD:** Reflux ohne Nachweis von Schleimhautläsionen in Endoskopie (60 %)
  - **ERD:** Reflux mit histologischem Nachweis in der Endoskopie (40 %)

Ätiologie

- **Primär (am häufigsten):** Insuffizienz des unteren Ösophagusschließmuskels oder Kardia unklarer Genese, Risikofaktoren: Kaffee/Nikotin/Alkohol, Kohlenhydrate/Fett, Übergewicht, u. a. Zunahme des His-Winkels zwischen Ösophagus und Fundus auf > 60° (normal 50–60°), oft liegt gleichzeitig eine axiale Hiatushernie vor
- **Sekundär:** Schwangerschaft (intraabdominelle Druckerhöhung), Medikamente mit Relaxation des unteren Ösophagussphinkters: Kalziumblocker, Anticholinergika, Benzodiazepine; mit Schädigung der Ösophagusschleimhaut: NSAR

Klinik

- **Leitsymptom:** Sodbrennen und/oder retrosternales Druckgefühl, v. a. im Liegen, beim Bücken und nach dem Essen
- Chronischer nächtlicher Reizhusten und Heiserkeit (rezidivierende Säure-Aspiration)

Diagnostik

Anamnese

Ätiologie/Risikofaktoren (Besserung durch PPI?), Klinik

KU

Abdominelle, kardiale und pulmonale Untersuchung einschließlich Inspektion des Mund-Rachen-Raums → oft unauffällig

Apparativ

- ÖGD mit Biopsien: Schleimhautläsionen, Barrett-Metaplasie, Ausschluss Karzinom
- Langzeit-pH-Metrie (über 24 h): v. a. bei NERD; nasale Sonde bis in untere Speiseröhre für 24 h → Registrierung von Refluxepisoden mit pH ≤ 4 → pathologisch, wenn > 5 % der Gesamtuntersuchungsdauer
- Manometrie: Sonde misst Druck im Ösophagus, über 30 min, Frage nach Insuffizienz des unteren Ösophagussphinkters

4 Chirurgie

4.33 Refluxkrankheit [II]

Therapie

- **Allgemein:** Elimination der Risikofaktoren, Schlafen in Oberkörperhochlage
- **Medikamentös:** PPI hemmen gastrale Säureproduktion, nur symptomatisch, keine kausale Therapie der Sphinkterinsuffizienz, Risikoerhöhung für *Clostridium-difficile*-Kolitiden!
- **Operativ:** Fundoplikatio nach Nissen
  - **Indikation:** Unverträglichkeit oder Therapieresistenz unter PPI, Aspiration, präösophageale Hernie oder gemischte Hernie (axiale und präösophageale Hernie) mit Blutung, Ulzeration Nekrose
  - **Durchführung:** Laparoskopie → Magenfundus wird hochgezogen, 360° um den distalen Ösophagusanteil herumgeführt und vernäht (Verengung des Mageneingangs) → bei Hernien zusätzlich Kombination mit Hiatoplastik (Naht oder Kunststoffnetz über Bruchlücke am Zwerchfelldurchtritt des Ösophagus, ggf. Fundo- oder Gastropexie mit Naht des Magens an Bauchwand)

- **Komplikationen:**
  - Gas-bloat-Syndrom → selten! (Unfähigkeit des Aufstoßens mit Völlegefühl und Flatulenz)
  - Teleskopphänomen → selten! (Herausrutschen der Kardia aus der Manschette des Fundus)
  - Schluckstörungen (zu stramme Naht)
  - Magenentleerungsstörung bei Verletzung des N. vagus
  - Rezidiv der Refluxerkrankung

Weitere Informationen

Barrett-Metaplasie des gastroösophagealen Übergangs: Präkanzerose Läsion → Säure schädigt mehrschichtiges unverhorntes Plattenepithel des Ösophagus → Transformation in einschichtiges Zylinderepithel des Magens → dauerhafte PPI-Therapie, Endoskopiekontrollen (zwischen 6 Monate und 3 Jahre, ggf. endoskopische Resektion je nach Differenzierungsgrad des Biopsats)

4 Chirurgie

4.34 Hämorrhoiden [I]

Definition

Erweiterung des Plexus hämorrhoidalis superior und/oder Corpus cavernosum recti (arteriovenöses Gefäßpolster oral der Linea dentata als Teil des Kontinenzorgans), durch Druckerhöhung

Ätiologie

- Familiäre Belastung
- Ballaststoffarme Ernährung/chronische Obstipation
- Erhöhter intraabdomineller Druck (Adipositas, Schwangerschaft, langes Sitzen)

Klinik

- **Stadieneinteilung nach Goligher**
  - **Stadium I:** nur proktoskopisch sichtbare Knoten, reversibel
  - **Stadium II:** beim Pressen spontan prolabierend, Selbstreposition
  - **Stadium III:** beim Pressen spontan prolabierend, nur manuell reponierbar
  - **Stadium IV:** fixierter Prolaps, nicht reponierbar

- **Klinische Ausprägung**
  - Transanale schmerzlose Blutung, i. d. R. hellrot und häufig während oder nach Defäkation, als Stuhlauflagerung
  - Pruritus, Brennen, Fremdkörpergefühl
  - Schmerz bei Inkarzeration/Ulzeration (Grad IV)

Diagnostik

Anamnese: Ätiologie/Risikofaktoren (Familienanamnese, Ernährung, Beruf), Klinik

KU

- Lokalisation meist bei 3, 7 und 11 Uhr (Eintrittspunkte der A.-rectalis-superior-Äste in die Rektumwand)
- Lagerung in Steinschnittlage („gynäkologischer Stuhl") oder Linksseitenlage, Orientierung nach Ziffernblatt (Genitalien bei 12 Uhr, Anus bei 6 Uhr, 3 Uhr rechts; im Uhrzeigersinn)
- Inspektion (in Ruhe und beim Pressen): Hämorrhoiden? Reponierbar oder fixiert?
- DRU: Hämorrhoiden tastbar? Blut am Fingerling?

Labor

Meist unauffällig, i. d. R. keine Hb-relevante Blutung

Apparativ

Proktoskopie zur Diagnosesicherung, Koloskopie zum Tumorausschluss; etwa die Hälfte aller Kolonkarzinom-Patienten hat zusätzlich Hämorrhoiden!

4 Chirurgie

4.34 Hämorrhoiden [II]

Therapie

- **Stadium I und II:**
  - **Konservativ:** Stuhlregulierung (ballaststoffreiche Ernährung, Macrogol, Bewegung), symptomatisch Salben (z. B. Hamamelis, Lidocain) gegen Juckreiz/Brennen und zum Abschwellen
  - **Interventionell:** Sklerosierung Hämorrhoidalknoten oder Arterie (Stadium I); Gummibandligatur (Stadium II, Abschnüren an Basis → Nekrose) mit geringerer Rezidivrate
- **Stadium III und IV: OP!**
  - **Offene Hämorrhoidektomie nach Milligan-Morgan:** Steinschnittlage, segmentale Resektion der Hämorrhoidalknoten im gesamten Verlauf des Analkanals, Belassen eines offenen Hautdreiecks zur Drainage → sekundäre Wundheilung!
  - **Stapler-Hämorrhoidopexie nach Longo:** Steinschnittlage, Hämorrhoiden zirkulär in Staplerholraum gezogen → bei Staplerschluss Hämorrhoiden entfernt und Anastomosennaht erzeugt → geringere postoperative Schmerzen als bei offener OP (Wunde oberhalb Linea dentata und nicht im sensiblen Analkanal)

Weitere Informationen

DD

- **Analvenenthrombose:** Schmerzhafter livider Knoten am Analkanalrand;
  Therapie: Lidocain, bei starken Schmerzen Stichinzision und Thrombektomie
- **Analfissur:** Längsverlaufender Defekt im Anoderm durch Wechsel Obstipation/Diarrhö, CED → Schmerzen während und nach Defäkation;
  Therapie: Lidocain, bei starken Schmerzen Fissurektomie nach Gabriel (lokales Ausschneiden der Fissur unter Schonung des Sphinkterapparats)
- **Mariske:** nicht schmerzhaftes hautfarbenes Hautläppchen am Analrand
- **Anal- und Rektumkarzinom**

Komplikationen

- Blutung
- Inkarzeration
- Thrombose
- Kontinenzstörung

4 Chirurgie

4.35 Karpaltunnelsyndrom [I]

Definition

Chronische Kompression des N. medianus unterhalb des Retinaculum flexorum bzw. des Lig. carpi transversum im Karpaltunnel; v. a. Frauen zwischen 20 und 40 J. betroffen

Ätiologie

- **Idiopathisch**
- **Volumenzunahme im Karpaltunnel:** Schwangerschaft (Ödem), Herzinsuffizienz (Ödem), Tendovaginitis (Schwellung), Überlastung (Ödem), Z. n. Trauma am Handgelenk, endokrine Erkrankungen (Akromegalie, Diabetes, Hypothyreose)

Klinik

- **Leitsymptom:** Einschießende nächtliche Schmerzen und Sensibilitätsstörungen der volaren bzw. palmaren Hand und Digiti I–III → tagsüber Schonhaltung, nachts triggert unbewusstes Abknicken die Klinik, 40 % beidseits
- **Spätsymptom:** Thenaratrophie
- **Sensibel:** Radiale Hohlhand volar und palmar → radiale 3,5 Finger + dorsal → radiale 3,5 Fingerkuppen

- **Motorisch:** Abduktions- und Oppositionsschwäche im Daumen (M. abductor pollicis brevis, M. opponens pollicis)

MERKE

Die klassische Schwurhand nur bei proximaler Medianus-Läsion! Hier sind wir distal!

Diagnostik

Anamnese

Ätiologie/Risikofaktoren, Klinik

KU

- **Inspektion im Seitenvergleich:** Thenaratrophie
- **Sensibilitätsprüfung:** Minderung beim Bestreichen der Hohlhand und Finger I–III
- **Motorikprüfung:** Daumenabduktion und -opposition → kein Kontakt zwischen Daumen und Kleinfinger möglich, in Spätphase
- **Flaschenzeichen:** rundes Gefäß kann nicht vollständig umfasst werden, da eingeschränkte Daumenabduktion
- **Hoffmann-Tinel-Zeichen:** Beklopfen des Karpaltunnels triggert elektrisch einschießende Schmerzen mit distaler Ausstrahlung
- **Phalen-Zeichen:** Forcierte Volarflexion bzw. Dorsalextension des Handgelenks über mind. 1 min triggert elektrisch einschießende Schmerzen mit distaler Ausstrahlung

4 Chirurgie

4.35 Karpaltunnelsyndrom [II]

Diagnostik *(Forts.)*

Apparativ

- **Elektroneurografie (Funktion peripherer Nerv):** Verlängerung der sensomotorischen Latenz nach distal (Geschwindigkeit der Erregungsleitung)
- **Elektromyografie** (Frage nach Genese der chronischen Muskelschädigung, neurogen vs. myopathisch?)
  - Neurogen: pathologische Spontanaktivität, „gelichtete" bzw. reduzierte Aktivität mit erhöhter Amplitude
  - DD myopathisch: keine Spontanaktivität, kleine Amplitude mit dichtem Aktivitätsmuster
- **Sonografie:** verdickter Nerv (entzündlich bedingte Schwellung)

Therapie

Konservativ

- Indikation: nächtliche Schmerzen bzw. geringfügige Beschwerdesymptomatik
- Nächtliche Ruhigstellung mithilfe gepolsterter, volarer Unterarmschiene in leichter Streckstellung für ca. 4 Monate, ggf. Kortisoninjektion in Karpaltunnel

Operativ

- Indikation: Anzeichen der Nervenschädigung (anhaltende Sensibilitätsstörungen, Thenarmuskelatrophie), Versagen der konservativen Therapieoption
- Offene operative Auftrennung des Retinaculum flexorum und Neurolyse (in Blutleere und Lokalanästhesie)

Weitere Informationen

- Rezidivrate: <5 %, i. d. R. aufgrund unvollständiger Spaltung des Retinaculums
- Karpaltunnel: ventral begrenzt durch das Retinaculum flexorum, dorsal und lateral durch Handwurzelknochen – enthält N. medianus und Sehnenscheiden

4 Chirurgie

4.36 Varikosis und CVI [I]

Definition

- Beinvenen: Das Blut fließt aus den oberflächlichen Beinvenen über die Perforansvenen in die tiefen Beinvenen, Venenklappen verhindern den Rückstrom des Bluts zurück in die oberflächlichen Beinvenen.
- **Varikosis (Krampfaderleiden): Insuffizienz der Venenklappen** führt zu einem **venösen Rückfluss vom tiefen ins oberflächliche Venensystem** mit zylindrischer Erweiterung und **Aussackung der oberflächlichen Venen**
- **Chronisch-venöse Insuffizienz (CVI):** Folgeerscheinungen von primären (Varikosis) oder sekundären Klappenschäden (nach TVT); durch den venösen Rückstau kommt es bis zum Rückstau in die Kapillaren mit vermehrter transendothelialer Filtration und Ödembildung, es kommt zu einer reaktiven Bindegewebsproliferation der Kapillaren, diese führt zu einer verminderten Gewebeperfusion mit Entstehung eines Ulcus cruris venosum

Ätiologie

- **Primäre Varikosis** (70 %): **idiopathische Insuffizienz der Venenklappen der oberflächlichen Venen,** Risikofaktoren sind **Bindegewebsschwäche** (Frauen, Schwangerschaft, Genetik) sowie **Erhöhung des venösen Drucks** (langes Stehen/Sitzen, Adipositas)
- **Sekundäre Varikosis** (30 %): **Abflussbehinderung der tiefen Venen** (unvollständiger Thrombusabbau) und narbige Destruktion der tiefen Venenklappen mit Rückstau in die Oberflächenvenen (**postthrombotisches Syndrom,** meist 5 Jahre nach TVT)

Klinik

- **Allgemein: Schwere- und Spannungsgefühl in Beinen,** Besserung durch Beinhochlagerung, Zunahme durch Hitze (Vasodilatation)
- **Stadien der CVI:**
  - **Stadium I: reversible Ödeme,** Corona phlebectatica paraplantaris (kranzartig erweiterte Venen an Fußrändern)
  - **Stadium II: dauerhafte Ödeme,** Atrophie blanche (weiße Atrophieherde), Purpura jaune d'ocre (Hyperpigmentierung durch Hämosiderinablagerung), **Stauungsdermatitis** (glänzende, schuppige, gerötete Haut), Dermatoliposklerose (Verhärtung subkutanen Fettgewebes)
  - **Stadium III: Ulcus cruris venosum** (am Innenknöchel und schmerzfrei; DD: arterielles Ulkus am Außenknöchel ist schmerzhaft, „A“ wie „AUA“)

4 Chirurgie

4.36 Varikosis und CVI [II]

Diagnostik

Anamnese

Ätiologie/Risikofaktoren (Bindegewebsschwäche, Arbeit im Sitzen, TVT), Klinik

KU

- Inspektion: Varizen im Stehen und im Seitenvergleich, CVI-Stadien
- **Venenfunktionstests:**
  - **Trendelenburg-Test:**
    - Ziel: Prüfung der Funktion oberflächlicher Venenklappen plus Venenklappen der Perforansvenen (Prüfung, ob eine Varikosis besteht)
    - Durchführung: 1. Rückenlage, Beine werden hochgestreckt, 2. Staubinde unterhalb der Leiste um den Oberschenkel anlegen, 3. mit Staubinde aufstehen lassen
    - Interpretation: bei insuffizienten oberflächlichen Venenklappen kommt es nach Entfernung des Stauschlauchs zu einer raschen retrograden Füllung der oberflächlichen Venen (physiologisch: keine retrograde Füllung), bei insuffizienten Perforansvenen kommt es bereits bei angelegtem Stauschlauch zu einer schnellen Füllung der oberflächlichen Venen (physiologisch: nur sehr langsame Füllung)

- **Perthes-Test:**
  - Ziel: Prüfung der Funktion der **tiefen Beinvenen** (Kontrolle nach TVT und immer vor Venenstripping)
  - Durchführung: stehender Patient bekommt Stauschlauch über Varizen und wird aufgefordert umherzugehen
  - Interpretation: bei insuffizienten tiefen Beinvenen kommt es zu einer fehlenden Entleerung der Varizen (physiologisch: durch Muskelpumpe werden Varizen beim Gehen entleert)

Apparativ

Duplex-Sonografie (Goldstandard): Frage nach Insuffizienz der Perforans- und Oberflächenvenen (Rückfluss) sowie nach Durchgängigkeit der tiefen Venen (immer vor Venenstripping)

4 Chirurgie

4.36 Varikosis und CVI [III]

Therapie

MERKE
Interventionelle und operative Verfahren lediglich bei primärer Varikosis (Insuffizienz der Oberflächenvenen) und nicht bei Insuffizienz der tiefen venösen Blutleiter, da sonst das venöse Blut nicht mehr zurück zum Herz abfließen kann!

Konservativ

- Indikation: bei jeder Varikosis und CVI
- Verfahren: **Kompressionsstrümpfe** (Kompression von distal nach proximal), kein langes Stehen/Sitzen oder Hitzeeinwirkung, bei Ödemen manuelle Lymphdrainage

Interventionell

- Prinzip: Zerstörung der Vene führt zum Venenverschluss (kein Rückfluss mehr möglich, venöser Abfluss direkt über tiefe Beinvenen)
- Verfahren: **Sklerosierung** (Injektion von Polidocanol/Alkohol) bei kleinkalibrigen Varizen, **endovenöse thermische Verfahren** (Radiofrequenzablation, Lasertherapie) bei Stammvarikosis der V. saphena magna und parva

Operativ

- Indikation: symptomatische Varizen, kosmetische Gründe
- Verfahren (meist kombiniert)
  - **Crossektomie:** Abtrennung und Ligatur der Mündung (Crosse) der oberflächlichen Vene (V. saphena magna) in die tiefe Vene (V. femoralis) am Venenstern/Hiatus saphenus in der Leiste
  - **Venenstripping:** Entfernung des insuffizienten Teils der V. saphena magna und/oder parva, Vene wird über eine Sonde aufgefädelt und herausgerissen
  - **Seitenastexhairese:** über kleine Hautinzisionen werden Seitenastvarizen mit einem Häkchen herausgezogen

4 Chirurgie

4.36 Varikosis und CVI [IV]

Weitere Informationen

- Vena saphena parva: zieht vom lateralen Fußrand in Kniekehle und mündet in Vena poplitea
- Vena saphena magna: zieht vom medialen Fußrand über Unter- und Oberschenkel in Leiste und mündet im Venenstern/Hiatus saphenus in Vena femoralis

Komplikationen

- **Ulcus cruris venosum:** nässender tiefer Gewebedefekt am Innenknöchel, nicht schmerzhaft; Therapie mittels lokaler Wundtherapie sowie Kompressionstherapie und Mobilisierung zur Behandlung der venösen Insuffizienz
- **Varizenblutung:** spontan oder traumatisch (Varizen sind dünnwandig); Therapie mittels Kompression und Hochlagern
- **Varikophlebitis:** schmerzhafte Verhärtung der Varize mit lokalen Entzündungszeichen; Therapie mittels Kühlen
- **TVT:** durch verminderte Flussgeschwindigkeit (→ K216)

5 Interdisziplinäres

5.1 Lungenembolie (LAE) [I]

Definition

Lungenarterienverschluss durch Einschwemmung von venösen Thromben, Fett oder Fremdmaterial wie z. B. Zement, zumeist aus den unteren Extremitäten

Ätiologie

- Embolie nach Venenthrombose (tiefe Bein- oder Beckenvenenthrombose)
- Fett- oder Zementembolie (Endoprothese)
- Pathophysiologie: Verschluss einer Lungenarterie führt zu
  - **Rückstau ins rechte Herz mit Rechtsherzbelastung (akutes Cor pulmonale)**
  - Minderperfusion der Lunge mit Hypoxämie sowie Hypokapnie durch Hyperventilation
  - Vorwärtsversagen mit Kreislaufschock durch Minderung des HZV

Klinik

- Je nach Schwere asymptomatisch bis kardiogener Schock
- **Leitsymptome: akutes** Einsetzen (meist nach körperlicher Belastung), **thorakaler Schmerz, Tachypnoe/Dyspnoe,** Sinustachykardie, Hypotonie
- Ggf. Halsvenenstauung
- Ggf. Klinik der TVT (→ K216)
- Bei Lungenembolie in Narkose (z. B. bei Gelenkimplantation): Anstieg der Herzfrequenz, Blutdruckabfall, Sättigungsabfall, Abfall des exspiratorischen pCO_2 (verminderte CO_2-Abgabe in Alveolarraum, CO_2 bleibt im Blut, da gestörter Gasaustausch)

5 Interdisziplinäres

5.1 Lungenembolie (LAE) [II]

Diagnostik

Anamnese

Ätiologie/Risikofaktoren für TVT (➜ K216), Klinik

KU

- Vitalparameter: AF, RR, HF, Sättigung
- Klinik der TVT (➜ K216)

Labor und apparativ

Bei hämodynamisch stabilen Patienten (RR > 90 mmHg):

- **Einschätzung der Wahrscheinlichkeit einer Lungenembolie mittels Wells-Score** (Punkte bei Klinik mit Tachykardie, Hämoptysen, Zeichen einer TVT und bei passender Krankengeschichte bei Z. n. Lungenembolie/TVT, Malignom und OP/Immobilisation)
  - Hohe Wahrscheinlichkeit einer Lungenembolie: **Angio-CT mit KM** (bei Embolie KM-Aussparung, z. B. durch hypodensen Embolus in Lungenarterie)

- Geringe Wahrscheinlichkeit einer Lungenembolie: **D-Dimere** (Fibrinspaltprodukt; Ausschlusstest, wenn negativ, dann Ausschluss einer Lungenembolie; erhöht bei Trauma, Malignom, chronischer Erkrankung, daher unspezifisch), **bei positiven D-Dimeren Angio-CT mit KM**

Bei hämodynamisch instabilen Patienten (RR < 90 mmHg oder Blutdruckabfall > 40 mmHg über > 15 min)

- Patient (hämodynamisch) stabil genug für CT: **Angio-CT mit KM**
- Patient nicht stabil für CT: **Echokardiografie** (Rechtsherzbelastungszeichen: Dilatation und Wandbewegungsstörung rechter Ventrikel und Septum, Trikuspidalklappeninsuffizienz)

Ggf. weitere Diagnostik

- **BGA:** Hypoxämie, Hypokapnie mit respiratorischer Alkalose (zu wenig CO_2/wenig sauer) bei Hyperventilation
- **Troponin und BNP:** Anstieg bei Rechtsherzbelastung (DD akutes Koronarsyndrom)
- Gerinnungsparameter (Quick/INR, PTT, Thrombozyten): vor Heparinisierung/Lyse
- **EKG:** Sinustachykardie, Rechtsherzbelastungszeichen (SIQIII-Typ, Rechtsdrehung des Lagetyps, Rechtsschenkelblock, P-pulmonale)
- **Farbduplexkompressionssonografie der tiefen Beinvenen** (Suche nach Thrombose)
- Thrombophiliediagnostik bei jungen Patienten (z. B. Faktor-V-Leiden)

5 Interdisziplinäres

5.1 Lungenembolie (LAE) [III]

Therapie

Akutmaßnahmen

- Engmaschige Überwachung der Vitalparameter
- Akut Immobilisation, um weitere Embolisationen zu verhindern (unter Heparinisierung Mobilisation)
- Oxygenierung (Sauerstoff 6 l/min, halbsitzende Lagerung), Analgesie (Morphin), ggf. Anxiolyse (Diazepam)
- Ggf. Schockbehandlung (kardiogen: Suprarenin oder Dobutamin, Kristalloide)
- **Bei hämodynamisch stabilen Patienten: therapeutische Antikoagulation mit unfraktioniertem Heparin 5000 IE i. v. als Bolus, dann Perfusor** 15 IE pro kg KG/h (alternativ niedermolekulares Heparin s. c., Fondaparinux s. c., DOAKs oral)
- **Bei hämodynamisch instabilen Patienten (kardiogener Schock): präklinische Lyse mit rekombinantem Plasminogenaktivator (Alteplase),** begleitend therapeutische Antikoagulation mit unfraktioniertem Heparin i. v. (bei Reanimationspflichtigkeit gibt es keine KI für eine systemische Lyse); Ultima Ratio operative Embolektomie unter ECMO oder Katheterfragmentation mit lokaler Lyse
- Immer unter PTT-Kontrolle alle 6 h

Prophylaxe

- Wegen hoher Rezidivgefahr von 30 %
- **Medikamentöse Antikoagulation für mind. 3 Monate mit Marcumar** (Ziel-INR 2–3, Bridging mit Heparin für 3 d wegen initialer prokoagulatorischer Wirkung), **DOAKs** (Rivaroxaban, Apixaban, Dabigatran) oder **niedermolekularem Heparin s. c.**

Weitere Informationen

DD

Thoraxschmerz (→ K255), Dyspnoe (→ K258)

Komplikationen

- Rechtsherzversagen
- Kardiogener Schock
- Lungeninfarkt mit Infarktpneumonie

5 Interdisziplinäres

5.2 Tiefe Venenthrombose (TVT) [I]

Definition

Flusswirksames Blutgerinnsel in einer tiefen Vene, meist im **Unterschenkel**

Ätiologie

- **Virchow-Trias:** Endothelschaden (Entzündung, Trauma/OP), verlangsamte Blutströmungsgeschwindigkeit (Varizen, Immobilisation), veränderte Blutzusammensetzung (gesteigerte Gerinnung, Malignom)
- Risikofaktoren: Immobilisation, Adipositas, Rauchen, Östrogentherapie (Kontrazeptiva, Hormonersatztherapie), Schwangerschaft/Wochenbett

Klinik

- **Muskelkaterähnlicher Wadenschmerz, Schwellung, Spannungsgefühl, livide Verfärbung,** Überwärmung, verstärkte Venenzeichnung
- Fehlende klinische Zeichen schließen eine TVT nicht aus (fehlen in ca. 50 % der Fälle)!

Diagnostik

Anamnese

- Ätiologie/Risikofaktoren, Klinik
- **Einschätzung der Wahrscheinlichkeit einer TVT mittels Wells-Score:** Klinik (Schmerz, Schwellung, Umfangsvermehrung, Ödem, Pratt-Warnvenen/sichtbare Kollateralvenen), Krankengeschichte (Z. n. Lungenembolie/TVT, Malignom, OP/Immobilisation)

KU

- Inspektion: Schwellung, livide Verfärbung, verstärkte Venenzeichnung, Überwärmung
- **Homans-Zeichen** (**H**omans wie „Zehen **h**och"): Dorsalextension des Fußes macht Wadenschmerz
- **Payr-Zeichen** (**P**ayr wie „**p**lantar"): medialer Fußsohlendruckschmerz
- **Meyer-Zeichen:** Wadenkompressionsschmerz

Labor

D-Dimere: Fibrinspaltprodukt; Ausschlusstest, wenn negativ, dann Ausschluss einer TVT; auch erhöht bei Trauma, Malignom, chronischer Erkrankung, daher unspezifisch

5 Interdisziplinäres

5.2 Tiefe Venenthrombose (TVT) [II]

Diagnostik *(Forts.)*

Apparativ

- **Farbduplex-Kompressionssonografie (Goldstandard):** von der Leistenregion nach distal wird Komprimierbarkeit der Venen mit Schallkopf geprüft (keine Komprimierbarkeit der Vene bei Thrombus), Flussbeurteilung mittels Farbduplex als zusätzliche Hilfestellung
- Ggf. Doppler-Sonografie bei Thrombosen proximal des Leistenbandes
- **Ursachensuche:**
  - Bei älteren Patienten > 50 Jahren Tumorsuche (Sono-Abdomen, Rö-Thorax)
  - Bei jungen Patienten Thrombophiliediagnostik (Faktor V-Leiden-Mutation, Antiphospholipidsyndrom bei jungen Frauen mit häufigen Aborten)

Therapie

Akut

- **Allgemein: Kompressionsverband** (zunächst elastisch wegen Schwellung, später Kompressionsstrumpf Klasse II), Hochlagerung, **symptomadaptierte Vollmobilisation**
- **Medikamentös:** therapeutische Antikoagulation mit **niedermolekularem Heparin s. c.** (Enoxaparin/Clexane®) oder Fondaparinux s. c. (Xa-Hemmer) **für mind. 5 Tage** (alternativ unfraktioniertes Heparin bei schwerer Niereninsuffizienz oder geplanter Intervention aufgrund kurzer HWZ und möglicher Antagonisierung mit Protamin, alternativ DOAK)
- Ggf. interventionelle oder chirurgische Thrombektomie bei Beckenvenenthrombose und Phlegmasia coerulea dolens (Verschluss aller venösen Blutleiter der betroffenen Extremität)

Prophylaxe

Anschließend prophylaktische Antikoagulation mit **Marcumar für mind. 3 Monate** (überlappend mit Heparin, bis Ziel-INR von 2–3 über 24 h konstant erreicht wurde), alternativ DOAK (sowohl initial als auch zur Prophylaxe, jedoch Dosisreduktion); bei rezidivierender TVT/LAE für 3–6 Monate

5 Interdisziplinäres

5.2 Tiefe Venenthrombose (TVT) [III]

Weitere Informationen

- Häufiger Thrombose des linken Beins: Überkreuzungsphänomen (A. iliaca communis komprimiert V. iliaca communis)
- **Phlegmasia coerulea dolens:** Maximalvariante der TVT mit Verschluss aller venösen Blutleiter der betroffenen Extremität sowie konsekutiver Kompression der Arterien, Therapie ist Notfall-OP (venöse Thrombektomie und Fasziotomie), hohe Letalität
- **Hereditäre Thrombophilien:** am häufigsten Faktor-V-Leiden-Mutation (30 % der TVT-Patienten, mangelnde Deaktivierung von Faktor Va durch aktives Protein C, Unterform der APC-Resistenz)

DD

- **Thrombophlebitis** (oberflächliche Venenentzündung): druckschmerzhafte Verhärtung und strangförmige Rötung, Therapie mit NSAR, Kühlen, Kompressionsverband und Mobilisation
- **Lymphödem:** zusätzliche Zehen geschwollen
- **Kompartmentsyndrom:** blasse, schmerzhafte Extremität, Motorik und Sensibilität beeinträchtigt, Puls kann schwach tastbar sein; Therapie mit Fasziotomie (→ K197)
- **pAVK:** Claudicatio intermittens/Wadenschmerz bei Belastung, blasse Haut, fehlende Pulse
- **Muskelfaserriss:** meist nach Trauma

Komplikationen

- **Lungenembolie** (→ K213)
- Rezidiv
- Aszendieren des Thrombus bis in Beckenvenen oder V. cava inferior
- **Postthrombotisches Syndrom:** Zerstörung der Klappen mit Entwicklung einer chronisch venösen Insuffizienz; Klinik: Ödeme, Ulcus cruris venosum medial; Therapie: Lymphdrainage, Mobilisation und Kompressionsstrümpfe

5 Interdisziplinäres

5.3 Lungenkarzinom [I]

Definition

Bösartige Neubildung der Lunge; häufigste Todesursache beider Geschlechter, Männer häufiger betroffen

Histologische Einteilung:

- **NSCLC:** ca. 90 %, niedrige Zellteilungsrate, häufig peripher
  - Plattenepithelkarzinom (Männer, Raucher) ca. 40 %
  - Adenokarzinom (Frauen, Nichtraucher) ca. 40 %, metastasiert am häufigsten von allen NSCLC, dafür aber spät
  - Großzelliges Karzinom 10 %
- **SCLC:** ca. 10 %, hohe Zellteilungsrate (spricht gut auf Radiatio und Chemotherapie an), häufig zentral, frühe Metastasierung

Ätiologie

- **Rauchen ca. 90 %**
- Berufliche Exposition: Asbest, Radon
- Genetische Disposition bei Adenokarzinom (EGFR-Mutation)

Klinik

- **Keine Frühsymptome!**
- **Chronischer Husten** (> 4 Wochen), **Dyspnoe, B-Symptomatik** (10 % Gewichtsverlust in 6 Monaten, Fieber, Nachtschweiß)
- Bei Infiltration: Dysphagie (Ösophagus), Heiserkeit (N. recurrens), obere Einflussstauung (V. cava superior)

Diagnostik

Anamnese

Ätiologie/Risikofaktoren („Pack Years" → Packungen pro Tag × Anzahl der Jahre, die geraucht wurde), Klinik

KU

Zyanose, vermehrte Atemarbeit, Kachexie, abgeschwächtes Atemgeräusch und hyposonorer Klopfschall über Raumforderung und malignem Pleuraerguss

Labor

- Tumormarker zur Verlaufskontrolle (NSE bei SCLC, CYFRA 21-1 bei NSCLC)
- Natrium und Kalzium bei V. a. paraneoplastische Symptome (V. a. SCLC mit SIADH/Hyponatriämie)

5 Interdisziplinäres

5.3 Lungenkarzinom [II]

Diagnostik *(Forts.)*

Apparativ

- **Rö-Thorax in 2 Ebenen:** Lungenrundherd → bei Auffälligkeiten **CT-Thorax mit KM**
- **Bioptische Sicherung der Diagnose:** bei zentraler Lage Bronchoskopie mit transbronchialer Biopsie, bei peripherer Lage transthorakale CT-gesteuerte Biopsie
- Molekulare Diagnostik bei Adenokarzinom: EGFR-Mutation
- **Staging:** CT Oberbauch (Metastasen Leber und Nebenniere), cCT (Metastasen Gehirn), Knochenszintigrafie (Metastasen Knochen), PET-CT (LK, Metastasen)
- Präoperative Lungenfunktionsdiagnostik zur Feststellung der funktionellen Operabilität (FEV1 > 1,5 l, Diffusionskapazität > 60 %)

Therapie

NSCLC

- Tumorausbreitung **auf einen Hemithorax** beschränkt → **kurativ:**
  - OP: Lobektomie mit LK-Dissektion der ipsilateralen interlobären, hilären und mediastinalen LK
  - Ggf. adjuvante Radiochemotherapie bei großem Tumor oder positiven LK (Cisplatin plus Vinorelbin oder plus Pemetrexed)

- Tumorausbreitung **nicht mehr auf einen Hemithorax** beschränkt (z. B. bei Befall von mediastinalen oder kontralateralen LK, kontralateraler Lunge/Pleura, malignem Pleuraerguss, extrathorakalen Metastasen) → **kurativ oder palliativ**
  - Simultane Radiochemotherapie
  - Symptomatisch (Pleurapunktion, Stent)

SCLC

- **„Very limited disease":** ca. 5 %, auf eine Thoraxhälfte beschränkt (bis T2, bis N1) → **kurativ:**
  - OP plus adjuvante Chemotherapie (Cisplatin plus Etoposid)
  - Prophylaktische Schädelbestrahlung
- **„Limited disease":** ca. 20 %, auf eine Thoraxhälfte beschränkt (bis T4, bis N3) → **kurativ:**
  - Simultane Radiochemotherapie
  - Prophylaktische Schädelbestrahlung
- **„Extensive disease":** ca. 75 %, Ausbreitung auf kontralaterale Lunge oder Fernmetastasen (M1) → **palliativ:**
  - Simultane Radiochemotherapie
  - Symptomatische Bestrahlung von Gehirn- und Knochenmetastasen

5 Interdisziplinäres

5.3 Lungenkarzinom [III]

Weitere Informationen

- **Paraneoplastische Symptome bei SCLC** (ca. 10 %):
  - Syndrom der inadäquaten ADH-Synthese (SIADH/Schwartz-Bartter-Syndrom): erhöhte ADH-Sekretion → erhöhte Wasserrückresorption mit Verdünnungshyponatriämie und hyperosmolarem Urin (Natrium-Spiegel max. um 12 mmol/24 h anheben, sonst Gefahr der pontinen Myelinolyse)
  - Hyperkalzämie: Tumor produziert Parathormon-ähnliches Peptid → „stellt Kalzium parat"
  - Lambert-Eaton-Syndrom: AK gegen präsynaptische Kalziumkanäle → proximale Muskelschwäche und anticholinerge Symptome (Mundtrockenheit, Harnverhalt etc.)
- **Pancoast-Tumor:** peripheres Karzinom der Lungenspitze mit Horner-Syndrom (Ptosis, Myosis, Enophthalmus), Infiltration des Plexus brachialis (Schmerzen, motorische und sensible Defizite im Arm), obere Einflussstauung, Lymphödem

- **Metastasierung:**
  - Lymphogen → Lunge, Mediastinum, supraklavikuläre LK
  - Hämatogen → Gehirn, Leber, Knochen (V. a. Wirbelsäule), Nebennieren
- **Maligner Pleuraerguss:** i. d. R. ipsilaterales Exsudat mit Eiweißgehalt > 30 g/l

DD

- **Lungenmetastasen** (aus Lunge, Kolon/Rektum, Mamma)
- COPD
- Tuberkulose

Prognose

- 5-JÜR ca. 10–20 % (keine Frühsymptome, daher späte Diagnose!)
- Schlechteste Prognose bei SCLC (rasche Tumorverdopplungszeit)
- Beste Prognose bei NSCLC in lokal begrenzten Stadien

5 Interdisziplinäres

5.4 Gastrointestinale Blutung [I]

Definition und Ätiologie

- **Obere GI-Blutung** (ca. 90 %): Ursache proximal des Treitz-Bandes/der Flexura duodenojejunalis
  - Ulcus ventriculi/duodeni (am häufigsten)
  - Erosive Gastritis, schwere Refluxösophagitis
  - Ösophagus- bzw. Fundusvarizen
  - Karzinome des Ösophagus oder Magens
- **Untere GI-Blutung** (ca. 10 %): Ursache distal des Treitz-Bandes/der Flexura duodenojejunalis
  - Hämorrhoiden (am häufigsten)
  - Angiodysplasien (V. a. Dünndarm)
  - Polypen, kolorektale Karzinome

Klinik

- **Allgemeinsymptome (durch Blutverlust):** Blässe von Haut und Schleimhäuten, Müdigkeit, wenn akut Schock-Symptomatik (Tachykardie, Hypotonie, Vigilanzminderung)
- **Obere GI-Blutung:** Hämatemesis (Bluterbrechen), Kaffeesatzerbrechen (bei Kontakt von Hb mit Salzsäure des Magens entsteht Hämatin), Meläna (Teerstuhl, durch Hämatinbildung und bakterielle Zersetzung)
- **Untere GI-Blutung:** Hämatochezie (frisches rotes Blut im Stuhl), Blutauflagerung, ggf. Meläna (bei langer Passagezeit durch bakterielle Zersetzung)

Diagnostik

Anamnese

Ätiologie/Risikofaktoren (Vorerkrankungen, Medikamente: NSAR, Blutverdünner), Klinik

KU

- Vitalparameter: hämorrhagischer Schock mit Tachykardie, Hypotonie (bereits vor Hb-Abfall)
- Inspektion von Haut und Schleimhäuten (Blässe) sowie von Nasen-Rachen-Raum zum Ausschluss einer Epistaxis als Ursache für Hämatemesis
- DRU: Inspektion der Analregion (Hämorrhoiden), ggf. Blut am Fingerling

5 Interdisziplinäres

5.4 Gastrointestinale Blutung [II]

Diagnostik *(Forts.)*

Labor

- Abfall von Hb und Hkt: verzögert bei akuter Blutung (Abfall erst durch kompensatorischen Einstrom von Flüssigkeit aus dem Gewebe)
- Blutgruppe und Kreuzblut mit Bestellung von Blutkonserven

Apparativ

Notfallendoskopie zur Lokalisation der Blutungsquelle

- Zuerst ÖGD (da obere GI-Blutung häufiger und letaler, bei nicht nüchternem Patienten Beschleunigung der Magenentleerung durch Erythromycin), in gleicher Sitzung endoskopische Blutstillung
- Koloskopie (meist unter schlechter Sicht bei fehlender Darmreinigung), in gleicher Sitzung endoskopische Blutstillung

Therapie

MERKE

Zuerst Kreislaufstabilisierung, dann ÖGD!

- **Symptomatisch: Kontrolle und Stabilisierung der Vitalparameter**
  - Stationäre Aufnahme und Monitoring, Patient nüchtern lassen oder prokinetisches Erythromycin
  - Venöse Zugänge, Labor (Hb, Hkt, Gerinnung) mit Blutgruppe und Kreuzblut (EK bestellen), O_2-Gabe
  - Volumensubstitution mit kristalloider Lösung (Ringer), ggf. Katecholamine
  - EK: Indikation bei Hb < 6 mg/dl, 1 EK erhöht Hb um 1 mg/dl; ggf. FFP (Verhältnis EK zu FFP 3:1 bis 1:1 je nach Gerinnung); ggf. TK
  - Bei eingeschränkter Vigilanz und Schock wegen drohender Aspiration Schutzintubation (GCS ≤ 8)
- **Kausal: Notfallendoskopie mit endoskopischer Blutstillung**
  - Verfahren: Ligatur, Laserkoagulation, Unterspritzung mit Suprarenin oder Fibrin, Sklerosierung mit Histoacrylkleber
  - Bei endoskopischer, nicht beherrschbarer Blutung chirurgisches Vorgehen (Laparotomie → am Magen: Teilexzision des blutenden Areals; am Darm: segmentale Resektion)

Weitere Informationen

Komplikationen: Hypovolämischer Schock, Aspirationspneumonie, Exitus letalis

MERKE

Bei bestehenden Hämorrhoiden wegen möglicher Koexistenz von kolorektalen Karzinomen immer ergänzende Koloskopie!

5 Interdisziplinäres

5.5 Divertikulitis [I]

Definition

- **Divertikulose:** Ausstülpungen der Mukosa und Submukosa durch muskelschwache Stellen an Gefäßein-/-austrittsstellen der Darmwand durch erhöhten intraluminalen Druck (= Pseudodivertikel; DD echter Divertikel: Ausstülpung aller Darmwandschichten bei angeborenen Wandfehlbildungen), meist im Sigma, über die Hälfte der 70-Jährigen in Industrieländern betroffen
- **Divertikulitis:** Entzündung der Divertikel und ihrer Umgebung

Ätiologie

- Bindegewebsschwäche: steigendes Lebensalter, Genetik, Adipositas, Bewegungsmangel, Rauchen
- Obstipation: ballaststoffarme Ernährung

Klinik

- **Divertikulose:** meist asymptomatisch
- **Divertikulitis: linksseitige Unterbauchschmerzen** (Lokalisation meist im **Sigma,** weil Hochdruckzone des Dickdarms mit Stuhlformierung und zahlreichen Gefäßeintrittsstellen), **Fieber,** Stuhlveränderungen (Obstipation, paradoxe Diarrhö: bakterielle Stuhlzersetzung bei Obstipation führt zu Durchfall), ggf. untere GI-Blutung (bei Divertikelblutung)

Diagnostik

Anamnese
Ätiologie/Risikofaktoren, Klinik, Z. n. Koloskopie

KU
- **Divertikulose:** asymptomatisch, häufig Zufallsbefund in Koloskopie oder CT-Abdomen
- **Divertikulitis (Linksappendizitis):** linksseitige Unterbauchschmerzen mit walzenförmiger Resistenz, akutes Abdomen mit Abwehrspannung bei Perforation, DRU (Schmerzen, ggf. Blut am Fingerling)

Labor
Entzündungszeichen: Leukozytose, CRP

5 Interdisziplinäres

5.5 Divertikulitis [II]

Diagnostik *(Forts.)*

Apparativ

- **Abdomensonografie (Mittel der 1. Wahl):** direkter Nachweis der entzündeten Divertikel mit echoarmer Darmwandverdickung, Nachweis von freier Flüssigkeit oder Abszess; auch zur Verlaufskontrolle (erfahrener Untersucher erforderlich!)
- Ggf. Rö-Abdomen in Linksseitenlage oder im Stehen: Ausschluss freier Luft, Spiegelbildung bei Kolonobstruktion
- **CT-Abdomen mit oraler KM-Gabe** (bei unklarem Abdomen-Sono): Darmwandverdickung mit phlegmonöser umgebender Fettgewebsimbibierung, Nachweis eines Darmwandabszesses oder einer Fistel (z. B. zur Harnblase), gedeckter Perforation („gefangene“ Luft, im mesenterialen Fettgewebe) oder freier Perforation („freie“ Luft perihepatisch); rektaler KM-Einlauf sollte wegen Perforationsgefahr laut Leitlinie nicht mehr eingesetzt werden
- **Koloskopie:** nicht in Akutphase (Perforationsgefahr), nach 4–6 Wochen im entzündungsfreien Intervall zum Ausschluss von Stenosen oder Malignomen

Therapie

Stadiengerecht nach Hansen und Stock bzw. nach CDD-Stadien

Stadium	Symptomatik	Therapie
0	Asymptomatische Divertikulose	**Keine** • Keine Therapiemöglichkeit zur Rückbildung bestehender Divertikel • Prophylaxe weiterer Divertikel durch **ballaststoffreiche Ernährung, Bewegung, Nikotinkarenz**
I	Akute unkomplizierte Divertikulitis	**Konservativ** • **Kühlung des Unterbauchs, Nahrungskarenz** • **Analgesie** (spasmolytisch Metamizol oder gering spastische Opiate wie Pethidin oder Buprenorphin) • Rezidivierende Schübe: elektive OP im entzündungsfreien Intervall
II	Akute komplizierte Divertikulitis • IIa: mit Peridivertikulitis • IIb: mit gedeckter Perforation • IIIc: mit freier Perforation (freie Flüssigkeit, freie Luft)	**Chirurgisch** • **Stationäre Aufnahme** • **Antibiotische Therapie mit Cefuroxim oder Ceftriaxon** (gramnegativ) **plus Metronidazol** (anaerob) • Stadium IIa und IIb: **elektive OP** im entzündungsfreien Intervall, bei Abszess CT-gesteuerte Drainage, dann OP • Stadium IIIc: **Notfall-OP**
III	Chronisch rezidivierende Divertikulitis	**Chirurgisch: elektive OP** im entzündungsfreien Intervall
IV	Divertikelblutung	Gastro-/Koloskopie: Nachweis der Blutungsquelle, **koloskopische Blutstillung** (Adrenalinunterspritzung, Clipping)

5 Interdisziplinäres

5.5 Divertikulitis [III]

Therapie *(Forts.)*

Operationsverfahren

- **Elektiv: einzeitige Resektion des betroffenen Sigmaabschnitts mit primärer End-zu-End-Anastomosierung** laparoskopisch oder konventionell offen (bei Voroperationen oder ausgeprägtem Befund)
- **Notfall-OP: Laparotomie mit Diskontinuitätsresektion des Sigmas nach Hartmann** (zweizeitiges Vorgehen, Resektion des Sigmas, protektives Stoma des Colon descendens/Descendostoma und Blindverschluss des Rektums, da primäre Anastomose wegen Anastomoseninsuffizienz im entzündeten Gebiet zu riskant, Rückverlagerung mit Anastomose nach 3–6 Monaten)
- **Postoperative Komplikationen:** Anastomoseninsuffizienz, Darmatonie

Weitere Informationen

DD

- CED (Colitis ulcerosa, ➜ K235)
- Kolorektales Karzinom (Stuhlunregelmäßigkeiten, tastbare Walze; ➜ K238)
- Gynäkologische Ursachen (EUG, Adnexitis; immer Schwangerschaftstest bei akutem Abdomen der Frau!)
- Reizdarmsyndrom (Ausschlussdiagnose, Reizdarm unwahrscheinlich, wenn z. B. nächtliche Diarrhö, Fieber, Blut im Stuhl, Gewichtsverlust)

Komplikationen

- Perforation offen mit freier Luft oder gedeckt
- Abszess oder Fistel
- Darmstenose mit Gefahr des mechanischen Ileus
- Divertikelblutung

5 Interdisziplinäres

5.6 Pankreatitis [I]

Definition

Entzündung der Bauchspeicheldrüse durch lokale Freisetzung von Verdauungsenzymen (Autodigestion) → ödematöse Verquellung und Flüssigkeitsverschiebung; nekrotischer Verlauf möglich

Ätiologie

Biliär (ca. 50 %); Alkohol (ca. 40 %); idiopathisch (V. a. ERCP)

Klinik

- **Leitsymptom: Akuter gürtelförmiger Oberbauchschmerz, in den Rücken ausstrahlend**
- Übelkeit/Erbrechen, Meteorismus
- Bei biliärer Genese: Sklerenikterus/Ikterus

Diagnostik

Anamnese
Ätiologie/Risikofaktoren, Klinik

KU

- Vitalparameter: Fieber, HF ↑, RR ↓ (durch Flüssigkeitsverschiebung)
- Inspektion: lokale Hauteinblutungen wie Cullen- (periumbilikal) oder Grey-Turner-Zeichen (an den Flanken)
- Auskultation: häufig begleitend paralytischer Ileus mit spärlichen Darmgeräuschen
- Palpation: **Gummibauch** und diffuser Druckschmerz (da retroperitoneale Lage des Organs)

Labor

- Pankreasenzyme im Serum: **Lipase ↑**, sichert Diagnose (kein Rückschluss auf Schweregrad oder Prognose), Amylase unspezifisch
- Wenn biliär: Cholestaseparameter ↑ (Bilirubin, γ-GT, AP, GOT, GPT)
- Prognoseparameter für nekrotisierende Pankreatitis: Entzündungszeichen (CRP, Leukozyten), Kalzium ↓ (bei Nekrosen entstehen Kalkseifen und binden Kalzium), LDH ↑ (erhöhter Zellzerfall)

Apparativ

- **Abdomen-Sono:** ödematöse Verquellung des Pankreas, ggf. Nekrosen, Abszesse, Pseudozysten, Frage nach biliärer Genese (Choledocholithiasis, erweiterter DHC)
- Weitere: ggf. Endosonografie (bei unklarem Abdomen-Sono/Meteorismus, da höhere Ortsauflösung), ggf. CT mit KM (Verlaufskontrolle bei Komplikationen oder bei unklarem sonografischem Befund), ggf. Feinnadelpunktion bei V. a. infizierte Nekrose

5 Interdisziplinäres

5.6 Pankreatitis [II]

Therapie

- **Stationäre/intensivmedizinische Überwachung!**
- **Ausgiebige Flüssigkeitssubstitution i. v.** (3–4 l/d Vollelektrolytlösung)
- Analgesie (bevorzugt Metamizol, Pethidin oder Buprenorphin, da weniger spastisch)
- Nahrungskarenz bis Schmerzfreiheit, dann frühzeitig enterale Ernährung mit fettarmer Schonkost (Darmatrophie)
- Ggf. Antibiose bei Nekrose-Nachweis (kalkuliert mit Meropenem oder Kombi aus Ciprofloxacin plus Metronidazol)
- Wenn biliär: ERC mit Steinextraktion und Papillotomie (ohne Pankreasgang, da entzündungsfördernd; elektive Cholezystektomie bei Entzündungsfreiheit)
- Bei Pankreasabszess (aus infizierter Pseudozyste oder infizierter Nekrose) operative Entfernung (bei sterilen Pseudozysten hohe Spontanrückbildungsrate)

Weitere Informationen

Komplikationen

Hypovolämischer Schock mit prärenalem Nierenversagen, Superinfektion, Pseudozyste (entsteht durch Sekretretention), Sepsis (➔ K114)

Prognose

In 80 % Remission, bei schwerer Pankreatitis Letalität ca. 20 %

DD

- **Pankreaskarzinom mit begleitender akuter Pankreatitis** (➔ K181)
- **Akuter Schub einer chronischen Pankreatitis**
  - Definition: Funktionsverlust des Pankreas durch fibrotischen Umbau, i. d. R. bei chronischem Alkoholabusus
  - Klinik: wie akute Pankreatitis plus exokrine Insuffizienz (Steatorrhö, Mangel an fettlöslichen Vitaminen) sowie endokrine Insuffizienz (pankreopriver Diabetes; schwer einzustellen wegen Insulin- und Glukagonmangel)
  - Diagnostik: wie akute Pankreatitis plus eingeschränkte exokrine Pankreasfunktion (verminderte Elastase im Stuhl)
  - Therapie: Alkohol- und Nikotinkarenz, exokrin: häufige kleine Mahlzeiten, Enzyme (Lipase, Amylase, Protease) zu Mahlzeiten, ggf. fettlösliche Vitamine (E, D, K, A), endokrin: Insulin
  - Komplikationen: Pankreaskarzinom (➔ K181)

5 Interdisziplinäres

5.7 Cholezystitis [I]

Definition

Ca. ⅕ der Erwachsenen haben asymptomatische Cholelithiasis, ca. ⅕ davon werden symptomatisch.

- **Cholezystolithiasis:** Steine in der Gallenblase
- **Choledocholithiasis:** Steine im Ductus choledochus
- **Cholezystitis:** Entzündung der Gallenblase
- **Cholangitis:** Entzündung der Gallenwege

Ätiologie

- Pathogenese: Bildung von Gallensteinen durch Lösungsungleichgewicht der in der Gallenflüssigkeit erhaltenden Substanzen (steinbildend: Cholesterin, Bilirubin, Kalziumcarbonat; steinlösend: Gallensäuren)
- **Steinarten:** Cholesterin und gemischt (80 %, weich); Bilirubin (10 %, bei Hämolyse, sehr hart, dunkel, sog. Pigmentsteine); Kalziumkarbonat (10 %, durch bakterielle Zersetzung bei Entzündungen)
- **Risikofaktoren:** 6-F-Regel → „fat, fair, family, female, fertile, forty“

Klinik

- **Leitsymptom: Kolikartige Schmerzen im rechtsseitigen Oberbauch** mit Ausstrahlung in die gleichseitige Schulter (Head-Zone: Schmerzübertragung auf Hautareal), **Fieber,** Übelkeit/ Erbrechen
- **Trigger:** oft nach fettreichen Mahlzeiten (Ausschüttung von Verdauungsenzymen und Gallensäuren)
- Choledocholithiasis: extrahepatische Cholestase (Sklerenikterus bei Bilirubin > 2 mg/dl, Hautikterus bei Bilirubin > 3 mg/dl, heller Stuhl, dunkler Urin)
- Cholangitis: Charcot-Trias (rechtsseitiger Oberbauchschmerz, Fieber, entzündungsbedingte Cholestase mit Ikterus)

5 Interdisziplinäres

5.7 Cholezystitis [II]

Diagnostik

Anamnese
Ätiologie/Risikofaktoren, Klinik

KU

- Inspektion: Ikterus
- **Murphy-Zeichen:** schmerzbedingt Abbruch der tiefen Inspiration bei Palpation des rechten Oberbauchs unter dem Rippenbogen (Gallenblase wird in Inspiration nach kaudal unter palpierende Hand geschoben; DD Courvoisier-Zeichen: schmerzlose, prall tastbare Gallenblase, z. B. bei Pankreaskarzinom)

Labor

- Entzündungszeichen (bei Cholezystitis und Cholangitis): Leukozytose, CRP ↑
- Cholestasezeichen (bei Choledocholithiasis und Cholangitis): direktes Bilirubin ↑, AP ↑, γ-GT ↑, Transaminasen leicht ↑ (Rückstau in Leber)
- Bei biliärer Pankreatitis: Lipase im Serum ↑

Apparativ

Abdomen-Sono: Mittel der 1. Wahl

- Cholezystitis: verdickte und dreigeschichtete Gallenblasenwand (Ödem zwischen Außen- und Innenwand)
- Choledocholithiasis und Cholangitis: bei Steinen dorsale Schallauslöschung, Erweiterung des Ductus choledochus (>7 mm) und Rückstau in intrahepatische Gallenwege, ggf. Sludge (stark eingedickte Gallenflüssigkeit, macht keinen Schallschatten), Beurteilung des Pankreas zum Ausschluss einer biliären Pankreatitis

Therapie

- Spasmolyse: Buscopan, Metamizol
- **Asymptomatische Cholezystolithiasis:** keine OP
- **Symptomatische Cholezystolithiasis:** frühzeitig elektive Cholezystektomie (hohes Komplikations- und Rezidivrisiko)
  - Vorgehen: Laparoskopisch, Auffinden der A. cystica über Calot-Dreieck (zwischen Leberunterrand, Ductus cysticus und Ductus hepaticus communis) und Abklemmen von A. cystica und Ductus cysticus
  - Komplikationen: Stumpfinsuffizienz des Ductus cysticus mit biliärer Peritonitis

5 Interdisziplinäres

5.7 Cholezystitis [III]

Therapie *(Forts.)*

- **Cholezystitis und Cholangitis:** Ceftriaxon oder Ciprofloxacin plus Metronidazol, frühzeitige Cholezystektomie < 24h (Gefahr von Sepsis und Perforation mit galliger Peritonitis)
- **Choledocholithiasis:** sofort ERCP (Diagnostik und Therapie in einer Sitzung)
  - KM-Darstellung der Gallen- und Pankreasgänge nach Sondieren der Papilla Vateri → Steine bewirken KM-Aussparungen → Papillotomie und Steinextraktion mit Körbchen-Katheter
  - Bei nicht-extrahierbaren Konkrementen Einlage eines Stents in den Gallengang (Abschwellung und konsekutive Selbstmobilisierung des Steins); elektive Cholezystektomie im Verlauf

MERKE

Cholestasewerte sollten im Verlauf abfallen!

Weitere Informationen

50 % rezidivieren innerhalb eines Jahres

Komplikationen

- Biliäre Pankreatitis (bei Lage des Steins vor Papilla Vateri mit Gallenrückstau in Pankreasgang), Sepsis (➜ K114), Perforation, chronisch rezidivierende Cholezystitis (Porzellangallenblase mit erhöhtem Risiko für Gallenblasenkarzinom)
- **Komplikationen der ERCP:** Post-ERCP-Pankreatitis (5 %, durch KM-Rückstau in Pankreas), Cholangitis durch bakterielle Infektion (3 %), Choledochus-Verletzung, Blutung, Perforation

DD Cholestase und Ikterus

- **Prähepatisch** (z. B. bei Hämolyse): indirektes Bilirubin ↑, LDH ↑, Retikulozyten ↑, Haptoglobin ↓
- **Hepatisch** (z. B. bei Hepatitis, Leberzirrhose, medikamentös): indirektes und direktes Bilirubin ↑, Transaminasen ↑
- **Posthepatisch** (z. B. bei Stein, Tumor, Cholangitis): direktes Bilirubin ↑, Cholestaseparameter (γ-GT, AP) ↑, Transaminasen leicht ↑

5 Interdisziplinäres

5.8 Morbus Crohn [I]

Definition

Chronisch entzündliche Darmerkrankung (CED) mit **diskontinuierlichem Befall des gesamten GI-Trakts (V. a. terminales Ileum),** 15–35 J., Frauen und Männer gleich häufig betroffen

Ätiologie

Risikofaktoren: Nikotinabusus, familiär, autoimmun

Klinik

- Schubförmiger Verlauf
- Schmerzen und Schwellung im **rechten Unterbauch** (V. a. terminales Ileum befallen; DD Appendizitis → K185)
- **Unblutige Durchfälle** mehrmals täglich (5x/d)
- **Malabsorption (Dünndarmbeteiligung):** reduzierter EZ, Gewichtsverlust, Anämie

- Intestinale **Stenosen** mit Ileus/Subileus
- **Analfisteln,** Analfissur, anorektale Abszesse
- **Orale Aphten**
- **Extraintestinale Syndrome** (Morbus Crohn > Colitis ulcerosa ➜ K235)
  - Gelenke: Arthritis, Sakroiliitis (häufig HLA-B27 positiv)
  - Auge: Uveitis
  - Haut: Erythema nodosum, Pyoderma gangraenosum, Aphten der Mundschleimhaut
  - Gallengänge: primär sklerosierende Cholangitis (häufiger bei Colitis ulcerosa ➜ K235)

5 Interdisziplinäres

5.8 Morbus Crohn [II]

Diagnostik

Anamnese
Ätiologie/Risikofaktoren, Klinik

KU
- Inspektion: verminderter EZ (Malabsorption), orale Aphten, Blässe (Anämie), ggf. Hauterscheinungen
- Abdomen: Druckschmerz und tastbarer Konglomerattumor V. a. im rechten Unterbauch (Ileum)
- DRU: Analfisteln/-abszesse

Labor
- Erhöhte Entzündungsparameter
- Anämie (durch Malabsorption: Eisen, Vitamin B_{12})
- Bakteriologische Stuhluntersuchung mit Antibiogramm (Ausschluss bakterielle Gastroenteritis)

Apparativ

- **Endoskopie mit Biopsie:**
  - **Ileokoloskopie** (DD Morbus Crohn vs. Colitis ulcerosa)**, Ösophagogastroskopie** (auffällig nur bei Morbus Crohn, da gesamter GI-Trakt befallen)
  - Histologischer Befund:
    - **Diskontinuierlicher** segmentaler Befall des **gesamten GI-Trakts**
    - **Pflastersteinrelief:** entzündete Abschnitte wechseln sich mit tiefen Ulzerationen ab
    - **Schneckenspuren:** längliche Ulzera
    - **transmuraler** Befall
    - **Granulome mit Riesenzellen**
- Abdomen-Sono: Screening auf entzündete Abschnitte (Darmwandverdickung), Stenosen und Abszesse
- Röntgen Abdomen in Linksseitenlage oder stehend: Ausschluss Perforation bei akuter Symptomatik (freie Luft perihepatisch)
- **MRT des Dünndarms nach Sellink:** Gabe von Buscopan (Dilatation der Darmschlingen) und Mannitol-Lösung (als orales KM), Beurteilung der Schleimhaut und des Lumens des gesamten Magen-Darms-Trakts, V. a. des Dünndarms; bei Morbus Crohn entzündliche ödematöse Verdickung der Darmschlingen, ggf. Stenosen, Fisteln; keine Strahlenbelastung, deshalb Mittel der Wahl bei jungen Patienten

5 Interdisziplinäres

5.8 Morbus Crohn [III]

Therapie

Allgemein
Nikotinkarenz, bei Malabsorption entsprechende Substitution

Medikamentös
Akuter Schub
- 1. Wahl **Budesonid oral** (wirkt nur topisch durch hohen First-Pass-Effekt in Leber)
- Bei hoher Entzündungsaktivität **systemisch Prednisolon**

Remissionserhaltung
- Indikation: steroidrefraktärer Verlauf, komplizierter Verlauf, häufige Rezidive
- Dauertherapie mit **Azathioprin, Methotrexat (MTX) oder TNF-α-Hemmer (Infliximab)**

Bei infektiösen Komplikationen (Fistel, Abszess)
Metronidazol (Anaerobier), **Ciprofloxacin** (gramnegativ)

Chirurgisch

- Bei **schweren Komplikationen** (Abszess, Perforation, Ileus) **möglichst darmsparende minimalinvasive Chirurgie,** bei kurzstreckiger Einengung bevorzugt Strikturoplastik (Längsinzision über Striktur und Quervernähen) vor darmsparender Darmresektion
- **Eine Heilung durch OP ist nicht möglich!**

Weitere Informationen

DD

Colitis ulcerosa (→ K235), **akute Appendizitis** (rechtsseitiger Unterbauchschmerz, → K185), Zöliakie (Malabsorption, Bauchschmerzen nach Essen), Laktoseintoleranz, infektiöse Gastroenteritis, Reizdarmsyndrom

Komplikationen

Fisteln, Fissuren, Abszesse, Stenosen (langstreckig) und Strikuren (kurzstreckig) mit Ileus (operativ), Perforation mit Peritonitis (Notfalllaparotomie mit Spülung, Drainage und Antibiose), erhöhtes Karzinomrisiko (engmaschige Koloskopiekontrollen), Osteoporose (durch Malabsorption plus Kortisontherapie, Gabe von Kalzium/Vitamin D)

Prognose

Normale Lebenserwartung bei optimaler Behandlung

5 Interdisziplinäres

5.9 Colitis ulcerosa [I]

Definition

Chronisch entzündliche Darmerkrankung (CED) mit **kontinuierlichem Befall ausschließlich des Kolons mit Beginn im Rektum** (selten Backwash-Ileitis), 15–35 J., Frauen und Männer gleich häufig betroffen

Ätiologie

Risikofaktoren: familiär, autoimmun, Nikotinabusus wirkt protektiv

Klinik

- Schubförmiger Verlauf
- **Bauchschmerzen**
- **Schleimig-blutige Durchfälle** mehrmals täglich (20x/d)
- Normaler EZ (keine Malabsorption, da Dünndarm nicht betroffen)

- **Tenesmen** (schmerzhafte Darmentleerung)
- **Extraintestinale Syndrome** (häufiger bei Morbus Crohn als bei Colitis ulcerosa)
  - Gelenke: Arthritis, Sakroiliitis (häufig HLA-B27 positiv)
  - Auge: Uveitis
  - Haut: Erythema nodosum, Pyoderma gangraenosum, Aphten der Mundschleimhaut
  - Gallengänge: primär sklerosierende Cholangitis (häufiger bei Colitis ulcerosa)

5 Interdisziplinäres

5.9 Colitis ulcerosa [II]

Diagnostik

Anamnese
Ätiologie/Risikofaktoren, Klinik

KU
- Inspektion: ggf. Hauterscheinungen
- Abdomen: Druckschmerz
- DRU: schmerzhaft, ggf. Blut am Fingerling

Labor
- Erhöhte Entzündungsparameter
- Bakteriologische Stuhluntersuchung mit Antibiogramm (Ausschluss bakterielle Gastroenteritis)

Apparativ

- **Endoskopie mit Biopsie:**
  - **Ileokoloskopie** (DD Morbus Crohn vs. Colitis ulcerosa)**, Ösophagogastroskopie** (auffällig nur bei Morbus Crohn, da bei Colitis ulcerosa nur Dickdarm befallen)
  - Histologischer Befund:
    - **Kontinuierlicher** Befall des **Kolons mit Beginn im Rektum**
    - **Pseudopolypen:** verbleibende Schleimhautinseln
    - **Fahrradschlauch:** aufgehobene Haustrierung durch Schleimhautzerstörung
    - Befall von **Mukosa und Submukosa**
    - **Kryptitis mit Kryptenabszessen**
- Abdomen-Sonografie: Screening auf entzündete Abschnitte (Darmwandverdickung), Stenosen und Abszesse
- Röntgen Abdomen in Linksseitenlage oder stehend: Ausschluss Perforation bei akuter Symptomatik (freie Luft perihepatisch)
- **MRT des Dünndarms nach Sellink** (→ K233)

5 Interdisziplinäres

5.9 Colitis ulcerosa [III]

Therapie

Medikamentös

Akuter Schub

- **Leicht: 5-ASA** (Mesalazin, antiinflammatorisch und immunsuppressiv), oral (gesamter GI-Trakt) oder topisch (als Zäpfchen bis Rektum, als Schaum/Einlauf bis zur linken Kolonflexur)
- **Schwer: systemisch Prednisolon**
- **Bei steroidrefraktärem Verlauf: Azathioprin oder TNF-α-Hemmer (Infliximab)**

Remissionserhaltung

- Indikation: steroidrefraktärer Verlauf, komplizierter Verlauf, häufige Rezidive
- **5-ASA (Mesalazin)** oral oder rektal oder **Azathioprin oder TNF-α-Hemmer (Infliximab)**

Chirurgisch

- Indikation: akut bei Komplikationen oder elektiv bei Verschlechterung/Rezidiven
- Verfahren: **Proktokolektomie mit ileoanalem Pouch**
- **Heilung durch OP möglich, da nur Kolon befallen!**

Weitere Informationen

DD

- **Morbus Crohn** (➜ K232)
- **Sigmadivertikulitis** (linksseitiger Unterbauchschmerz)
- Infektiöse Gastroenteritis
- Reizdarmsyndrom

Komplikationen

- Massive Blutung (Anämie, EK, Eisen)
- **Toxisches Megakolon** (Notfall-Kolektomie mit terminaler Ileostomie)
- Perforation mit Peritonitis (Notfalllaparotomie mit Spülung, Drainage und Antibiose)
- Erhöhtes Karzinomrisiko (engmaschige Koloskopiekontrollen, höheres Risiko als bei Morbus Crohn)

Prognose

Normale Lebenserwartung bei optimaler Behandlung

5 Interdisziplinäres

5.10 Kolorektales Karzinom [I]

Definition

- Bösartige kolorektale Neubildung
- Zweithäufigstes Karzinom der Frau (nach Mammakarzinom), dritthäufigstes Karzinom des Mannes (nach Prostata- und Lungenkarzinom); Gipfel ab 50. Lj.
- **Kolonkarzinom:** > 16 cm ab Anokutanlinie; **Rektumkarzinom:** < 16 cm ab Anokutanlinie

MERKE

4 cm ab der Anokutanlinie (Analkanal) bzw. bis zur Linea dentata ist eine bösartige Neoplasie ein Analkarzinom (Plattenepithelkarzinom, befällt inguinale LK).

Ätiologie

- Fast immer Adenokarzinome!
- Etwa 95 % entstehen aus Adenomen **(Adenom-Karzinom-Sequenz):** größtes Entartungsrisiko bei villösen Polypen, > 1 cm Größe, > 3 × Adenome
- Risikofaktoren: genetisch (FAP, HNPCC, Familienanamnese), Lebensstil (Rauchen, Alkohol, fleischreiche und ballaststoffarme Ernährung), CED (V. a. Colitis ulcerosa)

Klinik

- **Keine Frühsymptome!**
- **Veränderung des Stuhlgangs:** Obstipation, paradoxe Diarrhö (Wechsel zwischen Diarrhö und Obstipation durch bakterielle Zersetzung des Stuhls vor tumoröser Stenose), rektaler Blutabgang (ggf. okkult), Bleistiftstühle
- **Lokalisation:** Häufigkeit steigt nach distal an (Rektum 50 %, Sigma 30 %, Rest je 5 %)
- **Metastasierungswege:**
  - Kolonkarzinom: Lebermetastasen (V. portae), paraaortale LK
  - Rektumkarzinom:
    - Oberes Drittel (12–16 cm): Lebermetastasen (V. portae), paraaortale LK
    - Mittleres Drittel (6–12 cm): Leber- (V. portae) und Lungenmetastasen (V. cava), Beckenwand-LK
    - Unteres Drittel (4–6 cm): Lungenmetastasen (V. cava)

Diagnostik

Anamnese

Ätiologie/Risikofaktoren, Klinik

KU

- Abdomen: ggf. tastbare Resistenz
- **DRU:** ca. 10 % sind ertastbar, ggf. Blut am Fingerling

5 Interdisziplinäres

5.10 Kolorektales Karzinom [II]

Diagnostik *(Forts.)*

Labor

- Immunologischer Suchtest nach okkultem Blut im Stuhl: Vorteil gegenüber Guajak-Test/ Haemoccult ist höhere Empfindlichkeit (keine Testverfälschung durch rohes Fleisch bzw. Myoglobin)
- Tumormarker: CEA (Verlaufsparameter)

Apparativ

- **Koloskopie mit Biopsie (Goldstandard): Diagnosesicherung**
- **Staging:**
  - Tumorgröße: komplette Koloskopie (multiple Tumore möglich), Endosono und MRT (Wandüberschreitung, Beteiligung Mesorektum), starre Rektoskopie (bei Rektumkarzinom zur genauen Abschätzung des Abstands zur Linea anocutanea, wichtig für Sphinktererhalt)
  - LK und Metastasen: Rö-Thorax (Lunge), Abdomen-Sono (Leber), KM-CT (LK)

Therapie

Kolonkarzinom

- **OP nach Lage des Tumors in „Non-touch"-Technik inkl. Lymphadenektomie**
  - Zur Erinnerung: A. mesenterica superior versorgt Pankreaskopf, Dünndarm plus Kolon bis zur linken Kolonflexur (Cannon-Böhm-Punkt), A. mesenterica inferior versorgt Colon descendens, Sigma plus oberes Rektum
  - **Sigma/Colon descendens:** Hemikolektomie links (A./V. colica sinistra aus A./V. mesenterica inferior) mit Transverso-Rektostomie
  - **Colon transversum:** Transversumresektion (A./V. colica media aus A./V. mesenterica superior) mit Ascendo-Descendostomie
  - **Colon ascendens/Zökum:** Hemikolektomie rechts (A./V. ileocolica und A./V. colica dextra aus A./V. mesenterica superior) mit Ileo-Transversostomie
  - **Flexur:** Erweiterte Hemikolektomie links oder rechts (einfache Hemikolektomie unter Mitnahme der Flexur und A./V. colica media)
- **Bei LK-Befall: Adjuvante Chemotherapie** mit Chemoregime nach FOLFOX oder FOLFIRI
- **Bei Metastasierung:** Palliative Chemotherapie

MERKE

Keine Radiatio am Kolon, weil beweglich!

5 Interdisziplinäres

5.10 Kolorektales Karzinom [III]

Therapie *(Forts.)*

Rektumkarzinom

- **Operativ:**
  - Sphinktererhaltend (bei Tumor > 5 cm ab Anokutanlinie): **Tiefe anteriore Rektumresektion (TAR) mit totaler mesorektaler Exzision (TME)**
  - Nicht sphinktererhaltend (bei Tumor < 5 cm ab Anokutanlinie): **Abdomino-perineale Rektumexstirpation (APE) mit endständiger Stomaanlage**
- **Bei LK-Befall oder ab T3 (Befall des Mesorektums) bzw. T4 (Befall von Nachbarorganen): Neoadjuvante Radiochemotherapie** mit 5-FU oder Capecitabin parallel zu Strahlentherapie (senkt Lokalrezidivrate, Downstaging mit dann ggf. sphinktererhaltender OP)
- **Bei Metastasierung:** palliative Chemotherapie

Weitere Informationen

MERKE

Etwa die Hälfte aller Patienten mit kolorektalem Karzinom hat Hämorrhoiden → bei Blut im Stuhl immer Karzinomausschluss über Koloskopie!

- Karzinome im rechten Hemikolon machen sich häufig sehr spät bemerkbar, da eine Stenose bei dort noch sehr flüssigem Stuhl erst spät Beschwerden macht!
- **Prävention:** jährlich Stuhltest auf okkultes Blut ab 50 J., alle zehn Jahre Koloskopie ab 55 J.

Komplikationen

- Anastomoseninsuffizienz mit Peritonitis
- Stuhlinkontinenz
- Blasenentleerungsstörung und Störung der Sexualfunktion (Läsion des präsakralen Nervenplexus)
- Mechanischer Ileus

Prognose

Tumorrezidiv in 10–30 %, meistens in den ersten beiden postoperativen Jahren

DD

Resistenz bei Sigmadivertikulitis, Konglomerattumor bei Morbus Crohn (Ileitis terminalis)

5 Interdisziplinäres

5.11 Hepatozelluläres Karzinom (HCC) [I]

Definition

Meist solitär auftretende bösartige Neoplasie der Leber

Ätiologie

- Hauptrisikofaktor: **Leberzirrhose,** V. a. Männer ab 50 Lj.
  - Alkohol
  - Chronische Hepatitis B und C
  - Nichtalkoholische Fettlebererkrankung (Diabetes, Adipositas)

Klinik

- **Keine Frühsymptome!**
- Unspezifische Symptome: **Oberbauchbeschwerden** (Leberkapselschmerz), **Ikterus** (Abflussstörung), **B-Symptomatik**
- Metastasierung: Lunge, Knochen

Diagnostik

Anamnese

Ätiologie/Risikofaktoren, Klinik

KU

- Inspektion: ggf. Skleren- oder Hautikterus
- Palpation: ggf. Druckschmerz im rechten Oberbauch, ggf. höckerige Leberoberfläche tastbar (bei Leberfibrose verkleinert)

Labor

- **Cholestaseparameter ↑:** GOT/GPT, Bilirubin (direktes und indirektes), γ-GT, AP
- **Lebersyntheseparameter ↓:** Albumin, Quick
- **Hepatitisserologie:**
  - **Hepatitis B (→ K93):** Anti-HBc-AK als Nachweis für akute (IgM), chronische oder durchgemachte Infektion (IgG); HBs-Ag als Nachweis für akute oder chronische Infektion, Anti-HBs-AK nach Impfung oder durch Serokonversion bei Ausheilung, HBV-DNA als Nachweis für akute oder chronische Infektion (Viruslast)
  - **Hepatitis C:** Anti-HCV-AK als Nachweis für akute, chronische oder durchgemachte Infektion, HCV-RNA als Nachweis für akute oder chronische Infektion (Viruslast)
- **Tumormarker:** AFP (Früherkennung und Verlaufsparameter)

5 Interdisziplinäres

5.11 Hepatozelluläres Karzinom (HCC) [II]

Diagnostik *(Forts.)*

Apparativ

- **Abdomen-Sono, dann CT/MRT, alles mit KM:** inhomogene, schlecht abgrenzbare Leberraumforderung mit früharterieller KM-Anreicherung (Tumor hängt an Ästen der A. hepatica) und rascher portalvenöser KM-Auswaschung (Tumor hat AV-Shunts), häufig Leberzirrhose (höckerige Oberfläche, rarefizierte Lebervenen)

MERKE

Typisches KM-Verhalten im KM-Sono/CT/MRT sichert Diagnose!

- **Staging:** CT-Thorax (Lungenmetastasen), Skelettszintigrafie (Skelettmetastasen), Leberpunktion (nicht bei kurativer Absicht, Gefahr von Impfmetastasen), Biopsie unter kurativer Absicht, wenn kein typisches KM-Verhalten und Läsion < 2 cm

Therapie

Kurativ

- Indikation: Keine Gefäßinvasion, keine Metastasen
- **Segmentresektion**
  - Resektion bis 80 % des Leberparenchyms möglich
  - Resektionsausmaß abhängig von Leberfunktion:
    - Child A → Hemihepatektomie möglich
    - Child B → Segmentresektion
    - Child C → Resektion kontraindiziert
  - Pringle-Manöver: Abklemmen des Lig. hepatoduodenale (enthält A. hepatica propria, Ductus choledochus, Pfortader) bis 60 min gut toleriert, zur Blutungsreduktion während OP
- **Lebertransplantation (LTx)**
  - **Milan-Kriterien:** bei HCC zur Abschätzung des Erfolges einer LTx, Durchführung nur bei Erfüllung der Kriterien
    - Ein Herd < 5 cm (dann 1. Wahl LTx)
    - Bis zu drei HCC-Herde, alle jeweils < 3 cm Durchmesser (dann 1. Wahl LTx)
    - Keine Metastasen außerhalb der Leber
    - Keine Infiltration von Leitungsbahnen

5 Interdisziplinäres

5.11 Hepatozelluläres Karzinom (HCC) [III]

Therapie *(Forts.)*

Palliativ, teilweise kurativ

- Downsizing des Tumors vor OP (ermöglicht ggf. R0-Resektion) od. palliativ (Tumorwachstumskontrolle)
  - **Radiofrequenzablation (RFA):** Standardmethode, Elektroden in Tumor erzeugen mit Hochfrequenzstrom Hitzenekrose (Lokalrezidivrate bis zu 70 %)
  - **Transarterielle Chemoembolisation (TACE):** lokale Gabe eines Chemotherapeutikums einschließlich okkludierender Substanz

Palliativ

Chemotherapie mit Sorafenib (Multikinase-Inhibitor, Tumorwachstumskontrolle)

Weitere Informationen

Prognose
5-JÜR ca. 15 %

DD
Raumforderungen der Leber
- Maligne: Lebermetastasen (V. a. bei GI-Tumoren: Magen, Pankreas, Kolon)
- Benigne: Hämangiom, FNH, Adenom, Zyste

5 Interdisziplinäres

5.12 Koronare Herzerkrankung (KHK) [I]

Definition

- Arteriosklerotische (Veränderung der Gefäßintima) Lumenverengung der Koronararterien führt zu Minderperfusion des Myokards und damit zu einer Diskrepanz zwischen O_2-Angebot und -Bedarf (relative Koronarinsuffizienz)
- **Häufigste Todesursache in Industrieländern,** betroffen sind 30 % aller Männer und 15 % aller Frauen

Ätiologie

Risikofaktoren für Arteriosklerose

- Metabolisches Syndrom: Adipositas, Dyslipidämie, Diabetes mellitus, arterielle Hypertonie
- Weitere: Rauchen, Lebensalter (Männer > 45 Lj., Frauen > 55 Lj.), Familienanamnese, kardiovaskuläre Grunderkrankung

Klinik

- Erstmanifestation einer KHK meist durch Myokardinfarkt oder plötzlichen Herztod
- **Leitsymptom: Angina pectoris**
  - Retrosternale Schmerzen oder Druckgefühl mit typischer **Ausstrahlung in linken Arm,** Unterkiefer, Oberbauch oder Rücken
  - Vegetative Begleitsymptomatik
  - Auslöser: körperliche Belastung, Stress, Kälte

Diagnostik

Anamnese
Ätiologie/Risikofaktoren, Klinik

KU
Hinweise auf systemische arteriosklerotische Gefäßerkrankung: fehlende Fußpulse, Strömungsgeräusche über Karotiden, periumbilikal, Aorta abdominalis und/oder Leiste

Labor
- Herzenzyme: kein Troponinanstieg (nur bei STEMI und NSTEMI)
- Laborchemische Risikofaktoren: LDL, Triglyceride, Glukose, HbA1c

5 Interdisziplinäres

5.12 Koronare Herzerkrankung (KHK) [II]

Diagnostik *(Forts.)*

Apparativ

- **Ruhe-EKG:** meist unauffällig
- **Belastungs-EKG** (Fahrrad-Ergometer, Steigerung der Belastung bis zur max. Herzfrequenz, i. d. R. 220 minus Alter des Patienten):
  - Befunde: **Angina-pectoris-Symptomatik bei Belastung, ST-Senkung horizontal oder deszendierend > 0,1 mV** in Gliedmaßenableitungen und > 0,2 mV in Thoraxableitungen
  - Abbruchkriterien/KI: STEMI/NSTEMI mit Troponinanstieg, instabile Angina pectoris, Herzinsuffizienz NYHA III/IV
- **Echokardiografie und Stressechokardiografie** (Fahrrad, Gabe von Dobutamin): ggf. Wandbewegungsstörungen
- **Myokardszintigrafie unter Belastung** (Technetium-99 m): Frage nach Myokardischämie (reversibel, verminderte Anreicherung nur in Belastung), DD Infarktnarbe (irreversibel, fehlende Anreicherung)
- **Herzkatheteruntersuchung/Koronarangiografie mit KM (Goldstandard): Nachweis von Koronarstenosen,** Bestimmung der linksventrikulären Funktion, Möglichkeit zur Intervention (PTCA), indiziert bei klinischem oder apparativem V. a. KHK

Therapie

Akut

Nitrate als Spray oder Zerbeißkapsel (nur symptomatisch, nicht prognoseverbessernd)

Kausal

Sekundärprophylaxe mit Reduktion kardiovaskulärer Risikofaktoren (prognoseverbessernd)

- **Lebensstiländerung:** Bewegung, mediterrane Ernährung, Gewichtsreduktion, Nikotinkarenz
- Medikamentös:
  - Thrombozytenaggregationshemmung mittels **ASS 100 mg oder Clopidogrel 75 mg**
  - Blutdrucksenkung mittels **Betablocker** (senken myokardialen Sauerstoff-Verbrauch) **oder ACE-Hemmer** (beide verhindern kardiales Remodelling/Hypertrophie)
  - **Statine** (LDL-Senkung < 100 mg/dl bzw. bei Hochrisikopatienten < 70 mg/dl, führt zu Plaquestabilisierung)
  - **Diabeteseinstellung:** Ziel-HbA1c < 6,5 %

5 Interdisziplinäres

5.12 Koronare Herzerkrankung (KHK) [III]

Therapie *(Forts.)*

Kausal ***(Forts.)***
Revaskularisation

- **Interventionell mittels PTCA (Ballondilatation) mit Stentimplantation**
  - Indikation: Ein- oder Zweigefäßerkrankungen, proximale, gut zugängliche und kurzstreckige Stenosen
  - **Drug Eluting Stent (DES):** beschichtet mit antiproliferativem Zytostatikum, z. B. Tacrolimus; Vorteil: hemmt Intimahyperplasie (niedrigeres In-Stent-Stenose-Risiko), Nachteil: Stentmaterial liegt länger frei (höheres In-Stent-Thrombose-Risiko: duale Plättchenhemmung mit ASS plus Clopidogrel für 6–12 Monate, dann ASS lebenslang)
  - **Bare Metal Stent (BMS):** freiliegende Stentoberfläche, Vorteil: Stentmaterial liegt kürzer frei (niedrigeres In-Stent-Thrombose-Risiko: duale Plättchenhemmung mit ASS plus Clopidogrel für nur 1 Monat, dann ASS lebenslang), Nachteil: Intimahyperplasie (höheres In-Stent-Stenose-Risiko), wird kaum noch verwendet
  - Zugangsweg: A. femoralis, A. brachialis oder A. radialis
  - Komplikationen: Perforation, Dissektion, Restenosierung/Verschluss

- **Operativer aortokoronarer Bypass:**
  - Indikation: Dreigefäßerkrankung, Hauptstammstenose der linken Koronararterie (Aufzweigung in RIVA und RCX), langstreckige Stenosen, begleitende Klappenvitien (Mit-OP)
  - Verfahren: Thorakotomie mit HLM oder minimalinvasiv mit kleinem Hautschnitt unterhalb linker Brustwarze ohne HLM
  - **Arterieller Bypass:** A. mammaria interna mit räumlicher Nähe zur RIVA oder A. radialis (Allen-Test: Prüfung der Offenheit der A. ulnaris nach Druckkompression beider Arterien), bessere Prognose und Offenheitsrate als venöser Bypass
  - **Venöser Bypass:** V. saphena magna oder parva
  - Komplikationen: Narkoserisiko, Blutung, intraoperativer Myokardinfarkt, Restenosierung/Verschluss abhängig von Graft (Vene > A. radialis > A. mammaria interna)

5 Interdisziplinäres

5.12 Koronare Herzerkrankung (KHK) [IV]

Weitere Informationen

- **Vasospastische Prinzmetal-Angina** (passagere Koronarspasmen): belastungs**un**abhängige Angina, reversible ST-Hebung, kein Troponinanstieg, 1. Wahl zur Therapie und Prophylaxe kurzwirksame Kalziumantagonisten (Nifedipin), **keine** Betablocker (verstärken Vasospasmen), DD klassische Angina pectoris (keine kurzwirksamen Kalziumkanalblocker wegen „Coronary Steal Syndrome" und Reflextachykardie)
- **Walking-through-Angina:** Angina-Beschwerden, die bei Fortführung der Belastung wieder verschwinden durch Freisetzung vasodilatierender Metaboliten
- **Anatomie:** eine rechte Koronararterie (RCA), eine linke Koronararterie (LCA) teilt sich in RIVA/LAD zur Herzspitze und RCX zur Hinterwand

DD

Thoraxschmerz (➜ K255)

Komplikationen

- Akutes Koronarsyndrom
- Herzrhythmusstörungen
- Herzinsuffizienz
- Hypertensive Herzkrankheit

Prognose

25 % erleiden innerhalb von 5 Jahren Myokardinfarkt

5 Interdisziplinäres

5.13 Aortenklappenstenose [I]

Definition

- Verengung der Aortenklappe → Druckbelastung der linken Kammer mit konzentrischer Linksherzhypertrophie → Dilatation der linken Kammer mit Abfall der Ejektionsfraktion/EF → Linksherzdekompensation
- Häufigste Herzklappenerkrankung in Industrienationen

Ätiologie

- **Senile/kalzifizierte Aortenklappenstenose** (am häufigsten): arteriosklerotische Veränderung der Aortenklappe, bei Patienten > 65 Jahre
- **Rheumatische Aortenklappenstenose:** nach Infektion mit β-hämolysierenden Streptokokken der Gruppe A (Post-Streptokokken-Antigen-Antikörper-Komplexe nach Tonsillitis), heute selten aufgrund antibiotischer Therapie (meist Ursache der Mitralklappenstenose)
- Bikuspide Aortenklappe: zwei statt drei Taschen, daher früher degenerative Veränderungen
- Folgen aller Formen: Ventrikel pumpt gegen erhöhten Widerstand → linksventrikuläre Hypertrophie → erhöhter Sauerstoff-Bedarf (Angina, Belastungsdyspnoe), verminderte Auswurfleistung/EF (Schwindel, Synkopen) → Herzinsuffizienz

Klinik

- Lange symptomfrei, **hohe Letalität, sobald symptomatisch** (5-Jahres-Überlebensrate 50 %)
- Leitsymptome: Trias aus **Angina pectoris, Belastungsdyspnoe, Schwindel/Synkopen**

Diagnostik

Anamnese
Ätiologie/Risikofaktoren (Alter/Arteriosklerose), Klinik

KU
Auskultation: **spindelförmiges Systolikum im 2. ICR rechts parasternal mit Ausstrahlung in Karotiden** (bei nach vorne gebeugtem Patienten)

Apparativ
- **TTE** (Goldstandard, ggf. TEE bei schlechtem Bild im TTE)
  - Beurteilung von Morphologie und Dynamik des Herzens (linksventrikuläre Hypertrophie, eingeschränkte Kontraktilität und Ejektionsfraktion; EF = Schlagvolumen/enddiastolisches Volumen)
  - Beurteilung von Aortenklappe (Verkalkung, Klappenöffnungsfläche, Druckgradient, Blutfluss)

5 Interdisziplinäres

5.13 Aortenklappenstenose [II]

Diagnostik *(Forts.)*

Apparativ *(Forts.)*

- Schweregradeinteilung nach **Klappenöffnungsfläche** und **Druckgradient** (relevant für Therapie) im TTE:

Schweregrad	Klappenöffnungsfläche	Max. Druckgradient
Leicht	1,2–2,0 cm^2	< 40 mmHg
Mittel	0,75–1,2 cm^2	40–80 mmHg
Schwer	< 0,75 cm^2	> 80 mmHg

- EKG: Zeichen der Linksherzhypertrophie (Sokolow-Lyon-Index: $S_{V1} + R_{V6} > 3{,}5$ mV)
- Rö-Thorax: Linksherzverbreiterung, Dilatation sowie Elongation der Aorta ascendens nach der Stenose, ggf. Aortenklappenverkalkung sichtbar
- Herzkatheteruntersuchung bei Patienten ab 40 J.: Ausschluss Koronarstenose vor OP, weil ggf. Bypass-OP in Kombination mit Klappenersatz
- Belastungstest bei symptomatischer Aortenklappenstenose kontraindiziert

Therapie

Nach Schweregrad

- Leichte bis mittlere Aortenklappenstenose: körperliche Schonung
- Bereits **geringgradig symptomatische** (hohe Letalität) oder **asymptomatische schwere Aortenklappenstenose: Aortenklappenersatz**
- Bei Kontraindikation für Klappenersatz rein medikamentöse Therapie wie bei Herzinsuffizienz

Verfahren

Kardiochirurgisch

- Indikation: jüngere Patienten mit niedrigem OP-Risiko oder bei begleitender Indikation zur koronaren Bypass-OP
- Ablauf: Durchführung: 1. Thorakotomie → 2. Anschluss an HLM: Kardioplegie mittels kaliumhaltiger Lösung, Schlauch in rechten Vorhof plus Schlauch in Aorta und Abklemmung der Aorta unterhalb Schlauch, Blut fließt über rechten Vorhof in HLM (plus Heparin, plus O_2, minus CO_2, plus Narkosegase, Wärmeregulation, milde Hypothermie bei 34 °C) und von dort zurück in Aorta oberhalb Abklemmung, intraoperativ abgesaugtes Blut fließt über HLM auch zurück in Patient → 3. OP am offenen Herzen: Eröffnung der abgeklemmten Aorta oberhalb Aortenklappe, Entfernung der Aortenklappe, Abmessung der Größe der Prothese, Einnähen der geeigneten Prothese → 4. Reperfundieren (Wiederdurchblutung des Herzens unter Entlastung mit HLM), Organismus wieder erwärmen, Antagonisierung des Heparins mit Protamin im Verhältnis 1:1

5 Interdisziplinäres

5.13 Aortenklappenstenose [III]

Therapie *(Forts.)*

Verfahren *(Forts.)*

Interventionell mit TAVI

- Indikation: ältere, multimorbide Patienten mit erhöhtem OP-Risiko
- Ablauf: Verwendung einer (in Stent eingebetteten) biologische Klappe → Zugang transfemoral (1. Wahl) oder transapikal/Herzspitze (2. Wahl) → Klappe wird über Führungskatheter zur Aortenposition geführt und unter Durchleuchtung ballondilatiert oder selbstexpandierend abgesetzt

Postoperatives Vorgehen

MERKE

Keine Gefäße in Klappen/Endokard, daher keine Immunsuppression notwendig!

- **Antikoagulation:**
  - **Mechanische Aortenklappenprothese** (Metall, Carbon): Vorteil: lebenslange Haltbarkeit (junge Patienten), Nachteil: hohe Thrombogenität (**lebenslange Antikoagulation mit Marcumar;** keine DOAK, da nur zugelassen bei nicht-valvulärem VHF/VHF ohne

Klappenfehler); KI: gebärfähiges Alter, schlechte Medikamentencompliance, Sturzgefahr (Alter, Epilepsie)
  - **Biologische Aortenklappenprothese** (Xenograft: Rinderperikard, Schweineaortenklappe; Homograft: menschliche Aortenklappe): Vorteil: geringe Thrombogenität **(Marcumar für mind. 3 Monate, danach keine Antikoagulation mehr)**, Nachteil: geringe Haltbarkeit für 10–15 J. (alte Patienten)
- **Endokarditisprophylaxe:**
  - Allgemeine Indikation: nur bei Hochrisikopatienten (Z. n. Klappenersatz, Z. n. Endokarditis, angeborener Herzfehler; nicht bei alleiniger Aortenklappenstenose, sondern nur nach Klappenersatz)
  - Durchführung: immer bei zahnärztlichen Eingriffen sowie bei Eingriffen in infizierte Lunge, Haut, GI-Trakt oder Urogenitaltrakt, **30–60 min vor Eingriff Amoxicillin p. o.** oder Ampicillin i. v., alternativ bei Penicillinallergie Clindamycin

Weitere Informationen

- **Komplikationen:** Herzinsuffizienz
- **Prognose:** asymptomatisch nahezu normale Lebenserwartung, bei Symptomen mittlere Lebenserwartung von 2–3 J. bzw. 5-JÜR < 50 % (kardiale Dekompensation, plötzlicher Herztod)

5 Interdisziplinäres

5.14 Periphere arterielle Verschlusskrankheit (pAVK) [I]

Definition

Stenose (Einengung) oder Okklusion (Verlegung) peripherer Arterien, die zu einer verminderten arteriellen Durchblutung führen, V. a. untere Extremität betroffen

Ätiologie

95 % Arteriosklerose (Rauchen, Diabetes, arterielle Hypertonie, Dyslipidämie)

Klinik

- **Leitsymptome:**
  - Initial **Claudicatio intermittens** (Schaufenstergang): Ischämieschmerzen bei Belastung, Besserung durch Tieflagerung und Pause
  - In fortgeschrittenem Stadium **ischämischer Ruheschmerz** (V. a. nachts beim Hochlagern) und **trophische Störungen der Haut** (trockene Nekrose, feuchte Gangrän, Ulkus, V. a. am Außenknöchel [**A**rterie: „**a**ußen und **a**ua“])

- Schmerzen immer **distal der Stenose** (aufgrund verminderter Perfusion, Symptome ab 50-prozentiger Stenose)
  - **Beckentyp** (35 %): Stenose der Aorta oder Iliakalgefäße, Schmerzen Gluteal- und Oberschenkelmuskulatur, fehlende Pulse ab Leiste
  - **Oberschenkeltyp** (50 %): Stenose der A. femoralis superficialis, Schmerzen Wadenmuskulatur, fehlende Pulse ab A. poplitea
  - **Unterschenkeltyp** (15 %): Stenose distal A. poplitea, Schmerzen Fuß, fehlende Fußpulse (A. tibialis posterior, A. dorsalis pedis)
  - **Mehretagentyp** (20–60 %): Mischtyp

- **Stadieneinteilung nach Fontaine** (relevant für Therapie):
  - Grad I: beschwerdefrei
  - Grad II: Claudicatio intermittens
    - IIa > 200 m Gehstrecke
    - IIb < 200 m Gehstrecke
  - Grad III: Ruheschmerz
  - Grad IV: trophische Störungen (Nekrose, Gangrän, Ulkus)

5 Interdisziplinäres

5.14 Periphere arterielle Verschlusskrankheit (pAVK) [II]

Diagnostik

Anamnese
Ätiologie/Risikofaktoren (kardiovaskuläre Risikofaktoren, systemische Arteriosklerose), Klinik

KU
- Inspektion: distal der Stenose blasse, kalte Haut, Nekrosen, Gangrän, Ulkus
- Auskultation: systolische Strömungsgeräusche über der Stenose
- **Palpation der Fußpulse: A. femoralis, A. poplitea, A. dorsalis pedis** (lateral der Sehne des M. hallucis longus zwischen 1. und 2. Zehe), **A. tibialis posterior** (hinter dem Innenknöchel)
- Ratschow-Lagerungsprobe: Patient fährt Fahrrad in der Luft für 2 min, anschließend Beine tieflagern, Beobachten der Reperfusion (physiologisch arteriell < 10 s, venös < 20 s; deutlich verlängert bei pAVK)
- Standardisierter Gehtest/Laufbandergometrie: Erfassung der schmerzlimitierenden Gehstrecke
- Kardiologische Abklärung: erhöhtes Risiko für Herzinfarkt und Schlaganfall

Apparativ

- **Knöchel-Arm-Index (ABI)/Doppler-Verschlussdruckmessung** (für jedes Bein einzeln, im Liegen und nach 10 min Ruhe): systolischer Blutdruck am Unterschenkel (niedrigster Wert, entweder A. dorsalis pedis oder A. tibialis posterior der betroffenen Seite)/systolischer Blutdruck des Oberarms (Mittelwert aus linkem und rechtem Arm); physiologisch 0,9–1,2; bei pAVK < 0,9 (schwere pAVK < 0,5); bei > 1,3 Hinweis auf Mönckeberg-Mediasklerose bei Diabetikern
- **Farbduplexsonografie (1. Wahl):** Beurteilung von Flussgeschwindigkeit und Strömungsturbulenzen (CT- oder MR-Angio bei unklaren Befunden)
- **Pulsoszillografie:** Erfassung der arteriellen Pulskurve; physiologisch steiler Anstieg → langsamer Abfall → kleine Inzisur (sog. Diskrotie); bei pAVK Verlust der Diskrotie; V. a. bei Diabetikern sinnvoll, da ABI eingeschränkt verwertbar
- **Digitale Subtraktionsangiografie (DSA, Goldstandard):** nur vor geplanter Intervention indiziert (da invasiv, Zugang über A. brachialis oder A. femoralis, KM über arteriellen Zugang zur Darstellung der Abflussverhältnisse)

5 Interdisziplinäres

5.14 Periphere arterielle Verschlusskrankheit (pAVK) [III]

Therapie

Nach Fontaine-Stadium

- **Stadium I:** Reduzierung kardiovaskulärer Risikofaktoren, Statine (antientzündliche Plaque-stabilisierung)
- **Stadium II:** zusätzlich Gehtraining (Kollateralbildung), ASS (alternativ Clopidogrel), ggf. Intervention oder OP bei Versagen der konservativen Therapie
- **Stadium III/IV: immer Revaskularisation,** ggf. Wundversorgung, kein Gehtraining, weil kritische Extremitätenischämie, Ziel ist Extremitätenerhalt!
  - **Kurzstreckige Stenosen: interventionell mittels PTA,** Gefäßpunktion → Vorschieben eines Führungsdrahtes über die Stenose → Einführen eines aufblasbaren Ballons → Dilatation der Engstelle (Ballondilatation) → ggf. Stentimplantation bei Turbulenzen (bei Dissektion = Ablösung Intima)
  - **Langstreckige Stenosen: Bypass-Operation** mittels autologem Venen-Bypass (V. saphena magna) oder alloplastischem Bypassmaterial oder TEA, Ultima Ratio Amputation

Weitere Informationen

Leriche-Syndrom (1 %): Stenose im Bereich der Aorta abdominalis an Bifurkation der Iliakalgefäße, Schmerzen in Glutealmuskulatur und Erektionsstörungen, fehlende Pulse an beiden Beinen

Komplikationen

- Akuter Arterienverschluss
- Wundinfektion (beim Ulkus)
- Rezidiv
- Hohes Risiko für arteriosklerotische Zweiterkrankungen (3-fach erhöhtes Risiko für Myokardinfarkt, 4-fach erhöhtes Risiko für Schlaganfall)

5 Interdisziplinäres

5.14 Periphere arterielle Verschlusskrankheit (pAVK) [IV]

Weitere Informationen *(Forts.)*

DD

- TVT (→ K216): warme Haut, Besserung bei Hochlagerung
- Claudicatio spinalis bei Spinalkanalstenose: Kreuzschmerzen mit einschießendem Schmerz in beide Beine, Besserung beim Vorbeugen/Radfahren
- Polyneuropathie: nicht bewegungsabhängige Parästhesien
- **Akuter arterieller Verschluss:**
  - Definition: Ischämie im Versorgungsgebiet der Arterie, führt unbehandelt zur irreversiblen Gewebsnekrose
  - Ätiologie: arterielle Embolie (80 %, VHF, arterielle Aneurysmata), arterielle Thrombose (20 %, bei pAVK)
  - Lokalisation: 50 % femoropopliteal, 20 % A. brachialis
  - Klinik: **6 P nach Pratt („pain, pulselessness, paralysis, paresthesia, paleness, prostation"** oder auch Schmerz, Pulslosigkeit, Parese, Parästhesie, Blässe, Schock)

- Diagnostik: Risikofaktoren (VHF, pAVK), Klinik, farbkodierte Duplexsonografie, Ursachenabklärung (EKG und TEE bei VHF)
- Therapie: akut Heparin 5000 I. E. als Bolus, anschließend Heparinperfusor, Analgesie, Extremitätentieflagerung, Wattepolsterung (Schutz vor Auskühlung), interventionell mittels Katheterthrombolektomie nach Fogarty (Ballonkatheter über Thrombus hinaus vorgeschoben und dann zurückgezogen, sodass Thrombus mit herausgezogen wird), lokale Thrombolysetherapie rt-PA, chirurgisch mittels Thrombendarteriektomie, Bypass, Ultima Ratio Amputation der Extremität (Ischämiezeit 6 h, bei Verschlüssen > 6 h schlechte Prognose)
- Komplikationen: Postischämiesyndrom/Reperfusionssyndrom (nach Reperfusion Einschwemmen angesammelter Metabolite, verursacht Reperfusionsödem mit Kompartmentsyndrom)

6 Leitsymptome

6.1 DD Thoraxschmerz

Definition

Beim akuten Thoraxschmerz müssen rasch folgende potenziell tödlichen Erkrankungen ausgeschlossen werden: Herzinfarkt (➜ K43), Aortendissektion (➜ K188), Lungenembolie (➜ K213), Pneumothorax (➜ K129)!

Klinik/Leitsymptome

- **Herzinfarkt:** Angina pectoris (thorakaler Druckschmerz) mit Ausstrahlung in den linksseitigen Arm
- **Aortendissektion:** akuter Vernichtungsschmerz zw. Schulterblättern mit kaudaler Wanderung
- **Lungenembolie:** akuter Thoraxschmerz, Dyspnoe/Tachypnoe, Tachykardie, zudem oft Klinik einer TVT
- **Pneumothorax:** akuter Thoraxschmerz, Dyspnoe, bei Spannungskomponente obere Einflussstauung mit Kompression V. cava superior und vermindertem venösem Rückstrom zum Herzen

Diagnostik

- **Herzinfarkt:** Anamnese: kardiovaskuläre Risikofaktoren; Labor: Troponin; EKG: STEMI oder NSTEMI
- **Aortendissektion:** Anamnese: kardiovaskuläre Risikofaktoren (v. a. Rauchen, arterieller Hypertonus); Angio-CT: Lumen verum und falsum, Verlegung von Arterien durch Lumen falsum
- **Lungenembolie:** Anamnese: Risikofaktoren der TVT (z. B. Immobilisierung); Labor: D-Dimere (negativ = Ausschluss, positiv = unspezifisch); EKG/UKG: Rechtsherzbelastung, Angio-CT: KM-umflossenes thrombotisches Material in der betroffenen Lungenarterie
- **Pneumothorax:** KU: ipsilateral fehlendes AG und hypersonorer Klopfschall; Rö-Thorax: ipsilaterale Hypertransparenz, Abbruch Lungengefäßzeichnung/Pneulinie, ggf. Shift nach kontralateral

Therapie

- **Herzinfarkt:** Aspirin i. v., Heparin i. v., Morphin i. v., dann Herzkatheter (PTCA + Stent)
- **Aortendissektion:** Typ A: immer OP wegen hoher Komplikationsrate, Typ B: OP nur bei Komplikationen
- **Lungenembolie:** stabiler Patient: Heparin i. v. (in therapeutischer Dosis); instabiler Patient: Heparinisierung plus Lyse (i. d. R. Alteplase)
- **Pneumothorax:** Thoraxdrainage nach Monaldi (2. ICR MCL) oder nach Bülau (3.–6. ICR, vordere bis mittlere Axillarlinie), Wasserschloss (Luft kommt raus, aber nicht rein)

6 Leitsymptome

6.2 DD Akutes Abdomen [I]

Definition

MERKE

Akute Symptomtrias aus starken Bauchschmerzen, Abwehrspannung und Kreislaufdekompensation (bzw. schlechtem AZ) zunächst unklarer Ursache, potenziell lebensbedrohlich, zumeist Notfall-OP erforderlich!

- **Fünf wichtigste Ursachen:** Infektion, Organperforation, Darmverschluss, Blutung, akute Organischämie
- **Häufigste Krankheitsbilder:** Appendizitis (➜ K185) → Cholezystitis (➜ K229) → Ileus (➜ K192) → Perforation Magen bzw. Duodenum → akute Pankreatitis (➜ K227) → Sigmadivertikulitis (➜ K224)

Klinik/Leitsymptome

- **Appendizitis:** epigastrischer Schmerzbeginn mit Wanderung in rechten Unterbauch, Fieber
- **Cholezystitis:** rechtsseitiger Oberbauchschmerz mit Ausstrahlung in die rechte Schulter, Fieber
- **Ileus:** diffuser Bauchschmerz, Stuhl- und Windeinschränkung, schwallartiges Erbrechen, Miserere
- **Perforation Magen bzw. Duodenum:** schlagartiger, stechender Bauchschmerz, anschließend diffuser Bauchschmerz bis zum brettharten Abdomen (Peritonismus)
- **Akute Pankreatitis:** akuter gürtelförmiger Bauchschmerz mit Ausstrahlung in den Rücken, Gummibauch
- **Sigmadivertikulitis:** linksseitiger Unterbauchschmerz mit tastbarer Walze, Obstipation, Fieber

6 Leitsymptome

6.2 DD Akutes Abdomen [II]

Diagnostik

- **Appendizitis:** KU: Appendizitiszeichen; Labor: Entzündungszeichen; Sono: Kokarde

MERKE

Appendizitis ist klinische Diagnose! Gynäkologisches Konsil (DD EUG)! CT nur bei Unklarheit!

- **Cholezystitis:** KU: Murphy-Zeichen; Labor: Entzündungszeichen, keine Cholestase; Sono: Dreischichtung Gallenblasenwand
- **Ileus:** Anamnese: Vor-OPs, Tumor?; KU: Totenstille bei paralytisch vs. hochgestellte, metallisch klingende Darmgeräusche bei mechanisch; Sono/Rö Abdomen in Linksseitenlage: stehende Darmschlingen (Rö + Sono), Pendelperistaltik (Sono), Luft-Flüssigkeits-Spiegel (Rö), Perforation (freie Flüssigkeit im Sono bzw. freie Luft im Rö)
- **Perforation Magen bzw. Duodenum:** Sono/Rö Abdomen in Linksseitenlage: Perforation mit freier Luft/Flüssigkeit
- **Akute Pankreatitis:** KU: Hautzeichen (Cullen/Gray-Turner); Labor: Lipase ↑, Entzündungszeichen; Sono: Pankreasödem und -exsudat; Frage nach biliärer Ursache
- **Sigmadivertikulitis:** Labor: Entzündungszeichen; Sono/CT: Darmwandverdickung, Perforation, Wandabszess

Therapie

- **Appendizitis:** Notfall-OP, vorzugsweise laparoskopisch
- **Cholezystitis:** Antibiose, frühzeitige Cholezystektomie < 24 h
- **Ileus:** paralytisch: Magensonde, Klysma, Prokinetika; mechanisch: Notfall-OP
- **Perforation Magen bzw. Duodenum:** Notfall-OP
- **Akute Pankreatitis:** Flüssigkeit i. v., Analgesie, Thromboseprophylaxe, bei infizierten Nekrosen Antibiose, bei Abszess OP
- **Sigmadivertikulitis:** nicht perforiert: Antibiose; perforiert: Notfall-OP (Hartmann-Situation); rezidivierend: elektive OP

6 Leitsymptome

6.3 DD Dyspnoe [I]

Definition

Subjektives Gefühl einer unzureichenden oder erschwerten Atmung – kann mit objektiven Zeichen einhergehen (z. B. AHM, Orthopnoe, AF ↑).

Klinik/Leitsymptome

- **Lungenembolie** (➜ K213): siehe DD Thoraxschmerz (➜ K255)
- **Pneumothorax** (➜ K129): siehe DD Thoraxschmerz (➜ K255)
- **Asthma bronchiale** (➜ K82): akute Dyspnoe, exspiratorischer Stridor, trockener Husten
- **COPD** (➜ K85): chronischer Husten, v. a. morgens mit glasig-weißem Auswurf, Dyspnoe (Raucherfinger)
- **Pneumonie** (➜ K88): typische: akute Dyspnoe mit gelblich-eitrigem Auswurf; atypische: schleichend, trockener Husten ohne Auswurf
- **Pleuraerguss:** erst bei ausgeprägtem Erguss anhaltende Dyspnoe
- **Fremdkörperaspiration:** akute Dyspnoe und Husten (Kind)

Diagnostik

- **Lungenembolie** (→ K214): siehe DD Thoraxschmerz (→ K255)
- **Pneumothorax** (→ K129): siehe DD Thoraxschmerz (→ K255)
- **Asthma bronchiale** (→ K82): KU: exspiratorischer Stridor, Giemen, Brummen und Pfeifen, verlängerte Exspiration; LuFu: Tiffeneau-Index < 70 %; Rö Thorax: Lungenüberblähung
- **COPD** (→ K85): wie Asthma bronchiale

MERKE

Asthma bronchiale: reversible Obstruktion, d. h. Klinik im akuten Anfall
COPD: irreversible Obstruktion, d. h. ubiquitäre Klinik

6 Leitsymptome

6.3 DD Dyspnoe [II]

Diagnostik (Forts.)

- **Pneumonie** (→ K88): KU: feinblasige Rasselgeräusche; Labor: Entzündungszeichen; Rö Thorax: Infiltrat
  Cave: Bei atypischer Pneumonie unauffällige KU möglich
- **Pleuraerguss:** KU: hyposonorer Klopfschall und reduziertes AG; Sono: ab 20 ml, Rö Thorax: ab 200 ml
- **Fremdkörperaspiration:** KU: inspiratorischer Stridor; Rö Thorax: bei inkomplettem Verschluss Ventilmechanismus (Luft rein, aber nicht raus) mit Hypertransparenz/Überblähung der betroffenen Seite; bei komplettem Verschluss (Luft nicht rein) Transparenzminderung/(Total-)Atelektase auf betroffener Seite

Therapie

- **Lungenembolie** (→ K215): siehe DD Thoraxschmerz (→ K255)
- **Pneumothorax** (→ K130): siehe DD Thoraxschmerz (→ K255)
- **Asthma bronchiale** (→ K83): β-2-Sympathomimetika, inhalative Glukokortikoide
- **COPD** (→ K87): β-2-Sympathomimetika, Anticholinergika, Glukokortikoide nur bei Exazerbation
- **Pneumonie** (→ K89): Antibiose
- **Pleuraerguss:** sonografisch gesteuerte Punktion 1–2 ICR unter Flüssigkeitsspiegel

MERKE

Pleurapunktion: nicht unter 8. ICR und immer am Oberrand der Rippe (Unterrand versteckt Leitungsbahnen)

- **Fremdkörperaspiration:** Kind auf Schoß und Schläge zw. Schulterblättern, Heimlich-Manöver (Oberbauchkompression von hinten), bei suprakarinaler Totalverlegung Fremdkörper mit Tubus nach kaudal in einen der beiden Hauptbronchien schieben, bronchoskopische Entfernung

6 Leitsymptome

6.4 DD Synkope [I]

Definition

Plötzlicher Bewusstseins- und Tonusverlust über wenige Sekunden aufgrund einer transienten zerebralen Minderperfusion

Ätiologie

Reflexvermittelt

- **Pathophysiologie:** autonomer kardiovaskulärer Reflex (Zunahme Parasympathikus, Abnahme Sympathikus) → Hypotonus und/oder Bradykardie → zerebrale Minderperfusion → Synkope
- **Vasovagal/neurokardiogen** (am häufigsten, junge Menschen): Schmerz, langes Stehen (DD orthostatisch: direkt nach Lagewechsel)
- **Karotissinussyndrom** (ältere Menschen): mechanische Reizung des Karotissinus durch Kopfdrehen oder lokalen Druck, z. B. beim Rasieren (Zunahme der Empfindlichkeit der Barorezeptoren durch Arteriosklerose des Karotissinus), kardioinhibitorischer Typ (Einfluss auf Herz, Bradykardie bis Asystolie), vasodepressorischer Typ (Einfluss auf Gefäße, Hypotension)
- **Situativ:** u. a. durch Miktion, Husten, nach körperlicher Belastung

Orthostatisch

- **Pathophysiologie:** „Versacken" von Blut in der unteren Extremität beim Aufstehen → unzureichende Gegenregulation → Hypotension → zerebrale Minderperfusion → Synkope
- **Neurogen** (Schädigung autonomes Nervensystem, ungenügende sympathisch vermittelte Vasokonstriktion nach Aufstehen): Multiple Sklerose, Diabetes mellitus
- **Nichtneurogen:** Volumenmangel (Diarrhö), Medikamente (Antihypertensiva)

Kardial

- **Pathophysiologie:** akute, transiente Verminderung des HZV → zerebrale Minderperfusion → Synkope
- **Arrhythmogen:** bradykarde HRST (AV-Block), tachykarde HRST (VHF)
- **Strukturelle Herz- oder Gefäßerkrankung:** Aortenklappenstenose, hypertrophe Kardiomyopathie, akuter Myokardinfarkt, Lungenembolie, Aortendissektion

Klinik

- **Leitsymptom:** plötzlicher Bewusstseins- und Tonusverlust über wenige Sekunden
- Oft gehen Prodromi voraus (v. a. vasovagal): Schwindel, Schwäche, Schwitzen, Übelkeit
- Spontane und vollständige Erholung, retrograde Amnesie für Ereignis möglich
- Ggf. unwillkürlicher Harnabgang/Enuresis
- Ggf. konvulsive Synkope: initial Bewusstseins- und Tonusverlust, anschließend im Bewusstseinsverlust Myoklonien über eine kurze Zeitspanne

6 Leitsymptome

6.4 DD Synkope [II]

Diagnostik

Anamnese

Ätiologie/Risikofaktoren (Auslöser, Vorerkrankungen, Medikamente, Erst- oder Rezidivereignis), Klinik

KU

- Vitalparameter
- Hinweis auf Sturzverletzungen

Labor

Gesamt-CK (erhöht nach epileptischem Anfall)

Apparativ

MERKE

EEG, CT/MRT und Duplex der hirnversorgenden Gefäße sind bei eindeutiger Synkope nicht indiziert!

Reflexvermittelt

- Vasovagal: **Kipptischuntersuchung** führt nach langem Stehen zu Synkope
- Karotissinussyndrom: **Karotissinusmassage** über 10 s führt zu Synkope und Asystolie > 3 s oder Blutdruckabfall > 50 mmHg (**Merke:** nicht bei Strömungsgeräuschen über Karotiden, da Gefahr der Plaqueablösung)
- Situativ: Provokation der entsprechenden Situation führt zu Synkope

Orthostatisch

- **Schellong-Test:** alle 2 min Messung von RR sowie HF; 10 min im Liegen, dann 10 min im Stehen, dann wieder 10 min im Liegen; im Stehen normal: systolischer Blutdruck bleibt gleich, HF steigt an; neurogen: systolischer Blutdruck fällt, HF bleibt gleich (Sympathikus dysfunktional); nichtneurogen: systolischer Blutdruck fällt, HF steigt an
- Kipptischuntersuchung: mehrmalige Messung von RR sowie HF 20 min im Liegen, plötzliches Aufrichten, 20 min im Stehen; normal: keine Synkope, systolischer Blutdruck bleibt gleich, HF steigt an; orthostatisch: Synkope bzw. systolischer Blutdruck fällt sofort nach Aufrichten; vasovagal: Synkope bzw. systolischer Blutdruck fällt nach längerem Stehen

Kardial

- **12-Kanal-EKG:** Frage nach Arrhythmie
- TTE: Frage nach struktureller Herzerkrankung

6 Leitsymptome

6.4 DD Synkope [III]

Therapie

Reflexvermittelt
- Meiden von Auslösern
- Isometrische Manöver bei Prodromi (z. B. Jendrassik-Handgriff: Hände ineinander verhaken und kräftig auseinanderziehen, alternativ Beine überkreuzen und Gesäß anspannen)
- Bei Karotissinussyndrom vom kardio-inhibitorischen Typ Schrittmacherimplantation

Orthostatisch
- Meiden von schnellem Aufstehen, Kompressionsstrümpfe
- Ausreichende Trinkmenge
- Meiden von blutdrucksenkenden Medikamenten

Kardial

Kausal: bei bradykarden HRST Schrittmacherimplantation, bei tachykarden HRST medikamentöse antiarrhythmische Therapie, bei Aortenklappenstenose Klappenersatz

Weitere Informationen

DD

- **Epilepsie:** Dauer > 15 s, postiktale Eintrübung (verzögertes Aufklaren), Muskelzuckungen zeitgleich mit Bewusstseinsverlust, ggf. Aura, lateraler Zungenbiss, unwillkürlicher Urin-/ Stuhlabgang;
  Diagnostik: bekannte Epilepsie, auffälliges EEG, ggf. strukturelle ZNS-Veränderung
- **Hypoglykämie:** Schwitzen, Tremor, Tachykardie (sympathisch), länger andauernde Bewusstlosigkeit ohne Aufklaren;
  Diagnostik: bekannter Diabetes, Blutzuckermessung, Besserung durch Glukose

Komplikationen

- 30 % sturzbedingte Verletzungen
- Rezidivrisiko für Synkope 30 %
- Erhöhte Mortalität (plötzlicher Herztod) bei kardialer Synkope

6 Leitsymptome

6.5 DD Schock [I]

Definition

Schock: durch Kreislaufversagen hervorgerufener Mismatch zwischen Angebot und Bedarf an O_2

Pathophysiologie

- **Kardiogen:** HZV bzw. EF vermindert und kardiales Lungenödem → Schock
- **Hypovoläm:** absolute Hypovolämie → HZV vermindert → Schock
- **Anaphylaktisch (distributiv/Verteilungsstörung):** Freisetzung von Histamin und Entzündungsmediatoren → periphere Gefäßdilatation, erhöhte Gefäßpermeabilität und Atemwegsobstruktion → Vasodilatation und Flüssigkeitsverschiebung ins Interstitium → relative Hypovolämie → HZV vermindert → Schock

- **Septisch (distributiv/Verteilungsstörung):** Freisetzung von bakteriellen Toxinen → systemische Entzündungsreaktion → proinflammatorische Organschäden, Endotheldysfunktion mit Vasodilatation (NO) und Kapillarleck mit Flüssigkeitsverschiebung ins Interstitium sowie intravasale Aktivierung des Gerinnungssystems mit DIC → relative Hypovolämie → HZV vermindert → Schock → Organminderversorgung mit Laktatanstieg
- **Neurogen:** toxische oder traumatische Blockade des sympathischen Nervensystems → Ausfall der zentralen Kreislaufregulation → Vasodilatation → relative Hypovolämie → HZV vermindert → Schock

Ätiologie

- **Kardiogen:** Myokardversagen (Myokardinfarkt), Arrhythmien (Kammerflimmern), Volumenbelastung (dekompensierte Herzinsuffizienz), Druckbelastung (Lungenembolie, Herzbeuteltamponade)
- **Hypovoläm:** Blutung, Plasma- oder Eiweißverlust (Verbrennung), Wasser- und Elektrolytverlust (Ileus, Erbrechen, Diarrhö)
- **Anaphylaktisch:** allergische Reaktion (Sofortreaktion Typ I)
- **Septisch:** bakterielle Infektion
- **Neurogen:** schwere Traumata von Gehirn oder Rückenmark, Vergiftungen

6 Leitsymptome

6.5 DD Schock [II]

Klinik

- **Leitsymptom:** Blutdruckabfall, Tachykardie, blasse und kaltschweißige Haut, Vigilanzminderung, Oligurie/Anurie
- **Kardiogen:** terminal Bradykardie, Halsvenen gestaut, Dyspnoe (Lungenödem)
- **Hypovoläm:** Halsvenen kollabiert
- **Anaphylaktisch:** Sofortreaktion Typ I
  - Grad I: Haut (Juckreiz, Erythem)
  - Grad II: zusätzlich Organmanifestation ohne vitale Bedrohung (Dyspnoe, Stridor, Hypotonie, Bauchschmerzen)
  - Grad III: zusätzlich Organmanifestation mit vitaler Bedrohung (Dyspnoe, Stridor, Hypotonie, Bauchschmerzen)
  - Grad IV: Herz-Kreislauf-Versagen
- **Septisch:** Fieber, in Frühphase warme, rosige Haut (Hyperzirkulation durch Eröffnung von artriovenösen Shunts), in Spätphase blasse, kaltschweißige Haut (relative Hypovolämie)
- **Neurogen:** plötzlicher Blutdruckabfall mit Bradykardie, warme, rosige Haut, neurologische Ausfälle

Diagnostik

Anamnese
Ätiologie/Risikofaktoren, Klinik

KU
- Vitalparameter: Schockindex positiv (HF/systolischer Blutdruck > 1), Sättigung, Temperatur
- Vigilanz, Pupillenreaktion
- Hautkolorit, Rekapillarisierungszeit (Druck auf Nagelbett, > 2 s ist pathologisch)

Labor
- Hb, Hkt (**Merke:** kann in Frühphase unverändert sein), Blutgruppe, Kreuzblut
- Gerinnung: aPTT, Quick, Thrombozyten
- BGA (inkl. Laktat)
- Entzündungszeichen, Blutkulturen

Apparativ
Messung ZVD über ZVK: ≙ Druck im rechten Vorhof, normal 3–8 mmHg, ↑ bei kardiogenem Schock (Blutstau), bei allen anderen Schockformen vermindert (absolute oder relative Hypovolämie)

Zusätzliche Diagnostik nach Ursache
Kardiogen (EKG), hypovoläm (Hb/Hkt, ZVD), anaphylaktisch (Allergien, Klinik), septisch (Entzündungszeichen, Blutkulturen, Infektfokus), neurogen (ZNS-Trauma, Bildgebung)

6 Leitsymptome

6.5 DD Schock [III]

Therapie

MERKE
Adrenalin = Kardiopressor, Noradrenalin = Vasopressor

Kardiogen
- Allgemein: Sitzen mit herabhängenden Beinen (Entlastung Herz), Sauerstoffgabe und Atemwegssicherung, Adrenalin und Dobutamin (beides nur bei kardialem Schock)
- Je nach Ursache:
  - Myokardinfarkt: Reperfusion (PTCA, Lyse; ➜ K45)
  - Kammerflimmern: Defibrillation, Adrenalin
  - Herzinsuffizienz: Furosemid i.v. (➜ K42)
  - Perikardtamponade: Punktion
  - Lungenembolie: Lyse (➜ K215)

Hypovoläm

- Allgemein: Schocklagerung (Beine hoch), O_2-Gabe, Atemwegssicherung, Volumen, Noradrenalin
- Je nach Ursache:
  - Hämorrhagisch: Kompression, Gabe von Erythrozytenkonzentraten
  - Verbrennung, Elektrolytverlust: Ringer
  - Ileus: OP oder Prokinetika, Ringer (➔ K193)

Anaphylaktisch

- Allgemein: Schocklagerung (Beine hoch), Sauerstoffgabe und Atemwegssicherung
- Allergenzufuhr stoppen
- Adrenalin i. m./i. v., H1-Antagonist i. v. (Clemastin), Glukokortikoid i. v. (Prednisolon) und Volumen (Ringer)

Septisch

- Allgemein: Schocklagerung (Beine hoch), Sauerstoffgabe und Atemwegssicherung
- Antibiotika (Piperacillin/Tazobactam od. Meropenem i. v.), Volumen (Ringer), Noradrenalin i. v.

Neurogen

- Allgemein: Schocklagerung (Beine hoch), Sauerstoffgabe und Atemwegssicherung
- Volumen (Ringer), Noradrenalin i. v. (RR um 140 mmHg für ausreichende zerebrale Perfusion)
- Therapie der neurologischen Grunderkrankung

Register

Symbole

A

B

C

D